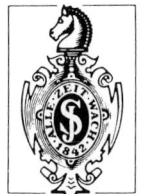

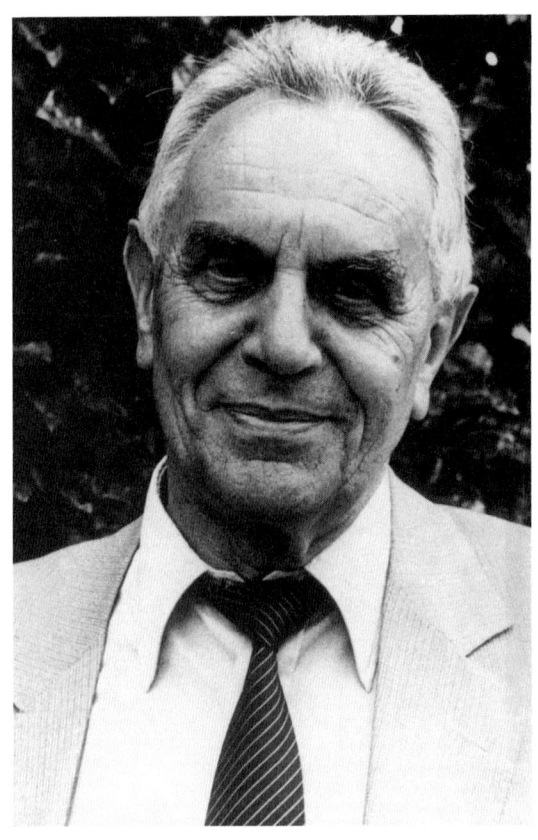

*Prof. Dr. med. Hansjakob Mattern
zum 75. Geburtstag*

H. A. Zappe Hj. Mattern
E. Petzold [Hrsg.]

Brücken von der Allgemeinmedizin zur Psychosomatik

Springer-Verlag
Berlin Heidelberg New York
London Paris Tokyo

Dr. rer. nat. Dr. med. Helmut A. Zappe
Fakultät für klinische Medizin I, Allgemeinmedizin
Im Neuenheimer Feld 346/105, D-6900 Heidelberg

Prof. Dr. med. Hansjakob Mattern
Dantestraße 10c, D-6900 Heidelberg

Prof. Dr. med. Ernst Petzold
Medizinische Universitätsklinik, Innere Medizin II,
Bergheimer Straße 58, D-6900 Heidelberg

Umschlagzeichnung: *F. Dicke,* D-5632 Wermelskirchen

ISBN 3-540-19246-8 Springer-Verlag Berlin Heidelberg New York
ISBN 0-387-19246-8 Springer-Verlag New York Heidelberg Berlin

CIP-Kurztitelaufnahme der Deutschen Bibliothek
Brücken von der Allgemeinmedizin zur Psychosomatik/H.A.Zappe... (Hrsg.).
Berlin; Heidelberg; New York; London; Paris; Tokyo: Springer, 1988.
ISBN 3-540-19246-8 (Berlin, Heidelberg, New York)
ISBN 0-387-19246-8 (New York, Berlin, Heidelberg)
NE: Zappe, Helmut A. [Hrsg.]

Dieses Werk ist urheberrechtlich geschützt. Die dadurch begründeten Rechte, insbesondere die der Übersetzung, des Nachdrucks, des Vortrags, der Entnahme von Abbildungen und Tabellen, der Funksendung, der Mikroverfilmung oder der Vervielfältigung auf anderen Wegen und der Speicherung in Datenverarbeitungsanlagen, bleiben, auch bei nur auszugsweiser Verwertung, vorbehalten. Eine Vervielfältigung dieses Werkes oder von Teilen dieses Werkes ist auch im Einzelfall nur in den Grenzen der gesetzlichen Bestimmungen des Urheberrechtsgesetzes der Bundesrepublik Deutschland vom 9. September 1965 in der Fassung vom 24. Juni 1985 zulässig. Sie ist grundsätzlich vergütungspflichtig. Zuwiderhandlungen unterliegen den Strafbestimmungen des Urheberrechtsgesetzes.

© Springer Verlag Berlin Heidelberg 1988
Printed in Germany

Die Wiedergabe von Gebrauchsnamen, Handelsnamen, Warenbezeichnungen usw. in diesem Werk berechtigt auch ohne besondere Kennzeichnung nicht zu der Annahme, daß solche Namen im Sinne der Warenzeichen- und Markenschutz-Gesetzgebung als frei zu betrachten wären und daher von jedermann benutzt werden dürften.

Gesamtherstellung: Ernst Kieser GmbH, 8902 Neusäß

2119/3140-54321 – Gedruckt auf säurefreiem Papier

Vorwort

Nur kurze Zeit nach der 2. Arbeitstagung, diesmal „Brücken von der Allgemeinmedizin zur Psychosomatik", die gemeinsam von den Fächern Allgemeinmedizin und Psychosomatik der Medizinischen Fakultät in Heidelberg veranstaltet wurde, scheint die Heidelberger „Brückentagung" zu einem stehenden Begriff geworden zu sein. Dies zumindest ist den Kommentaren und zahlreichen Zuschriften zu entnehmen. Die der Tagung zugrundeliegende Thematik, zwei scheinbar so wesensverschiedene Dinge wie Psyche (Seele) und Soma (Körper) wenigstens für den Alltag therapeutisch zu versöhnen, spricht offenbar an. Und zwar – wie wir vermuten dürfen – nicht nur, weil diese Bemühung einer aktuellen Zeitströmung entgegenkommt, sondern weil sie einem immer schon dagewesenen Bedürfnis des Menschen Rechnung trägt.

Das vorliegende Buch zeichnet diese Tagung nach, auf der sich zum 2. Male Lernende und Lehrende aus dem Bereich der Psychosomatik und der Allgemeinmedizin trafen und miteinander austauschten*. Es ist daher entsprechend dem Verlauf der Tagung gegliedert: Obligate Begrüßung und Eröffnung; pointierte Vorträge mit daran anschließender Diskussion; Einführung, Plenumsberichte und Kommentare zu erlebnisreichen Arbeitsgruppen. Der Dokumentation einleitend vorangestellt ist ein Beitrag des Medizinhistorikers Heinrich Schipperges zur Heidelberger „Medizin in Bewegung". Der Beitrag verweist auf die Tradition, aus der das Gedankengut der Tagung erwuchs: das Erbe der Heidelberger Schule. Er weist gleichzeitig auch in die Zukunft, entsprechend der Zielsetzung der Tagung: das Überkommene tatsächlich „in Bewegung" zu setzen und an der Humanisierung der praktizierten Medizin tatkräftig zu arbeiten. Dabei geht es weniger darum, mit neuen, vorgefaßten (Heils)konzepten aufzuwarten, als vielmehr schon bestehende

---
* Die Dokumentation der 1. Tagung „Brücken von der Psychosomatik zur Allgemeinmedizin", die im Mai 1986 stattfand, ist ebenfalls im Springer-Verlag erschienen.

Möglichkeiten auf ihre Tauglichkeit für die tägliche Praxis hin auszuloten.

Die Dokumentation wird abgerundet durch einen Beitrag von Hansjakob Mattern, dem Nestor der Heidelberger Allgemeinmedizin. Ihm zu Ehren und anläßlich seines 75. Geburtstages wurde die Brücke dieses Mal von der Allgemeinmedizin zur Psychosomatik geschlagen. Wir sind ihm als Arzt, Lehrer und Menschen in vielerlei Hinsicht zu aufrichtigem Dank verpflichtet. Ohne seine fortschrittlichen Ideen und seinen unermüdlichen Einsatz hätte die Tagung nicht diese ihre besondere Prägung erhalten. Als einer der Pioniere des Faches Allgemeinmedizin an den Hochschulen ist Hansjakob Mattern wie kein anderer dazu berufen, an dessen geistige Wurzeln zu erinnern, die wiederum in der Tradition der Heidelberger Schule gründen.

Eingeladen und der Einladung gefolgt waren Studenten, Allgemein- und Gebietsärzte, Psychotherapeuten, Psychologen, Familientherapeuten und Angehörige anderer Berufsgruppen, die im allgemein- und familienmedizinischen oder psychotherapeutischen Bereich tätig sind bzw. tätig werden wollen. Überraschend groß war der Anteil der jüngeren Generation. Dies zeigt, wie sehr nach einer neuen Orientierung Ausschau gehalten wird. Daß diese nötig ist, wird zunehmend deutlich auch an den Ängsten und Ohnmachtsgefühlen angesichts der immer häufiger zutage tretenden Umweltzerstörungen und Rüstungsgefahren – Gefühlen, die auszuhalten oder zu verdrängen einen Preis hat, deren Artikulation und krankmachenden Auswirkungen wir daher mehr und mehr auch in der Sprechstunde begegnen. Gerade die Nachdenklicheren unter den jungen Menschen sind hiervon in einem doppelten Sinne betroffen, da sie nicht in die gedankenlosen Ablenkungen unserer Massengesellschaft flüchten können.

Wir möchten ausdrücklich noch all denen danken, die den Mut fanden und die Mühe nicht scheuten, sich als Referenten und Moderatoren zur Verfügung zu stellen. Gleichfalls danken wir Frau I. Kullik und den Studentinnen und Studenten des Balint-Seminars, die sich mit Freude, z. T. mit sichtlicher Begeisterung, um die vielen organisatorischen Belange kümmerten und damit der Tagung ein besonders freundliches Gesicht verliehen.

Dieses Buch will gelesen werden, einschließlich des Vorworts. Da Länge und Lesefreundlichkeit eines Vorworts in einem umgekehrten Verhältnis zueinander stehen, sei damit genug gesagt! Nur den Kapiteln sind – mit Verlaub – einige erläuternde Bemerkungen vorangestellt.

Heidelberg, im April 1988   *Helmut A. Zappe*

Inhaltsverzeichnis

Teil I: Einleitung

Die Zielsetzung
(H. A. Zappe, Hj. Mattern, G. Bergmann und E. Petzold) 3

Zur Tradition – Ausgewählte Auszüge aus Werken
Heidelberger Autoren (L. von Krehl, R. Siebeck,
V. von Weizsäcker, K. Jaspers und A. Mitscherlich) 4

Brückenschläge zur Heidelberger
„Medizin in Bewegung" (H. Schipperges) 7

Teil II: Begrüßung und Eröffnung der Tagung

Grußwort aus Rektorat und Fakultät (R. Ziegler) 23

Grußwort aus der Allgemeinmedizin (H.-D. Klimm) 25

Grußwort aus der Psychosomatik (E. Petzold) 27

Eröffnung der Tagung (H. A. Zappe) 31

Teil III: Vorträge

Der psychosomatische Denkansatz
in der Allgemeinmedizin (T. von Uexküll) 35

Arzt und Patient zwischen Befund und Befinden
(S. Häußler) 42

Balint-Arbeit und Allgemeinmedizin (B. Luban-Plozza) ... 50

Vom Besonderen im Allgemeinen (H. A. Zappe) 61

Der hoffnungslose Patient (Hj. Mattern) 72

Gesichter der Depression – Auszüge aus einem Gespräch
zwischen Betroffenen und Ärzten
(*W. Wagner und K. F. Cimander*) 78

Herr Doktor, ich bin doch nicht nervenkrank!
(*P. Helmich*) 86

Arzt – Kindheitstraum, Kindertrauma (*W. Kruse*) 92

Diskussion 103

Teil IV: Einführung zu den Arbeitsgruppen

Zum Umgang mit Erkrankungen des depressiven
Formenkreises (*E. Petzold*) 111

Balint-Arbeit als Brücke von der Allgemeinmedizin
zur Psychosomatik (*W. Kämmerer*) 125

Balint-Preisarbeit 1987 (*K. Borgards*) 134

Medizinische Ethik in der Allgemeinmedizin (*D. Ritschl*) .. 150

Bitte, nicht allzuviel Ethik im ärztlichen Alltag! (*T. Amon*) . 155

Präventions- und Rehabilitationsgruppen – ein neuer Weg
der Patientenführung (*A. Wiesemann und B. Geue*) 158

Ärztliches Handeln und familientherapeutisches
Denken (*H. Ferner und H. Schlabing*) 162

Nicht der Patient ist krank, sondern die Beziehung,
in der er lebt (*B. Frederich*) 167

Die systemische Sichtweise therapeutischen Wirkens –
ein Traktat (*H. A. Zappe*) 187

Teil V: Berichte aus den Arbeitsgruppen und Kommentare

A. Umgang des Arztes mit Depression
   (*Leitung: Hj. Mattern, C. Mundt; E. Petzold, G. Fischer;
   M. Köhle, W. Söllner; G. Titscher, K.-J. Ebschner*) 199
   Berichte (*M. Thielepape; M. Rechbauer; M. Strauß;
   W. Tutsch*)) 199
   Kommentare (*C. Mundt; W. Söllner*) 203

B. Umgang des Arztes mit Balint-Gruppen
(*Leitung: T. von Uexküll, G. Bergmann;
B. Luban-Plozza, H.-D. Klimm; W. Kämmerer,
V. Ziegler; G. Titscher, K.-J. Ebschner*) 206
Berichte (*M. Hannapel; C. Dümmler; S. Müller;
M. Beneto*) 206
Kommentar (*H.-D. Klimm*) 209

C. Umgang des Arztes mit Fragen der Ethik
(*Leitung: D. Ritschl, T. Amon*) 211
Bericht (*S. Bachmann*) 211
Kommentar (*G. Bockenheimer-Lucius*) 213

**D. Umgang des Arztes mit Partnerschaft und
Sexualität** (*Leitung: M. Müller-Küppers, G. Härter;
H. Molinski, J. Barlet*) 215
Berichte (*R. Kutz; A. Lasser, R. Bethmann, H.-P. Olma*) . 215
Kommentare (*G. Härter; J. Barlet*) 216

**E. Umgang des Arztes mit Präventions- und
Rehabilitationsgruppen**
(*Leitung: A. Wiesemann, B. Geue*) 219
Bericht (*A. Wiesemann*) 219
Kommentare (*G. Weiss; W. Schultz-Zehden*) 220

F. Umgang des Arztes mit Familien (*Leitung: P. Helmich,
H. Ferner; F. Kröger, S. Schlosser*) 223
Berichte (*H.-M. Karsten; B. Dustmann*) 223
Kommentar (*S. Schlosser*) 224

**G. Umgang des Arztes mit systemorientierter
Allgemeinmedizin** (*Leitung: B. Frederich, H. A. Zappe*) .. 226
Berichte (*P. Kluge; A. Bellmann*) 226

Epilog (*Hj. Mattern*) 229

Bilddokumentation 232

Mitarbeiterverzeichnis

Amon, Thomas, Dr. med.
Arzt für Allgemeinmedizin,
Lehrbeauftragter an der
Universität Heidelberg,
Brunnenstraße 2,
D-7538 Keltern-Weiler

Bachmann, Silke, cand. med.
Im Winkel 7, D-6900 Heidelberg

Barlet, Jörg, Dr. med.
Arzt für Allgemeinmedizin,
Lehrbeauftragter an der
Universität Heidelberg,
Neidensteiner Straße 4,
D-6923 Waibstadt

Bellmann, Annegret, cand. med.
Im Winkel 7, D-6900 Heidelberg

Beneto, Mercedes, stud. soz. et psych.
D-7800 Freiburg

Bergmann, Günther, Dr. med.
Leiter der psychosomatischen
Ambulanz,
Med. Universitätsklinik, Abt. II,
Bergheimer Straße 58,
D-6900 Heidelberg

Bethmann, Roderich, cand. med.
Horngasse 26, D-5100 Aachen

*Bockenheimer-Lucius, Gisela,
Dr. med.*
Institut für Geschichte der
Medizin der Universität Freiburg,
Stefan-Meier-Straße 26,
D-7800 Freiburg

Borgards, Karen, cand. med.
Zweibrücker Hof 6,
D-5804 Herdecke

Cimander, Konrad F., Dr. med.
Product-Manager der
Fa. Duphar-Pharma
GmbH & Co. KG,
Freundallee 21/23,
D-3000 Hannover 1

Dümmler, Carmen, Dr. med.
Kiefergarten 8,
D-8501 Eckental-Eckenhaid

Dustmann, Birgit, cand. med.
Am Heiligenhaus 15,
D-6900 Heidelberg

Ferner, Hans, Dipl.-Psych.
Familientherapeut,
Med. Universitätsklinik, Abt. II,
Bergheimer Straße 58,
D-6900 Heidelberg

Frederich, Bernd, Dr. med.
Arzt für Innere Medizin/
Psychotherapie,
Carlo-Mierendorff-Straße 3,
D-6114 Groß-Umstadt

*Geue, Bernhard,
Dipl.-Psych., Dr. rer. soz.*
Von-Salza-Straße 20,
D-6990 Bad Mergentheim

Hahn, Peter, Prof. Dr. med.
Ärztlicher Direktor der Abteilung
Innere Medizin II,
allgemeine klinische und
psychosomatische Medizin,
Med. Universitätsklinik,
Bergheimer Straße 58,
D-6900 Heidelberg

Härter, Georg, Prof. Dr. med.
Arzt für
Allgemeinmedizin/Sportmedizin,
Lehrbeauftragter an der
Universität Heidelberg (Klinikum
Mannheim), Mozartstraße 18,
D-6831 Reilingen b. Mannheim

Häußler, Siegfried, Prof. Dr. med.
Arzt für Allgemeinmedizin,
Lehrbeauftragter an der
Universität Stuttgart,
Esslinger Straße 52,
D-7305 Altach b. Esslingen

Hannapel, Maria, cand. med.
Heidelberger Straße 20,
D-6000 Frankfurt 1

Helmich, Peter, Prof. Dr. med.
Arzt für Allgemeinmedizin,
Lehrbeauftragter an der
Universität Düsseldorf,
In der Haag 7, D-4057 Brüggen

Kämmerer, Wolfgang, Dr. med.
Arzt für Innere Medizin/
Psychotherapie/Psychoanalyse,
Chefarzt der Klinik für
psychosomatische Medizin
der Henriettenstiftung,
Schwemannstraße 19,
D-3000 Hannover-Kirchrode 71

Karsten, Helga-Marie, Dr. med.
Ärztin für Allgemeinmedizin,
Assmannshauser Straße 11 a,
D-1000 Berlin 33

Klimm, Hans-Dieter, Dr. med.
Arzt für Allgemeinmedizin,
Lehrbeauftragter an der
Universität Heidelberg,
Ringstraße 20 f,
D-7554 Kuppenheim

Kluge, Peter, Dr. med.
Arzt für Allgemeinmedizin,
Lehrbeauftragter an der
Universität Münster,
Zeil 3, D-5900 Siegen

Kruse, Waltraud, Prof. Dr. med.
Ärztin für Allgemeinmedizin/
Psychotherapie, Lehrbeauftragte
an der Universität Aachen,
Kirchberg 4,
D-5100 Aachen-Walheim

Kutz, Rudolf, Dr. med.
Arzt für Allgemeinmedizin,
Lehrbeauftragter an der
Universität Lübeck,
Ratzeburger Allee 160,
D-2400 Lübeck 1

Lasser, Anne, cand. med.
Hagellachstraße 42,
D-6900 Heidelberg

Luban-Plozza, Boris, Prof. Dr. med.
Arzt für Innere Medizin/
Psychosomatik,
Piazza Fontana Pedrazzini,
CH-6600 Locarno

Mattern, Hansjakob, Prof. Dr. med.
Arzt für Allgemeinmedizin,
Lehrbeauftragter an der
Universität Heidelberg,
Dantestraße 10 c,
D-6900 Heidelberg

Müller, Stefan, cand. med.
Krahnengasse 9,
D-6900 Heidelberg

Mitarbeiterverzeichnis XIII

Mundt, Christoph,
Priv.-Doz. Dr. med.
Arzt für Psychiatrie,
Bereichsdirektor des
Bezirkskrankenhauses Haar,
Vockestr. 27, D-8013 Haar

Olma, Hans-Peter, cand. med.
Alter Kirchhainer Weg 94 B,
D-3440 Marburg

Petzold, Ernst, Prof. Dr. med.
Arzt für Innere
Medizin/Psychotherapie,
Leiter der Sektion
Klinische Psychosomatik,
Med. Universitätsklinik, Abt. II,
Bergheimer Straße 58,
D-6900 Heidelberg

Rechbauer, Martin, cand. med.
Kaiserstraße 61,
D-6900 Heidelberg

Ritschl, Dietrich,
Prof. Dr. theol. Dr. phil.
Direktor des Ökumenischen
Instituts der Universität
Heidelberg,
Plankengasse 1,
D-6900 Heidelberg

Rohde, Frank A.,
Apotheker/Diplomchemiker
Leiter des wissenschaftlichen
Büros Stuttgart der
Dr. Karl Thomae GmbH,
Hohenzollerstraße 16,
7000 Stuttgart 1

Sambale, Alois, Künstler
Floringasse 3, D-6900 Heidelberg

Schipperges, Heinrich,
Prof. Dr. med. Dr. phil.
Institut für Geschichte der
Medizin der Universität
Heidelberg,
Im Neuenheimer Feld 326,
D-6900 Heidelberg

Schlabing, Hans, Dr. med.
Arzt für Allgemeinmedizin,
Neckarstraße 24,
D-6943 Birkenau

Schlosser, Siegfried, Dr. med.
Arzt für Kinderheilkunde,
Hainstraße 25, D-8500 Nürnberg

Schultz-Zehden, Wolfgang,
Dr. med.
Arzt für Augenkrankheiten,
Mehringdamm 40,
D-1000 Berlin 61

Söllner, Wolfgang, Dr. med.
Institut für med. Psychologie und
Psychotherapie der Universität
Innsbruck,
Sonnenburgstraße 16,
A-6020 Innsbruck

Strauß, Monika, cand. med.
Albert-Mays-Straße 8,
D-6900 Heidelberg

Thielepape, Martina, Dr. phil.,
Journalistin
Mittlerer Rainweg 45,
D-6900 Heidelberg

Tutsch, Walter, Dr. med.
Arzt für Allgemeinmedizin,
Lehrbeauftragter an der
Universität Ulm,
Otto-Merz-Straße 6,
D-7922 Herbrechtingen

Uexküll, Thure von, Prof. Dr. med.
Arzt für Innere Medizin/
Psychosomatik,
Sonnhalde 15, D-7800 Freiburg

Wagner, Wolfgang, Dr. med.
Medizinischer Direktor der
Fa. Duphar-Pharma
GmbH & Co. KG,
Am Waldpark 6,
D-3002 Wedemark 2

Weiss, Georg, Dr. med.
Berater über und mit
Selbsthilfegruppen,
Unteres Kirchfeld 45,
D-6800 Mannheim 51

Wiesemann, Armin, Dr. med.
Arzt für Allgemeinmedizin/
Sportmedizin,
Lehrbeauftragter an der
Universität Heidelberg,
Kirchstraße 44,
D-7524 Östringen-Odenheim 2

Zappe, Helmut A.,
Dr. med. Dr. rer. nat.
Fakultät für Klinische Medizin I,
Allgemeinmedizin,
Im Neuenheimer Feld 346/105,
D-6900 Heidelberg

Ziegler, Reinhard, Prof. Dr. med.
Dekan der Fakultät für
Klinische Medizin I der
Universität Heidelberg,
Im Neuenheimer Feld 346,
D-6900 Heidelberg

Teil I: Einleitung

HEIDELBERG

Lange lieb' ich dich schon, möchte dich, mir zur Lust,
    Mutter nennen und dir schenken ein kunstlos Lied,
        Du, der Vaterlandsstädte
            Ländlichschönste, so viel ich sah.

Wie der Vogel des Walds über die Gipfel fliegt,
    Schwingt sich über den Strom, wo er vorbei dir glänzt,
        Leicht und kräftig die Brücke,
           Die von Wagen und Menschen tönt.

Wie von Göttern gesandt, fesselt' ein Zauber einst
    Auf der Brücke mich an, da ich vorüber ging,
        Und herein in die Berge
           Mir die reizende Ferne schien,

Und der Jüngling, der Strom, fort in die Ebne zog,
    Traurigfroh, wie das Herz, wenn es, sich selbst zu schön,
        Liebend unterzugehen,
           In die Fluten der Zeit sich wirft.

Quellen hattest du ihm, hattest dem Flüchtigen
    Kühle Schatten geschenkt, und die Gestade sahn
        All' ihm nach, und es bebte
           Aus den Wellen ihr lieblich Bild.

Aber schwer in das Tal hing die gigantische,
    Schicksalskundige Burg nieder bis auf den Grund
        Von den Wettern zerrissen;
           Doch die ewige Sonne goß

Ihr verjüngendes Licht über das alternde
    Riesenbild, und umher grünte lebendiger
        Efeu; freundliche Wälder
           Rauschten über die Burg herab.

Sträuche blühten herab, bis wo im heitern Tal,
    An den Hügel gelehnt, oder dem Ufer hold,
        Deine fröhlichen Gassen
           Unter duftenden Gärten ruhn.

                        Friedrich Hölderlin (1800)

Einer der schönsten Blicke über die Stadt hin bietet sich dem Besucher des Hölderlin-Denkmals am östlichen Ende des Philosophenwegs jenseits des Schlosses.

Die Zielsetzung

Helmut A. Zappe, Hansjakob Mattern, Günther Bergmann
und Ernst Petzold

Anliegen des Heidelberger Arbeitstreffens sind:

– eine Diskussion über Möglichkeiten, psychosomatisches Denken in allgemeinmedizinisches Handeln umzusetzen. Dabei sollen konkrete Situationen aus der alltäglichen Praxis besprochen und deren Problematik mit ihren Lösungsmöglichkeiten gemeinsam erarbeitet werden. Wie kann mit Verwicklungen der Arzt-Patient-Beziehung, mit Enttäuschung und Depression (auf beiden Seiten), mit Partnerschaftsproblemen oder vertrackten Familienstrukturen, mit ethischen Fragen umgegangen werden? Wie kann der praktisch tätige Arzt sein verfügbares Rüstzeug therapeutisch optimieren? Dem zumeist sich selbst überlassenen Arzt soll geholfen werden, (sich) zu helfen;
– eine Minderung der Schwierigkeiten, die sich aus der doppelten Aufgabe des (allgemeinen) Arztes ergeben: einen pathophysiologischen Befund zu erheben und gleichzeitig zu einer praktisch handhabbaren Psychodiagnostik und -therapie zu kommen. Die Möglichkeiten und Chancen einer Simultandiagnostik und -therapie in der Praxis sind gefragt;
– eine Klärung der Frage, welche Handlungsstrategien eine systemorientierte Sichtweise bietet. Wie können Problemlösungen mit Hilfe einer (natur)wissenschaftlichen Pragmatik erlernbar und praktizierbar gemacht werden?
– ein Erfahrungsaustausch zwischen den Niedergelassenen, die sich in der Balint-Arbeit mit den Fragen der Beziehungsdiagnostik und -therapie auseinandergesetzt haben oder auseinandersetzen möchten, und denen, die sich während ihrer Ausbildung in studentischen Balint- oder Anamnesegruppen um einen besonderen Zugang zum kranken Menschen bemühen;
– eine Einbeziehung der heutigen Studenten, der Ärzte von morgen. Wir verstehen dies nicht nur als Bereicherung, sondern als Notwendigkeit für eine sachgerechte und zukunftsweisende Diskussion.

Heidelberg, im Mai 1987

Zur Tradition – Ausgewählte Auszüge aus Werken Heidelberger Autoren

Ludolf von Krehl, Richard Siebeck, Viktor von Weizsäcker, Karl Jaspers und Alexander Mitscherlich

Darf man die Versorgung der Zustände unseres Körpers als den hauptsächlichen Gegenstand der Fürsorge des Arztes ansehen, so wird seine Tätigkeit, sobald er seinen Beruf ganz erfaßt, doch nicht dabei bleiben können. Wir müssen besonders für unsere Betrachtungen hier das Körperliche und das Seelische auseinanderhalten, obwohl jedes Einzelne mit jedem Einzelnen verbunden ist. Es erscheint ganz verschieden, was zeitweise die Lage beherrscht. Der Arzt muß stets beides gleichmäßig im Auge haben, sonst wird er nie Herr der Situation sein. Natürlich gibt es immer Fälle, in denen man nicht auf das „Andere" gefaßt ist. Z. B. ein Typhöser im Anfang seiner Krankheit, da er noch nicht liegt, aber fiebert und leicht deliriert, kann dem Arzt im wesentlichen den Eindruck eines eigenartigen oder auch nervösen Menschen machen. Natürlich ist die Diagnose leicht zu stellen, zum mindesten kann man mit Sicherheit die Feststellung machen, daß ein fieberhafter Prozeß vorliegt. Aber man muß darauf untersuchen, und das heißt hier: an so etwas denken. Das ist das, was man sich selbst ärztlich gar nicht genug einschärfen kann: das ärztliche Blickfeld immer so frei zu halten, daß dauernd alle Möglichkeiten ein- und austreten können. Ich rate auch dringend, stets an die Möglichkeit psychischer Verwicklungen zu denken. Gewiß sind sie bei einer einfachen Halsentzündung unwahrscheinlich. Ausgeschlossen sind sie, wie von Weizsäcker zeigt, auch hier nicht. Es kommt ja, wie schon oft betont wurde und immer wieder gesagt werden muß, darauf an, daß der Arzt im Verlauf der Krankheit lernt, die ganze Lage von allen Seiten frei zu haben. Von Anfang an wird das nur in wenigen und in den einfachsten Fällen gelingen. In manchen Fällen und bei verschlossenen Menschen kommt es überhaupt nicht in Gang. Unter allen Umständen möchte ich davor warnen, und zwar für alle ärztliche Tätigkeit Seelisches unverdient in den Vordergrund zu rücken. Auch das geschieht jetzt. Und es geschieht namentlich von ungeschickten Leuten. Das richtet mancherlei Unglück an, denn in allen psychischen Beziehungen ist die Mehrzahl der Menschen noch viel verschlossener als in körperlicher. Gelingt es aber, die seelische Herrschaft zu gewinnen, so kann die Behandlung erst eine vollkommene werden.

Ludolf von Krehl (1937) Der Arzt. Hippokrates, Stuttgart

So wichtig und unerläßlich in vielen Fällen klinische Beobachtung ist, so darf doch keineswegs geringer geachtet werden, was der Arzt in der Praxis zu leisten vermag. Seine Aufgabe ist wohl in mancher Hinsicht viel schwieriger, aber sie ist auch, wenn sie richtig erfaßt wird und wenn das nach den beruflichen Verhältnissen sein kann, von allergrößter Bedeutung. Sein großer Vorzug ist, daß er den Kranken, seine Familie, seine Lage in Haus und Beruf viel besser kennt und daß er ihn in seinem alltäglichen Leben sieht, nicht nur unter der Pflege im Krankenhaus, umgeben von anderen Kranken, in der typischen Uniform des Hospitals. Wiederholte Untersuchungen in der Sprechstunde oder bei Hausbesuchen ergeben oft mehr als mehrtägige Beobachtungen. Die größere Nähe des praktischen Arztes zum Kranken hat ebenso ihre Vorteile wie in anderen Fällen ein gewisser Abstand des Krankenhausarztes.

Richard Siebeck (1949) Medizin in Bewegung. Thieme, Stuttgart

Leider hat sich jetzt eine Strömung entwickelt, welche unter dem Namen der Psychosomatischen Medizin etwas Neues in den alten Schläuchen von den Ärzten erwartet. So, als ob man von einer besseren Kenntnis der leiblich-seelischen Beziehung oder von einer besseren Erkenntnis der körperlichen Vorgänge diese auch von der Psyche her zu beeinflussen gelernt habe. Zwar will ich das nicht leugnen, aber der mir am Herzen liegende Schritt wird dann getan, wenn auch das, was man Heilung nennt, reformiert oder revolutioniert würde, so daß wir nicht mehr der Äußerung unserer Patienten begegnen würden: „Was nützt mich das, wenn ich das verstehe und theoretisch einsehe!" Während eine Richtung also unter Psychosomatik eine Bestrebung versteht, bei der die Mühe einer veränderten Einstellung hin auf das Ziel eines Heilerfolges nicht nötig erscheint und nicht erstrebt wird, so ist in der anderen Bestrebung, die mir persönlich am Herzen liegt, der Weg zum Ziele ein anderer, und wie gesagt auf eine Erneuerung der Heilaufgabe selbst gerichteter.

Viktor von Weizsäcker (1952) „Über psychosomatische Medizin". Psychologische Rundschau 3

Die großen Dinge geschehen still. Vielleicht hat die mögliche Erneuerung der Idee des Arztes ihren bevorzugten Ort heute beim praktischen Arzt, der ohne Autorität von Klinik und Amt mit dem Kranken in dessen wirklichem Leben zu tun hat. Hier kann für den Blick des Arztes, der den Menschen sieht, all das, was Spezialisten vermögen und was ohne die Einrichtungen des Krankenhauses sich nicht verwirklichen läßt, zu den einzelnen Maßnahmen werden, die er, wenn er zu ihnen rät, durch die Führung des Ganzen in der Hand behält. Dieser ärztliche Blick hat den Sinn für die Situationen. Er hat die Sorge für die Natürlichkeit des Menschen in seiner Umwelt. Er läßt die Untersuchung des Kranken sich nicht auflösen in ein Aggregat der Untersuchungsresultate von Laboratorien, sondern er vermag dies alles abzuschätzen, zu nutzen und unterzuordnen. Er läßt diese diagnostischen Methoden in ihren Grenzen zur Geltung kommen, aber verliert sein Urteil nicht an sie. Er kennt die imponierenden modernen therapeutischen Maßnahmen, aber er weiß sie im Range ihrer Wirksamkeit zu unterscheiden. Ihm ist wieder etwas von der hippokratischen Haltung eigen, die den Lebenslauf ins Auge faßt, die den Umgang des Kranken mit seiner Krankheit zu gestalten vermag. Er kennt die bleibende Bedeutung der hygienischen und diätetischen Ordnungen. Er gewinnt durch die Dauer der Zeit jenes persönliche Verhältnis zum Kranken, in dessen Klarheit das Sterben leichter wird.

Karl Jaspers (1953) „Die Idee des Arztes". (Vortrag vor der Schweizer medizinischen Gesellschaft; erneut erschienen 1986 in: Der Arzt im technischen Zeitalter. Piper, München)

Die bestehende Rangordnung in den medizinischen Berufen bringt es mit sich, daß der Erfahrungsstrom wesentlich in einer Richtung verläuft: von der Ergebnisse produzierenden Forschung und Klinik nach dem praktischen Arzt hin, kaum aber von ihm und seinem Erfahrungsfeld zu den etablierten Forschungszentren zurück. Der praktische Arzt trägt jedoch die Hauptlast in der Behandlung jener erwähnten größten Gruppe „funktioneller" Leidenszustände. Seine Ausbildung hat ihm für diese Krankheiten nicht nur keine brauchbaren diagnostischen Handlungsweisen gegeben; sie läßt ihn auch weitgehend im Stich bei der Therapie der Kranken in deren eigener Umwelt, bei der Berücksichtigung der Einflüsse einer gewandelten Sozialstruktur auf Krankheitsentstehung. Was weiß er von den Motiven eines Krankheitsgefühls? Kann er abwägen, in welcher Notlage Krankheit zur Waffe wird? Erkennt er die Rolle der Krankheit in gespannten Familien- und Gruppenbeziehungen, für deren Bewältigung dem Individuum offenbar kein anderer Ausweg als sie erreichbar war?

Alexander Mitscherlich (1966) Krankheit als Konflikt. Suhrkamp, Frankfurt am Main

Brückenschläge zur Heidelberger „Medizin in Bewegung"

Heinrich Schipperges

Einführung

Wenn von „Brücken" die Rede ist, welche eine anthropologisch orientierte Medizin zu allen klinischen Disziplinen zu schlagen gedenkt, dann sollte auch jener Brückenschlag nicht vergessen werden, der in historischer Sicht das Alte mit dem Neuen zu verknüpfen sucht, um so wahrhaft aus dem „Erbe" ein „Vermächtnis" zu holen, das kraftvoll weiterwirkt auf unsere heutige Generation. Es kann kein Zweifel darüber herrschen, daß das geistige Potential dieser „Medizin in Bewegung" (mit Krehl, Siebeck, Weizsäcker) noch längst nicht erschöpft und kaum aktualisiert ist, so daß wir gut beraten wären, nun auch die Brückenschläge ernster zu nehmen, die der Historiker in einen geschichtlichen Raum legt, den wir keineswegs als Vergangenheit betrachten – zumal er sich offensichtlich in seiner ganzen Dramatik erst in unseren Tagen zu entfalten beginnt.

Zur Einstimmung in diesen historisch wie klinisch gleicherweise interessanten Problemkreis sollte ich daran erinnern dürfen, daß es mit dem Anbruch der Neuzeit, auch und gerade in der Medizin, zunehmend zu einer Verwissenschaftlichung und Verrechtlichung des Menschen gekommen war. Dieser säkulare Paradigmawechsel hat tiefgreifende Wurzeln, und er sollte weitreichende Wirkungen zeitigen.

Niemand hat leidenschaftlicher dieser Entwicklung beredten Ausdruck gegeben als der Heidelberger Literarhistoriker Friedrich Gundolf, der (1911) schreibt:

> In welchem Bereich man sich heut umtun mag, ob man wirken oder betrachten, schaffen oder genießen will: überall begegnet man demselben Merkmal, fühlt sich von demselben Prozeß ergriffen oder bedingt, gefördert oder gestört: Was früher Mittel war, ist Selbstzweck geworden, die Organe haben sich freigemacht von ihrer Bestimmung und funktionieren selbständig weiter. Von den gröbsten äußeren Formen der Zivilisation bis in die kaum mehr wägbaren Geistigkeiten hinein durchdringt diese Tendenz mehr oder minder erfolgreich fast alle Kräfte der modernen Welt. Diese Tendenz entsteht mit der Renaissance und der Reformation, d. h. in dem Punkt der Geschichte, da der Mensch bewußt sich als *Ur*sinn und *End*ziel zu bestätigen anfängt, die religiösen Bindungen zerbricht und das Weltbild gestaltet nicht mehr aus seiner Gesamtleiblichkeit, sondern nach der Willkür seines frei gewordenen Geistes.

Nach einem Überblick über die ältere, eher leiborientierte Philosophie, die noch den Gesamtorganismus zum Gegenstand hatte, heißt es dann weiter:

> In der Trennung von Leib und Seele liegt der Keim zu dem Weltgefühl, welches Renaissance und Reformation zur Entwicklung gebracht haben ... Seit dieser Trennung war es die Aufgabe der größten Geister, eine Synthese zwischen beiden zu erreichen (Goethe) oder ihre Beziehungen zu regulieren (Kant).
> In der Kunst hat diese Trennung die Romantik gezeigt (Verselbständigung des Gefühls, das die Welt als Spiel nimmt), in der Wissenschaft Atomismus und Historismus (das All als Konglomerat von gesetzlich zu ordnenden Atomen oder als Masse von Einzelfakten), in der Politik den Fortschritt (Marsch des Geistes zu willkürlich von ihm selbst gesetzten Zielen), in der Ethik den Individualismus (Losbrechung des Einzelnen aus dem Gefüge) oder Sozialismus (willkürliche Bindung auf Grund erdachter Prinzipien), in der Wirtschaft den Kapitalismus (Loslösung der Werte von den Dingen, Verselbständigung des Geltens), in der Religion den Protestantismus (Individualisierung Gottes).

Gundolf (1911) schließt diesen weitausholenden Passus mit einer kritischen Bilanz:

> Noch die verwegensten Abstraktionen der Alten waren mit dem Blut ihres Leibes gefüllt, all ihrem Denken lag Raumgefühl und Zeitgefühl zugrunde ... selbst der persönliche Gott der Juden ist nur eine Projizierung des Leibes, Christus trennte nicht Gott und Welt, sondern durchdrang das Reich des Leibes mit dem Reich Gottes, selbst die Askese des Christentums ist nur eine Hygiene des übersättigten Leibes, nicht seine Aufhebung: kurz, während all diese Erscheinungen sich von einer zentralen Wirklichkeit orientiert und gehalten fühlten, alle antiken Kämpfe sich um Formen, nicht um Ziele drehten, ist jetzt ein Zeitalter heraufgekommen, wo es kein Gesamtmaß mehr gibt, der Leib nicht mehr all seine Hervorbringungen nährt, das Blut in den zu vielen Körpern nicht mehr alle Gefäße füllt, und unter allgemeiner Lockerung die Moleküle durcheinanderschießen. Was von innen her nicht mehr gebunden ist, sucht nach außen Ziele oder ergeht sich ziellos in der bloßen Funktion.

Vor dem historischen Hintergrund einer derart paradigmatischen Veränderung erst werden wir in der Lage sein, die Entwicklung der Medizin in unserem eigenen Jahrhundert zu verstehen und die Ansätze zu einer neuen Medizin in Bewegung besser in den Blick zu bekommen. Ich will versuchen, die wichtigsten Linien dieser „neuen Medizin" anhand von exemplarischen Texten nachzuzeichnen.

Der kranke Mensch als Thema der Medizin

Im Krehl-Nachlaß, den das Archiv des Heidelberger Instituts für Geschichte der Medizin betreut, befinden sich in zarter, langsam verblassender Bleistiftschrift zahlreiche Vorlesungsnotizen, die darauf hinweisen, daß wir keine Krankheiten, sondern nur kranke Menschen kennen. Der Mensch und sein persönlicher Lebensstil erscheinen in diesen Notizen als Thema einer Heilkunst und Heilkunde, die man als „Medizin der Person" bezeichnet hat. Ihr erster und vornehmster Repräsentant war Ludolf von Krehl (1861–1937).

Auch Krehl ging zunächst von der Medizin als einer angewandten Naturwissenschaft aus. Das zeigen nur zu deutlich die ersten Auflagen seiner *Pathologischen Physiologie*. In den Vordergrund des ärztlichen Selbstverständnisses aber tritt bald schon und mehr und mehr der soziale Auftrag, der sich am kranken Menschen mitsamt seiner Umwelt und Mitwelt vollzieht. Damit aber mußte das alte Schema der Medizin immer fragwürdiger werden und als revisionsbedürftig erscheinen. Mit dem wachsenden kritischen Zweifel geschah dann aber etwas ganz Entscheidendes, das nicht ohne Folge bleiben konnte. Krehl schrieb:

> Wir Ärzte „können keine Psychologie brauchen, die seelische Freiheit nicht als Tatsache und Problem nimmt. Damit ist natürlich nicht ein Prinzip der Unordnung statuiert, sondern vor uns liegt eine andere, vorerst noch unbekannte, also zu erforschende Ordnung. In ihr haben die Willensvorgänge, das religiöse und das sittliche Geschehen Platz. Ohne diese in unser ärztliches Wirken einzuschließen, vermögen wir eine Behandlung des kranken Menschen nicht durchzuführen.

Zu dieser neuen Einstellung aber reichen der gute Wille, menschlicher Takt und menschliches Geschick allein nicht aus; dazu gehören „nicht geringe methodische Kenntnisse".

Was Krehl in methodologischer Hinsicht beunruhigt, war die alte naturphilosophische Frage, ob es möglich sei, sämtliche Vorgänge des Lebens auf die Prozesse der unbelebten Natur zurückzuführen, wie das die Naturforscher des 19. Jahrhunderts versucht hatten. „In diesem Wahne bestand die Schwäche, die Einseitigkeit jener starken Zeit." Gerade die Fortschritte der Forschung aber hätten uns gezwungen, immer neue Aspekte zusätzlich und zugleich zu berücksichtigen, wobei die Komplexität lebendiger Organisationen gleichsam auf ein Unendliches zu gewachsen sei. Jeder krankhafte Prozeß müsse daher von allen Seiten zugleich angesehen werden.

In den Vordergrund des Selbstverständnisses tritt nun die ärztliche Tätigkeit, damit aber auch die prinzipielle Kritik an einer Theorie der naturwissenschaftlichen Anthropologie. Mit dem kranken Menschen in seiner Umwelt und Mitwelt hat der Arzt den soziologischen Raum betreten – wie Krehl sagt –, und er holt sich den „unerschöpflichen Schatz" unseres historischen Besitzes zurück. Er holt mit dem Begriff der Persönlichkeit das irrationale Element wieder zurück in eine einseitig rationalisierte Wissenschaft, das Irrationale und damit „ein großes Geheimnis":

In diesen wenigen Sätzen liegt bereits eine Fülle von prinzipiellen Aussagen verborgen, unter denen ich die wichtigsten noch einmal herausstellen sollte:

– die grundsätzliche Anerkennung der naturwissenschaftlichen Methode in der Medizin;
– die Respektierung der Komplexität lebendiger Organisation, insbesondere am erkrankten Menschen;

- die Notwendigkeit mehrerer alternierender und kompensierender methodologischer Schritte;
- die Berücksichtigung ökologischer und sozialer Faktoren im Krankheitsbild eines jeden Menschen;
- die Hereinnahme historischer Momente und irrationaler Elemente in eine „Medizin der Person".

Krehl hat bei seinen kritischen Überlegungen sehr bewußt von der Einführung der Persönlichkeit in die Medizin gesprochen. Der kranke Mensch – und nicht nur die Krankheit – sollte zum Forschungs- und Wertungsobjekt der Medizin werden. Das aber sei – so Krehl – nichts Geringeres als „die Wiedereinsetzung der Geisteswissenschaften und der Beziehungen des ganzen Lebens als andere und mit den Naturwissenschaften gleichberechtigte Grundlage der Medizin". Aus dieser prinzipiellen Forderung, und mehr noch: Herausforderung, hat sich in der Folge eine ganze Reihe von Strömungen entwickelt, wahrhaft eine „Medizin in Bewegung", wie man seit der Mitte unseres Jahrhunderts die „Heidelberger Schule" um Krehl, Siebeck, Weizsäcker genannt hat, eine Bewegung, die auch heute noch anhält.

Krehl glaubte, auf dem Scheitelpunkt dieser „Bewegung" das „Zeichen einer eigenen Wissenschaft" erkannt zu haben. Was ihn zeitlebens bewegt hat, ist die Grundfrage, was wohl am Kranken vor sich gegangen sein mag, damit ärztliches Eingreifen nötig werde, was hier wohl geschehen sein mag in einem Prozeß, den der Kranke nun als *seine* Krankheit erlebt? Beide – Arzt und Kranker – kommen über diese Vorgänge, bei der Anamnese, in der Beurteilung des Leidens, vor dem notwendigen Therapieplan, beim wachsenden Umgang miteinander, beide kommen in einen Kontakt, in einen gemeinsamen Prozeß.

Wir müssen zwar – meint Krehl – als Wissenschaftler daran festhalten, daß es „Krankheiten" als Abstraktionen gibt; eine große Anzahl von Menschen zeige eben Erscheinungen, die ohne weiteres auf das Vorhandensein bestimmter Krankheitsvorgänge schließen lassen. Und doch gebe es „den" Menschen nicht. Jeder Mensch ist anders. Und so stellt

> jeder Krankheitsvorgang in Wirklichkeit etwas Neues dar, das noch nie da war und so nie wieder sein wird. Das hat im Einzelfalle die umfassende Betrachtung zu erweisen. Sie beschäftigt sich also mit zwei Reihen von Vorgängen: mit den allgemeinen Beziehungen der Morphologie, Physiologie, Ätiologie und Pathogenese im menschlichen Organismus als solchem und mit der Umgestaltung des Typisch-Menschlichen durch die Persönlichkeit des einzelnen Menschen. Es gilt, im Einzelnen das Allgemeine zu sehen und gleichzeitig zu erkennen, wie das Allgemeine durch das Einzelne geformt wird.

Genau das aber – meint Krehl – sei „das Zeichen einer eigenen Wissenschaft", einer neuen, mehr anthropologisch als naturwissenschaftlich orientierten Medizin.

Die neuen Zeichen

„Das Zeichen einer eigenen Wissenschaft", so kühn und herausfordernd es gesetzt wurde, es ist lange Zeit leider nur ein Zeichen geblieben. Die Bewegung vermochte sich im akademischen Raum nur schwer durchzusetzen. Mit großer Vorsicht, und im Alter manchmal auch mit Scheu, hat Ludolf von Krehl diesen therapeutischen Weg nur angedeutet; er hat lediglich den Finger auf das Phänomen gelegt, das darin zu sehen ist, daß der Arzt das Wesen des Kranken erfaßt und daß der Kranke sich vom Arzt leiten läßt, weil er sich erfaßt fühlt. „Ein ungeheures Problem liegt vor uns, ein Problem von größter Bedeutung und echt wissenschaftlicher Natur, denn wenn wir uns mit Geduld und Einsicht darum bemühen, werden wir ihm auch auf dem Wege des begrifflichen Denkens näher kommen." Die Frage nach der Rechtfertigung des ärztlichen Eingriffs gehe daher immer über den Rahmen einer bloß medizinischen Ethik hinaus. Ist hier doch letzten Endes der Kranke in seiner vollen oder auch beeinträchtigten Integrität angesprochen als das entscheidende Kriterium. Beim Eingriff aber geht es offensichtlich eher darum, das Notwendige zu tun und das Überflüssige zu unterlassen, was wiederum neuartige ethische Probleme und anthropologische Grundfragen mit sich bringt.

Und doch müssen wir, meint Krehl, die Zeichen verstehen und den Weg wagen, was bedeutet, daß wir die Wege dazu erst einmal bahnen müssen. Dieses Bahnen des Weges aber ist – bis zum heutigen Tage – nur unter größten Schwierigkeiten und ständigen Enttäuschungen möglich geworden. „Die Persönlichkeit erhielt nur schwer das Bürgerrecht in der Medizin als Wissenschaft. Schon für ihren rationalen Teil erwarb sie es nur sehr langsam. Noch viel zögernder geht es trotz allen Redens mit dem Irrationalen, mit Ethik und Religion." Und doch sollte es sich für einen Arzt lohnen, diesen Weg zu gehen: Ein Mediziner wird erst dann zum Arzt, wenn er mit dem Kranken die letzten Lebensfragen behandelt. In jeder ärztlichen Handlung schafft sich der Arzt ein neues Werk, das Beziehungen hat zu allen Gebieten der Wissenschaft, der Kunst, der Religion. Und dann stellt sich Krehl beherzt die Frage: „Gibt es ein schöneres Amt auf Erden? Einen schöneren Beruf, zu dem wir uns berufen fühlen dürfen?"

Gibt es etwas Aufregenderes in der Medizin, als dieses immer wieder neue Eingehen auf das biographische Szenarium des Patienten, jedes einzelnen Kranken? Geht es hier doch letzten Endes immer um die Einsicht in die Person, in die Person jedes einzelnen Kranken, der – um es mit Krehl (1931) zu formulieren – Erscheinungen bietet, „die nie da waren und nie wiederkommen werden in Bedingtheit und Gestaltung, damit aber auch in der Entstehung der pathologischen Prozesse". Hier geht es keinesfalls um die additive Ergänzung des Somatischen durch die Psychologie: Hier geht es um die gegenseitige Durchdringung von Leib und Seele und Geist innerhalb einer in sich geschlossenen Architektonik.

Versuch eines psycho-somatischen Brückenschlags

Die Bedeutung jener Leiblichkeit, die aber auch nichts mehr zu tun hat mit den mechanistischen Produkten des psychophysischen Parallelismus im 19. Jahrhundert, ist gerade von den klinischen Repräsentanten der Heidelberger Schule immer wieder herausgestellt worden. Ich denke dabei nicht nur an Viktor v. Weizsäcker, sondern auch an die feinsinnigen Studien von Herbert Plügge, an die Erfassung des leibhaftig Atmosphärischen bei Hubert Tellenbach, an die „Anthropologie des Krankhaften" des Pathologen Wilhelm Doerr.

Im philosophischen Denken des Abendlandes gibt es in der Tat kaum ein interessanteres, aber auch zwielichtigeres Grenzgebiet als das von Leib und Seele, das doch alle Bereiche des Geistes, der Sitte, der Kultur umspannt. Um so auffallender ist die Stumpfheit und Blindheit, die wir vorfinden, wenn es – von Ausnahmen abgesehen – um das Denken über den Leib geht. Erst in jüngster Zeit häufen sich Publikationen, welche die „Entdeckung des Geistes" als eine „Verdeckung des Leibes" darstellen, die sich der Entdeckung der Körpersprache widmen oder auch der neuerlich in Mode gekommenen Aufdeckung leibhaftigen Alltags.

Um die eigentlichen Quellen und Strömungen einer solchen Philosophie des Leibes zu entdecken, müssen wir freilich radikal zurück hinter die Klischees eines Humanismus und Klassizismus, hinter die kartesanischen und pietistischen Spitzfindigkeiten der Aufklärung, zurück noch hinter die Ideologien einer durchrationalisierten Theologie. Im Umgang mit der Welt erst werden wir unseren Leib wiederfinden als die Urhandlung des Menschen, mit der wir eingelassen sind in die uns einlassende Natur. Allein von der körperhaften Struktur der Hand her ließe sich unser ganzes mitmenschliches Haben und Halten zeigen!

In ähnlicher Weise sind die Metaphern unseres Denkens dem handelnden Weltbezug entnommen: all unser Begreifen und Vernehmen und Erfassen, das Erfinden und Empfinden, alles Erfahren und Vorstellen, alles Auflesen und Ausdeuten, Durchgehen und Durchnehmen. In der gleichen erregenden Weise ist unser Sprechen welthaft und leibhaftig. Alle Rede schwingt im Atmen, Wort ist leibhaft geformtes Lautbild. Im Wort hat der Mensch die Dinge, in der Sprache wird der Geist Welt. Der Leib ist wahrhaftig unser Anker in der Welt.

Die Bedeutung einer „Anthropologie des Leibes" kann gar nicht überschätzt werden. Sie reicht von der alten Naturphilosophie und dem klassischen Geschichtsdenken über die Pädagogik, die Ästhetik, die Therapeutik bis hin zu einer Lebensweltanalyse, wie sie heute auf dem Gebiete der Ökologie, der Medizinsoziologie, auch der Geschichte der Medizin betrieben wird. Auf all diesen leibhaftigen Feldern ereignet sich die Welt: mit ihren Gruppen, in ihren Motiven und Zielsetzungen, in Gesundheit wie Krankheit, in jeder Lebenskrise, mit aller Kultur und aller Technik. Immer ist und bleibt der Leib der Ort der Auseinandersetzung mit Welt.

Eine medizinische Anthropologie kommt daher nicht an einer möglichst systematischen Kategorienlehre der Leiblichkeit vorbei. Dies gilt noch einmal und gesteigert für alle Phänomene des Pathischen, für die Pathogenese und damit auch für alle Ansätze zu einer therapeutischen Rehabilitierung im weitesten Sinne des Wortes.

Mit einer solchen Philosophie des Leibes erst wäre wohl der so notwendige wie entscheidende Schritt über die „Psychosomatik" hinaus getan: Nicht mehr der „Körper" (als materielles Naturprodukt) und die „Seele" (als abstrahierte Psyche) stehen jetzt zur Debatte, sondern der Mensch mit seinem „Leib" in der „Welt". Unwillkürlich kommen uns hier die fundamentalen anthropologischen Kategorien der mittelalterlichen Heilkunde wieder in den Sinn, wo der Mensch sich auf 3 Dimensionen erstreckte: als „opus Dei", Werk Gottes, abhängig und bedürftig: mehr pathische als ontische Existenz; ein „opus alterum per alterum", nicht autark, sondern auf geschlechtliche Gegenseitigkeit angelegt, auf die Solidarität im Umgang von Mann und Frau; und der Mensch als „opus cum creatura", Leib ganz und gar, der sich transzendiert auf Welt, Aufgabe an der Welt und mit aller Welt, und auch hier wieder: im solidarischen Umgang mit der Natur, in kosmischer Korrespondenz zu ökologischer Konkordanz.

Dieser neuen, anthropologisch orientierten Heilkunst geht es in der Tat nicht um die additive Ergänzung des Somatischen durch das Seelische. Hier kommt auf besonders eindringliche Weise die Einsicht zum Durchbruch, daß Lebendiges im dualen Schematismus der Wissenschaften gar nicht gefaßt werden kann, da es eben nicht um Ursache und Wirkung geht, nicht um Zwecke allein, sondern um den Sinn. „Seele" oder „Geist" benutzen nirgendwo diesen Leib als ihr physisches Werkzeug; es ist vielmehr der Mensch als Ganzes mit Herz und Hirn, der sich mittels organischer Strukturen und sinnlicher Funktionen (so Merleau-Ponty 1966) „leiblich ins Werk richtet".

Von solchen Erfahrungen aus kommen wir zu einem Bild vom Kranken, das mehr subjektiv als objektiv geprägt ist und aus dem wir so etwas gestalten wie ein „Porträt des Patienten", eine Phänomenologie des „homo patiens". „Die Wissenschaft vom Menschen beginnt (nach Martin Buber) mit dem Thema: der Mensch mit dem Menschen." Der andere aber, das ist immer nur der Mensch in seiner vollen Leiblichkeit; ist seine Natur, seine Umwelt, seine Biographie; ist unsere Geschichte, unsere Mitwelt, Vorwelt und Nachwelt. Der Arzt wirkt von Anfang an „auf diesen Leib selbst", wobei es zum vielschichtig verwickelten Prozeß einer Kommunikation kommt, mit allen Risiken und allen Chancen. Hier ist der Arzt weder Techniker noch Heiland, sondern Existenz für Existenz, vergängliches Menschenwesen mit dem anderen, dem leidenden Partner.

Wir erfahren – wie Karl Jaspers dies formuliert hat – „den Menschen anthropologisch in seiner Leibhaftigkeit als Glied im Reich des Lebendigen". Der Körper ist nun einmal – so Jaspers (1946) – „der einzige Teil der Welt, der zugleich von innen empfunden" und von außen „wahrgenommen" wird.

„Er ist ein Gegenstand für mich, und ich bin dieser Körper selber." Die erlebte Leiblichkeit ist besonders eng verbunden mit allem Erleben der Gefühle, der Triebe, des Ich-Bewußtseins. „Wir haben ein spezifisches Gefühl unseres Körperwesens in unserer Bewegung und Haltung, über Form, der Leichtigkeit und Grazie oder der Schwere und Ungelenkigkeit unserer Motorik, in dem erwarteten Eindruck unserer Körperlichkeit auf die anderen, in der Verfassung der Schwäche und Stärke, der Alternative des Befindens. Alles dies ist Moment unserer vitalen Person." Dem Konzept der Befunde einer bloß krankheitsorientierten Heiltechnik ist hier schon ganz eindeutig die Konzeption der Befindlichkeit einer eher patientenorientierten Heilkunde entgegengestellt.

Der Gestaltkreis und seine Folgen

Auf dem Wege vom naturwissenschaftlichen Modelldenken über die psychosomatischen Zwischenlösungen zu einer anthropologisch fundierten Heilkunde stehen wir nun schon mitten in jenem „Gestaltkreis", der zu den ideellen wie empirischen Grunderfahrungen der neuen Medizin werden sollte.

In seinem Nachkriegsreferat über „Grundfragen medizinischer Anthropologie" (1948) hatte Viktor v. Weizsäcker den um die Mitte unseres Jahrhunderts vor sich gehenden Paradigmawechsel der Medizin schon sehr genau beschrieben als „eine bis an die Fundamente der Begriffe greifende Wandlung des Weltbildes, der Naturbegriffe, der Idee des Menschen und der Gesellschaft". Es sei dieser „Medizin in Bewegung" niemals nur um die psychische Behandlung seelischer Störungen gegangen. „Es handelt sich vielmehr um die Frage, ob jede Krankheit, die der Haut, der Lunge, des Herzens, der Leber und der Niere auch von seelischer Natur ist." Mit dieser Frage erst kommt Spannung auf, Polemik gegen ein ganzes Säkulum falscher Theorie und Therapie, Auseinandersetzung um die Methode, Streit auch um Kompetenzen und Konsequenzen. Geht es hier doch nicht um weitere Fächer, sondern um die Veränderung aller bisherigen.

In seiner Gedächtnisrede auf Ludolf v. Krehl hat Viktor v. Weizsäcker im Jahre 1937 dieser revolutionären Veränderung klaren Ausdruck gegeben, wenn er bekennt:

> Wir glauben, daß eine Wandlung der Grundlagen, eine konservative Revolution im Werden ist; wir wissen, daß Krehl sie kennt und fördert und zügelt; wir erfuhren, daß er die Tür frei gab, wo er konnte und durfte; wir beugten uns der Erkenntnis: der Weg ist nicht durch Forderungen, sondern auch jetzt in der Weise der Forschungen, nicht durch ein Abschütteln der Wissensbürde, sondern durch neue Erkenntnis zu finden.

Auch hier bei Weizsäcker kommt noch einmal klar zum Ausdruck, daß die Wendung zu einer neuen Medizin nicht in der Abkehr von den so großartigen Errungenschaften der Medizin gesehen werden kann, auch nicht in der Beschwörung einer „Ganzheit" (die nach Jaspers nur eine Idee ist), wohl aber in der radikalen Kehre auf neue Ziele zu, auf eine resolute Ergänzung, und dies ganz bewußt auf dem Wege und mit den Mitteln der Forschung.

Die erste Wendung in dieser revolutionären Bewegung („so etwas wie eine Drehung", sagt Weizsäcker) kam mit der Erforschung der persönlichen Lebensgeschichte des Kranken. Nicht weil das Gallenleiden ihn befiel, konnte er keine Karriere mehr machen, sondern weil er mutlos geworden war, wurde er krank. Der Kranke selber ist es, der die Richtung des kausalen Denkens verkehrt hat. Dies lehrt uns gleichzeitig – und das ist abermals eine Wendung im Denken –, daß es dabei gar nicht um „Seelisches" geht, sondern um den „Leib selbst", der sich auszudrücken pflegt und dessen Sprache wir nicht ernst genug nehmen können. Viktor v. Weizsäcker wollte auf keinen Fall das von ihm im Pathologischen und Pathographischen entdeckte Geistig-Seelische wiederum transformiert wissen auf eindimensionale psychologische Modelle. Nicht die leib-seelische Betrachtung war seine Sache, sondern die Beachtung des Patienten selber, des Kranken in Person.

Unmittelbar damit verbunden war die zweite Kehre, die „Wendung ins Soziale". Der soziale Wandel in unserer pluralistischen Industriegesellschaft hat nicht nur die Rolle der Risikopersönlichkit erkennen lassen, sondern auch die soziokulturelle Konditionierung jener Krankheiten, die uns heute als Zivilisationsseuchen überschwemmen, und damit die gesundheitsstrategische und gesundheitspolitische Bedeutung einer ins Soziale erweiterten anthropologischen Medizin. Was alles – so müssen wir uns heute fragen – wäre aus einer solchen wortwörtlich „sozialen Medizin" zu machen gewesen, deren Physiologie sich mit dem Beginn des Lebens, seinem Wachsen und Reifen befaßt hätte, deren Pathologie mit dem Kommen und Gehen der Leiden bis zum bitteren Ende, und deren Therapie ein kleines bißchen mehr gewesen wäre als „restitutio ad integrum", eine banale Wiederherstellung des bloß physischen Wohlbefindens, statt die Wiedereingliederung einzuleiten in ein volles, sinnvolles Leben, die „restitutio ad integritatem"!

Mit dem Wandel des Weltbildes und des Naturbegriffs glaubte Viktor v. Weizsäcker endlich jene „historische Einheit" gefunden zu haben, der er dann in seinem „Gestaltkreis" Ausdruck verliehen hat: Einheit nämlich von Wahrnehmen und Bewegen, wo in jede motorische Bewegung die sinnliche Wahrnehmung schon eingegangen ist, wo die Hand z. B. „Fühler und Greifer zugleich" ist.

Wir haben es in diesem Gestaltkreisdenken nicht mit der Geschichte einer Krankheit zu tun, sondern mit der Lebensgeschichte des kranken Menschen. Medium des Umgangs mit Kranken ist daher die „biographische Methode". Sie erhellt, daß den meisten Patienten der Sinn des Daseins abhanden gekommen ist und „daß gerade das es ist, woran sie am meisten leiden". Die Krankheit nun „soll der Schlüssel sein, welcher die Tür aufschließt, hinter der wir alle ein wichtiges Geheimnis vermuten".

Der kranke Mensch als solcher aber ist letztlich das große Geheimnis. Und genau das erlaubt uns das „wissenschaftliche Gewissen" nicht, über ein so ungeheures Geheimnis zu sprechen, „und so wäre es unter der Würde oder über der Demut des Gewissens, vom kranken Menschen etwas Wissenschaftliches sagen und lehren zu wollen". Das wirkliche Wesen des Krankseins aber, das sei nun einmal „eine Not", eine Not, die sich äußert als eine „Bitte um Hilfe". Die eigentliche Krankengeschichte beruht somit auf der „erfahrenen Einsicht in die geistbestimmte Wirklichkeit des Menschen". Kranksein kann und muß hierbei erlebt werden als „die von Fall zu Fall geschehende Anerbietung eines Wissens um die Wahrheit". „Krankheit ist ein Examen, aber auch ein Unterricht; es wird geprüft, aber auch mitgeteilt."

Für Viktor v. Weizsäcker handelte es sich bei den Krankheiten nicht um bloße Abweichungen von der Norm, „sondern um eine von einer Lebensordnung abweichende Verschiebung im Lebensvorgang selbst". Kranksein bekommt hier erst seine volle anthropologische Bedeutsamkeit und erhält damit seinen Sinn. Nicht mehr mit der Geschichte einer Krankheit haben die Ärzte es zu tun, sondern mit der Lebensgeschichte des Kranken. Leben, und gesteigert: leidendes Leben, aber finden wir immer als Lebende schon vor: „Es entsteht nicht, sondern ist schon da, es fängt nicht an, denn es hat schon angefangen. Am Anfang jeder Lebenswissenschaft steht nicht der Anfang des Lebens selbst; sondern die Wissenschaft hat mit dem Erwachen des Fragens mitten im Leben angefangen."

Und wie der physiologisch interpretierte Gestaltkreis gleichsam beides umfaßt, die Innenwelt des Organismus und seine Umwelt, so umfaßt auch der therapeutische Gestaltkreis den Arzt wie den Patienten. Erst im Umgang mit dem Kranken gestaltet sich die für die Heilung so notwendige Arzt-Patient-Beziehung.

Wir sind wiederum zurückgekommen auf das Gespräch zwischen Arzt und Patient, das Gespräch als die therapeutische Urszene, damit aber auch auf das, was Martin Buber „Begegnung" genannt hat, was Weizsäcker in die Form des „Umgangs" brachte und was allein die Solidarität zwischen Patient und Arzt stiftet. Die Atmosphäre des „Zwischen" als einer „Urkategorie der menschlichen Wirklichkeit" (Buber) wird wieder bedeutsam. „Umgang", das war für Viktor v. Weizsäcker zunächst nur eine Metapher von geometrischer Art, gesteigert in ihrer dialektischen Natur zur „Gegenseitigkeit", die dann wieder über die „Solidarität" zu Interaktionen führen soll, zur Kommunikation. Im Wort „Umgang" ist schon der volle Begriff einer zyklomorphen Ordnung festgehalten, so besonders in der Auseinandersetzung zwischen Ich und Umwelt, wo wir bereits sehr konkret jene „Gegenseitigkeit" erfahren, die im Falle des Mitmenschen zur „Solidarität" führt, führen soll!

Ansätze zu einer neuen „Medizin in Bewegung"

Soweit einige wenige Texte und Thesen aus Reden und Aufsätzen, die mitten im Aufbruch unseres eigenen Jahrhunderts gehalten und gestaltet wurden, die nur zu leicht aber auch in Vergessenheit geraten könnten, an die daher immer wieder erinnert sei.

Für Krehl und Weizsäcker lautete die Frage nicht, „*ob* Naturwissenschaft in der Medizin notwendig ist, sondern *was* sie dafür bedeutet". Es ging ihnen letztlich um eine neue Rangordnung, in der neben dem Arzt auch der Kranke eine Rolle spielt, neben der Wissenschaft auch das Persönliche: Es geht hier um eine neue Hierarchie. Gesundheit und Kranksein erfordern ein höheres Bezugssystem, das in der Frage verborgen liegt: „krank woran" und „gesund wozu?". Man kann Gesundheit und Krankheit nicht „aus sich selbst" verstehen, sondern nur „von einer Erfahrung des Lebens aus". Beide sind weitaus mehr als physiologische Erregung oder chemische Reaktion. „Gesundheit hat mit Liebe, Werk, Gemeinschaft und Freundschaft die Bejahung gemeinsam, die eindeutige Richtung, die nicht umgekehrt werden kann" (1927).

Zu all diesen so modern erscheinenden Aspekten aber böte auch die Geschichte unserer eigenen Kultur uns die überraschendsten Zeugnisse. Hier hätten wir – nicht nur als Historiker, sondern auch als Praktiker der Medizin – eine Aufgabe zu sehen, die Aufgabe nämlich – wie Goethe das formuliert hat –, „die Vergangenheit in der Vergangenheit gegen sich selbst und gegen das Vergessen, gegen das völlige Auslöschen zu retten, wodurch besonders in neuester Zeit ein Tag den anderen übertüncht und das Unnützeste über das Trefflichste, als müßte es so sein, sorglos hinpinselt".

Die Anthropologie als eine moderne Philosophie des Leibes ist in der Tat kaum zu verstehen ohne diesen ihren historischen Hintergrund, ohne eine neue Philosophie auch der Natur. Im Leibe als einer in Raum wie Zeit festgestellten Existenz haben wir unmittelbar vor uns – und in uns – das Leben selbst: sein Reifen und Verkümmern, sein Krankwerden und Genesen, seine Bedrohungen und Erwartungen, unsere Risiken und Chancen.

Zum naturwissenschaftlichen Aspekt tritt dabei nicht nur der psychologische, sondern mehr noch der ökologische:

> Der Mensch lebt, wirkt und schafft inmitten einer Umwelt, auf die er tausendfache Einwirkungen ausübt, und von der er tausendfache Einwirkungen erfährt in jeder Sekunde seines Lebens. Die Art, wie sich diese Entwicklungen in seinen Verrichtungen und seinem Zustand äußern, charakterisieren sein Leben (v. Krehl 1931).

In Konsequenz dieser Einstellung sucht die neue Heilkunde – die dann schon etwas mehr sein sollte als Krankenversorgung und Sozialversicherung – den Umgang v. a. mit chronisch Kranken, den bleibenden Beistand, eine anhaltende Zuwendung, Begleitung auch des „unheilbar" Kranken. Sie vermittelt Hilfe zur Selbsthilfe und hilft, mit der Krankheit leben zu lernen. Darüber hinaus aber zielt Heilkunde auch auf die Gesundheit, eine „restitutio ad integritatem", und damit auch auf alle nur möglichen Zwischenzustände zwischen „gesund" und „krank".

Gerade hier aber haben wir ein wesentliches Moment im Übergang von der Heil*technik* zur Heil*kunde* zu sehen: Das alte, heiltechnisch strukturierte System der Medizin will in erster Linie die „restitutio ad integrum", die Wiederherstellung der Leistungsfähigkeit. Weizsäcker aber war gerade aufgrund eigener leidvoller Erfahrungen zu der Überzeugung gekommen, daß der Schaden des Kranken zu sehr nach dem objektiven Defektschema gemessen werde statt nach der verbleibenden Arbeitsfähigkeit zu fragen. Der Arzt würde dabei nur zu schnell vom Anwalt der Armen zum Vertreter der Versicherung, während er doch hinter der Rechtsforderung gerade jene soziale Not zu zeigen hätte, deren Behebung der erste Schritt wäre zu einer effizienten, und übrigens dann auch rentableren, zu einer gesunden Sozialpolitik. Angeregt durch den persönlichen Umgang mit Max Weber und Alfred Weber setzte sich Weizsäcker daher besonders kritisch mit den Folgen der Sozialgesetzgebung Bismarcks auseinander, deren Prinzip zunächst das der Solidarität war, deren Auswüchse aber zu einem uferlosen Anspruchsdenken der Versicherten geführt haben.

In der anthropologischen Grundfigur von „Not und Hilfe" aber sind der „Mensch in Not" und sein Gegenspieler, der „Mensch als Helfer", bereits unmittelbar verknüpft zur Einheit eines solidarischen Wirkungsganzen. Was wir vorfinden, das ist neben der Teilnahme an den Ängsten und Sorgen eines Mitmenschen immer auch schon das Phänomen der Mitmenschlichkeit, mit allen Phasen und Graden einer Solidarisierung, der Empathie und Sympathie.

Was uns mit diesen Prinzipien, mit einem solchen Konzept vor Augen steht, ist nichts Geringeres als ein Plädoyer für ein neues integratives System der Medizin, jenes System einer die Krankenversorgung und die Gesundheitsbildung umfassenden Heilkunde. Hierzu aber müßte die eindimensionale, rein ökonomisch orientierte Heiltechnik erweitert werden auf die 4 Felder einer wirklichen Lebenswelt, nämlich

1) das humanbiologische Feld, weitgehend determiniert durch unsere genetische Matrix und das soziale Fluidum;
2) die Umweltfaktoren, wie sie uns als physikalische, als technische und soziale Umwelt nun einmal gegeben sind;
3) die Arbeitswelt, mit all ihren Faktoren, die den Lebensstil des modernen Menschen so entscheidend belasten und natürlich auch beflügeln;
4) die Erlebniswelt jedes einzelnen von uns, mit allen Selbsterfahrungen um „gesund" und „krank", aller Selbstbesinnung und Selbstverantwortung auch.

Damit sind wir angekommen bei einem knappen, schlüssigen und – wie ich meine – eindeutigen Ergebnis. Es wird eine philosophisch zu begründende medizinische Anthropologie sein und – in praxi – eine ärztliche Ethik, deren Kriterien ich einmal wie folgt formulieren möchte:

1) Wir Ärzte haben es zu tun mit einem Lebendigen, das um eine Unendlichkeit höher, komplexer, wertvoller ist als alles, was wir herstellen, machen oder reparieren.
2) Wir selber sind ja auch nicht gemacht oder machbar, sondern organisch gewachsen und historisch geworden, weder das Ergebnis der Evolution noch ein Produkt des Zufalls.
3) Wir sind in unserer leibhaftigen Existenz weder autonom noch autark. Wir sind mit anderen und für andere da, berufen zu einem Wirken an und mit einer ganzen, reichen Welt des Lebendigen.

Soweit einige wenige leitende Linien und Fäden, die man wesentlich systematischer verdichten und knüpfen müßte, um damit wirklich Brücken zu bilden. Es erscheint mir aber auch kein Zufall, daß in der neuen Approbationsordnung für Ärzte neben einer Allgemeinmedizin, einer medizinischen Psychologie, einer medizinischen Soziologie nun auch wieder die Verwurzelung des ärztlichen Denkens, Wissens und Handelns erforscht und gelehrt werden soll. Einer neuen Medizingeschichte ist aufgetragen, neben Krankheitsbegriff und Gesundheitsvorstellungen und unter Berücksichtigung des soziokulturellen Kontextes die Verwurzelung dieses Denkens und Handelns zu analysieren. Die Geschichte der Medizin würde damit wieder ihre uralte Brückenfunktion übernehmen, würde bleibendes Glied sein im „Studium Generale". In diesem Sinne sollte auch dieser kleine bescheidene Beitrag gesehen werden: als ein Brückenschlag aus der Geschichte der Medizin in alle Felder ärztlicher Praxis.

Literatur

Büchner F (1946) Das Menschenbild in der modernen Medizin. Herder, Freiburg
Büchner F (1949) Vom Wesen der Leiblichkeit. In: Beuroner Hochschulwoche 1948. Freiburg, S 27–47
Büchner F (1955) Die moderne Medizin im Spannungsfeld der Fakultäten. 98. Verh. Ges. Dtsch. Naturforscher u. Ärzte. Freiburg 1954. Springer, Berlin Göttingen Heidelberg
Doerr W, Schipperges H (1979) Was ist Theoretische Pathologie? Springer, Berlin Heidelberg New York
Engelhardt D von, Schipperges H (1980) Die inneren Verbindungen zwischen Philosophie und Medizin im 20. Jahrhundert. Wissenschaftliche Buchgesellschaft, Darmstadt
Gadamer H-G, Vogler P (Hrsg) (1972–1975) Neue Anthropologie, Bd 1–7. Thieme, Stuttgart
Gebsattel VE von (1954) Prolegomena einer medizinischen Anthropologie. Springer, Berlin Göttingen Heidelberg
Gebsattel VE von (1964) Imago Hominis. Beiträge zu einer personalen Anthropologie. Schweinfurt
Gundolf F (1980, ¹1911) Wesen und Beziehung. In: Beiträge zur Literatur- und Geistesgeschichte. Heidelberg, S 150–152

Hahn P, Jacob W (Hrsg) (1987) Viktor von Weizsäcker zum 100. Geburtstag. Springer, Berlin Heidelberg New York Tokyo
Husserl E (1977) Die Krisis der europäischen Wissenschaften und die transzendentale Phänomenologie. Meiner, Hamburg
Jaspers K (1946) Allgemeine Psychopathologie, 4. Aufl. Springer, Berlin Heidelberg
Jaspers K (1977, ¹1957) Philosophische Autobiographie. Piper, München
Krehl L von (1898) Pathologische Physiologie, 2. Aufl. Thieme, Leipzig
Krehl L von (1923) Pathologische Physiologie, 12. Aufl. Thieme, Leipzig
Krehl L von (1931) Entstehung, Erkennung und Behandlung innerer Krankheiten. Thieme, Leipzig
Luban-Plozza B, Mattern H, Wesiack W (1983) Der Zugang zum psychosomatischen Denken. Springer, Berlin Heidelberg New York
Marcel G (1949) Homo viator. Philosophie der Hoffnung. Patmos, Düsseldorf
Mattern Hj (1987) Das ärztliche Gespräch – der Königsweg zur Diagnostik. In: Katholische Ärztearbeit Deutschlands (Hrsg) Begegnung zwischen Arzt und Patient. Bachem, Köln, S 38–44
Merleau-Ponty M (1966) Die Phänomenologie der Wahrnehmung. Hrsg. C. F. Graumann und L. Linschoten. De Gruyter, Berlin
Plügge H (1962) Wohlbefinden und Mißbefinden. Beiträge zu einer medizinischen Anthropologie. Niemeyer, Tübingen
Plügge H (1967) Der Mensch und sein Leib. Niemeyer, Tübingen
Plügge H (1970) Vom Spielraum des Leibes. Müller, Salzburg
Rahner K, Görres A (1967) Der Leib und das Heil. Grünewald, Mainz
Rothschuh KE (1978) Konzepte der Medizin in Vergangenheit und Gegenwart. Hippokrates, Stuttgart
Scheler M (1947, 1927) Die Stellung des Menschen im Kosmos. Nymphenburger Verlagsanstalt, München (Neudruck)
Schipperges H (1967) Historische Aspekte einer Symbolik des Leibes. Antaios 9: 166–180
Schipperges H (1981a) Ideal und Wirklichkeit des Leibes im abendländischen Denken. In: Reproduktion des Menschen. Beiträge zu einer interdisziplinären Anthropologie. Ullstein, Frankfurt Berlin Wien (Schriften der Carl Friedrich von Siemens-Stiftung, Bd 5/5, S 143–173)
Schipperges H (1981b) Kosmos Anthropos. Entwürfe zu einer Philosophie des Leibes. Klett-Cotta, Stuttgart
Siebeck R (1949) Medizin in Bewegung. Klinische Erkenntnisse und ärztliche Aufgabe. Thieme, Stuttgart
Tellenbach H (1987) Psychiatrie als geistige Medizin. Verlag für angew. Wiss., München
Uexküll T von (Hrsg) (1979) Lehrbuch der psychosomatischen Medizin. Urban & Schwarzenberg, München
Weizsäcker V von (1927) Über medizinische Anthropologie. In: Arzt und Kranker (1941). Koehler & Amelang, Leipzig, S 35–61
Weizsäcker V von (1937) Ludolf von Krehl. Gedächtnisrede. Thieme, Leipzig
Weizsäcker V von (1947) Der Gestaltkreis. Theorie der Einheit von Wahrnehmen und Bewegen. Thieme, Stuttgart.
Weizsäcker V von (1948) Grundfragen medizinischer Anthropologie. Furche, Tübingen
Weizsäcker V von (1951) Der kranke Mensch. Eine Einführung in die medizinische Anthropologie. Koehler, Stuttgart
Zappe HA (1987) Brücken von der Allgemeinmedizin zur Psychosomatik. Allgemeinmedizin 16: 49–51

Teil II: Begrüßung und Eröffnung der Tagung

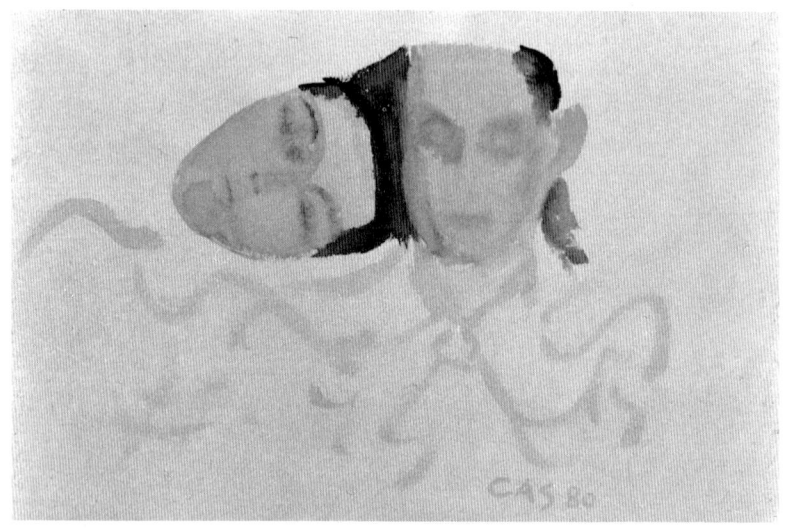

Psyches somatisches Ebenbild *Carl Alois Sambale* (1980)

Grußwort aus Rektorat und Fakultät

Reinhard Ziegler

Es ist mir eine Ehre und eine Freude, Sie im Namen der Universität zu begrüßen. Ich darf zunächst die Grüße und guten Wünsche unseres Rektors, Magnifizenz zu Putlitz, übermitteln. Er ist leider verhindert, dies persönlich auszudrücken. Ich schließe in meiner Eigenschaft als Dekan meinen herzlichen Geburtstagsglückwunsch an den Kollegen Mattern an, dem diese Veranstaltung ja gewidmet ist.

Es gibt für den wissenschaftlich tätigen praktizierenden Arzt keine bessere Möglichkeit, einen solchen Tag zu feiern, als durch Arbeit. Und das geschieht auch heute durch diese Veranstaltung. Als ich das Programm und den Titel „Brücken von der Allgemeinmedizin zur Psychosomatik" sah, kam mir dieser Titel eigentlich zu bescheiden ausgedrückt vor. Denn ich habe das Gefühl, daß von den medizinischen Disziplinen in der Allgemeinmedizin die Psychosomatik wahrscheinlich schon am stärksten repräsentiert ist, so daß man diese Brückenvorstellung auch anders formulieren könnte, nämlich: Allgemeinmedizin *und* Psychosomatik bauen diese Brücke zum Patienten hin im Sinne einer integrierten gemeinsamen Bemühung.

Die Fakultät, verantwortlich für Lehre und Forschung, begrüßt jede Veranstaltung ihrer Mitglieder, so heute der Allgemeinmedizin und der Psychosomatik, weil dies so im Auftrag der Lehre liegt. Ich habe mich gefreut, im Programm an erster Stelle die Studenten angesprochen gesehen zu haben, und tatsächlich sind sehr viele junge Gesichter hier zu sehen. Die Praxis zeigt ja, daß die Lehrangebote, v. a. die freiwilligen Lehrveranstaltungen jenseits des Kataloges, z. T. nur bescheiden genützt werden. Was ich hier zu sehen meine, widerspricht dieser allgemeinen Regel.

Ein zweites Stichwort fiel mir im Programm auf, und zwar im Hinblick darauf, welche Arztgruppen, welche sonstigen Berufsgruppen wie Psychologen und soziale Berufe mit dem Stichwort Familientherapie, Familienmedizin angesprochen sind.

Dazu eine persönliche Erfahrung: Vor kurzem besuchte ich in China unsere Partnerschaftsuniversität in Wuhan. Dort macht sich die Kollegenschaft große Sorgen, wie eine Gesellschaft aussehen wird, bei der durch die politisch aufgezwungene Ein-Kind-Familie Generationen leben werden, bei denen es keine Geschwister, keine Onkel, keine Tanten mehr gibt. Wenn man hierher zurückkehrt und Strömungen sieht, die die Institution Familie freiwillig und ohne Druck und vielleicht auch leichtfertig in Frage stellen, dann drängt sich der Gedanke auf, daß hierzulande evtl. Lebensformen verschenkt werden, die anderenorts ersehnt werden. In diesem Sinne empfand ich Beruhigung, daß die Aufgabe, sich dem Problem Familie zu stellen, hier erfüllt wird.

Meine Damen und Herren, ich wünsche Ihnen eine erfolgreiche Tagung und eine erfolgreiche Zeit in Heidelberg zum Gewinn unserer Patienten.

Grußwort aus der Allgemeinmedizin

Hans-Dieter Klimm

Im Namen des Lehrauftrages Allgemeinmedizin der Universität Heidelberg begrüße ich Sie sehr herzlich. Wir freuen uns, daß Sie unserer Einladung zu diesem 2. internationalen Arbeitstreffen, Brücken von der Allgemeinmedizin zur Psychosomatik, so zahlreich gefolgt sind.

Im Mittelpunkt dieser beiden Tage sollen keine Krankheiten stehen, wie dies oft auf anderen medizinisch-wissenschaftlichen Tagungen zu beobachten ist, sondern vielmehr der Mensch mit seinen Krankheiten, seinen Beschwerden, der Patient eben, unser Patient, mit all seinen familiären, psychischen, sozialen wie umweltbedingten Verstrickungen.

Krankheitsorientierte Forschung wie Therapie sind unverzichtbar, sie müssen, sie werden weiter zunehmen. Aber trotzdem – um nicht zu sagen gerade deshalb – ist eine patientenzentrierte Betrachtungsweise wie Handlungsstrategie nötiger denn je, vor allem dort, wo die meisten Patienten behandelt und betreut werden: in der ambulanten hausärztlichen Praxis.

Der Patient als Ganzes ist gefragt!

Der Patient als Ganzes aber fordert auch einen Arzt als Ganzes, einen ganzen Menschen heraus. Und hier ist häufig nicht so sehr spezialisiertes Wissen und Können erforderlich, vielmehr eine allgemeine ärztliche Grundhaltung und die Bereitschaft wie das Bemühen, eben diese Grundhaltung zum partnerschaftlichen Miteinander auch über lange Zeitabschnitte hinweg aufrecht zu erhalten, durchzuhalten!

In der Tat, kein leichtes Unterfangen, zumal das Rüstzeug dazu weder in der Ausbildung noch in der Weiter- oder Fortbildung in ausreichendem Maße angeboten, mit ihm geübt wird. Erschwerend kommt weiter die oft quälende und lähmende Diskrepanz zwischen Klinik und Praxis hinzu, die weniger auf inhaltlichen als auf unterschiedlichen methodischen Betrachtungsweisen beruht und mit Vorurteilen, mangelnden Kompetenzzuweisungen, schwindendem Vertrauen und mangelnder Korrespondenz beantwortet wird.

Unser aller Grundauftrag, dem leidenden Menschen zu helfen, verlangt aber, mehr miteinander als gegeneinander zu arbeiten, weniger parallel laufende Strategien als vielmehr ein umfassendes Konzept gemeinsamen Handelns zwischen Klinik und Praxis, zwischen Spezialist und Hausarzt zu begründen.

Hier gilt es, Brücken aufzubauen, den Bogen zu spannen und den gemeinsamen Weg aufzuzeigen und zu entwickeln. Dankenswerterweise hat im vergangenen Jahr die Psychosomatik hier in Heidelberg erfolgreich den 1. Schritt dazu getan und den Grundpfeiler gelegt. In diesem Jahr liegt es nun an uns, der Allgemeinmedizin, das Widerlager, den 2. Brückenpfeiler zu legen.

Diese Veranstaltung hier und heute dient aber auch einem weiteren Zweck, und darauf sind wir von der Allgemeinmedizin sehr stolz und glücklich. Sie dient der Ehre und Anerkennung unseres Mentors und aktiven Mitstreiters, Herrn Prof. Mattern, der im November vergangenen Jahres seinen 75. Geburtstag in Gesundheit und Frische begehen konnte. An dieser Stelle noch einmal unser herzlichster Glückwunsch! Mattern war einer der ersten, der im Erleben der täglichen Sprechstunde im direkten Umgang mit dem Patienten auf der einen Seite sowie der raschen Entwicklung wissenschaftlicher Medizin auf der anderen Seite die Notwendigkeit spürte und danach handelte, die Blickwendung nach innen zu erlernen, die Arzt-Patienten-Beziehung und das therapeutische Bündnis qualitativ zu einem wirksamen Instrument der Diagnose wie Therapie zu gestalten und sie in Zusammenarbeit mit den Klinikern und Fachkollegen mit naturwissenschaftlichen Diagnose- und Therapieverfahren sinnvoll zu ergänzen. In diesem Sinne lassen Sie uns gemeinsam mit ihm den Bogen spannen und lassen wir uns durch seine Erfahrung anleiten und über die Brücke führen, sie weiter ausbauen und festigen.

In diesem Sinne wünsche ich der Veranstaltung viel Erfolg.

Grußwort aus der Psychosomatik

Ernst Petzold

> „Wenn die Menschen einen Schritt vorwärts tun wollen
> zur Beherrschung der äußeren Natur, durch die Kunst
> der Organisation und Technik, so müssen sie vorher drei Schritte
> der ethischen Vertiefung nach innen getan haben."
>
> *Novalis*

Es ist mir eine große Freude und Ehre, daß ich Sie hier begrüßen darf. Ehre und Freude sind Erfahrungen, die keiner Begründung bedürfen. Sie werden erlebt und bereichern uns. Ich möchte die Gelegenheit des Grußworts für eine kurze Rückbesinnung benutzen.

Vor einem Jahr, anläßlich der 600-Jahr-Feier der Universität und des 100. Geburtstages von Viktor v. Weizsäcker, hatten wir unser erstes Arbeitstreffen unter dem Aspekt des Brückenschlages von der Psychosomatik zur Allgemeinmedizin. Unsere Kernideen dabei waren:

1) Wir brauchen ein *Forum*, auf dem wir uns regelmäßig austauschen können. (Ich würde mich freuen, wenn wir uns hier an dieser Stelle nicht zum letzten Mal sehen würden.)
2) Wir brauchen den *Kontakt*, um unseren medizinischen Aufgaben im Umgang mit unseren Patienten gerecht zu werden.
3) Um den Fragen der *Aus-, Fort- und Weiterbildung* die *Gestalt* zu geben, die für die letzte Dekade dieses Jahrhunderts notwendig ist.
4) Wir brauchen *Raum für Forschung und Wissenschaft*, ohne die die erstgenannten Aufgaben kurzatmig sind und kaum mehr darstellen als es das Bild, „von der Hand in den Mund zu leben", beschreibt.

Ganz besonders herzlich begrüßen möchte ich die Studentinnen und Studenten, die mit ihrem Kommen dokumentiert haben, daß das Motto der Feier zum 600jährigen Bestehen der Universität „aus Tradition in die Zukunft" keine leere Formel war. Ihre Zukunft hat schon begonnen. Wenn man genau hinschaut, hat sie auch schon Tradition, die beispielsweise in dem Springer-Buch „Brücken von der Psychosomatik zur Allgemeinmedizin", das gerade erschienen ist, nachzulesen ist. Dort stehen die Vorträge und die Arbeitsgruppenberichte sowie die Kommentare unseres letztjährigen Treffens, angereichert durch die Balint-Preisarbeit des letzten Jahres aus Ascona von Monika Fehr, einer Kollegin, die den Beginn ihres praktischen Jahres schildert, ihre Erfahrung beim Eintritt in das Berufsleben reflektiert, die deutlich macht: „das Persönlichste ist das Universellste", wie es Frank Farrelly im letzten Jahr hier formulierte.

Auch die von Ihnen, den Studenten, selbst redigierte Zeitschrift *Patientenorientierte Medizin* (POM) möchte ich erwähnen. Auch sie steht für Ihre Tradition. Einer der Herausgeber, Herr Peter Buttner, ist hier und wäre auch noch als Ansprechpartner für Sie verfügbar, wenn Sie sich über die Fortsetzung dieser Tradition den Kopf zerbrechen.

Herzlich begrüßen möchte ich alle Kolleginnen und Kollegen, die aus der Klinik und aus der Praxis hier sind, um uns bei dem Austausch zu helfen und Sorge dafür tragen, daß wir nicht „abheben", sondern daß die Realität im Blickfeld bleibt.

Sehr herzlich begrüßen möchte ich auch die Referenten und Moderatoren, wohl wissend, daß nur durch ihre Mithilfe die Gestaltung des Austauschprogrammes in den Arbeitsgruppen möglich ist. Hier wird es sehr viel um Beziehungsdiagnostik und -therapie gehen, beispielsweise in den Einführungsgruppen zur Balint-Arbeit oder in den Arbeitsgemeinschaften zum Thema Depression. Es werden Fragen der Ethik zur Sprache kommen, die heute mehr denn je nur durch den Konsens der Beteiligten angehbar sind und nicht mehr wie früher als eine reine Ethiklehre (griechisch „ethos": Sittlichkeit) Antwort auf ewige Fragen bereithält.

Auch die Themen der anderen Arbeitsgruppen sind für die Praxis nur durch den Erfahrungsaustausch und durch das miteinander Reden zu bearbeiten. Sie sind nicht ex cathedra zu beantworten. *Das Weltbild des einen entspricht nicht dem Weltbild des anderen.*

Die Bedingungen der Praxis sind anders als die der Klinik. Krankheit und Krankheitsverhalten sind nicht unabhängig von Ort und Zeit und auch nicht von den handelnden Personen – Balint-Arbeit macht das deutlich.

Aber sie sind auch nicht unabhängig von den Regeln, den Spielregeln, nach denen wir angetreten sind. In den modernen Systemtheorien wurde darüber sehr viel nachgedacht. Werden die Ergebnisse dieses Nachdenkens Wirkung auf unser ärztliches Denken und Handeln haben? Beispielsweise auf die Frage, ob das System das Problem (er)schafft oder ob es andersherum geht, nämlich ob das Problem das System (er)schafft, wie es die modernen Epistemologen sagen. Dabei ist das Problem als das definiert, „woraus auch immer das ursprüngliche Leiden bestand *und* das, was auch immer das Leiden auf seiner Rundreise durch die Welt sich hat aneignen können".

Ich nehme hier einen Gedanken der Familientherapeutin und Mitherausgeberin der *Zeitschrift für Systemische Therapie*, Frau Lynn Hoffmann, auf, die dann fortfährt:

> Das Problem ist das Bedeutungssystem, das das Leiden (er)schaffen hat, und die Behandlungseinheit (sie sagt nicht der Behandler) ist jeder, der zu diesem Bedeutungssystem beiträgt. Dieses schließt den behandelnden Fachmann ein, sobald der Patient in die Tür tritt.

Wir werden auch über die Konsequenzen sprechen müssen.

Schließlich möchte ich die Gelegenheit noch für ein persönliches Grußwort benutzen, nämlich um unserem Jubilar, Herrn Prof. Mattern, zu seinem 75. Geburtstag die Ehre zu geben, die ihm gebührt. „Arzt für Allgemeinmedizin" steht auf dem Schild vor Ihrer Praxis in der Dantestraße. Das ist nicht weit von hier in der Weststadt, aber es verbirgt sehr viel mehr als es auf den ersten Blick offenbart. Offenbaren heißt auch mitteilen. Schuld und Scham müssen zunächst übersprungen werden, wenn man das tut; und die Rückversicherung in dem anderen, ob er damit einverstanden ist, muß eingeholt werden. Ich verrate keine persönlichen Geheimnisse, wenn ich jetzt davon spreche, warum es mich so freut, daß gerade Sie, Herr Professor Mattern, unsere Idee von den Brücken zwischen der Psychosomatik und der Allgemeinmedizin aufgenommen und mit diesem heutigen Brückenschlag beantwortet haben. Sie stehen seit Jahrzehnten als niedergelassener Allgemeinmediziner für eine Idee, die noch viel älter ist als wir gemeinhin annehmen. Ich möchte sagen: für die Idee von der *Einheit in der Vielfalt*. Ich möchte konkreter werden.

Sie stehen für die Idee: *Ich bin für meine Patienten da.* Nicht umgekehrt: *Die Patienten sind für mich da,* oder wie es verschlüsselt in unserer hochspezialisierten Zeit heißt: für die Methodik, für die Technik, für den Apparat, der laufen muß, weil er sich sonst nicht trägt.

Ihre Haltung und Einstellung hat nicht dazu geführt, daß Sie die Vorteile der modernen Entwicklung der Medizin mißachteten – im Gegenteil: Jeder Weststädter weiß, das große Haus dort – oft gegen Ihren ausdrücklichen Wunsch „Ärztehaus" genannt, ist Ihr Werk. Gemeinschaft von Praxen, gemeinsames Labor, Zusammenarbeit mit anderen medizinischen Berufen, dies sind nur einige Stichworte, die Sie, lange bevor das modern wurde, mit kluger Tatkraft und Besonnenheit in die Tat umsetzten. Das hatte Vorbildcharakter weit in die Lande und auch über den Tag hinaus. Hier möchte ich nur an die regelmäßigen Fallbesprechungen erinnern, die Sie u. a. mit den inzwischen verstorbenen Kolleginnen Frau Dr. Schubert und Frau Dr. Ohly-Honickel verwirklichten, Kolleginnen, die sich wie Sie zutiefst durch den Umgang mit den leidenden Menschen hatten prägen lassen.

Damit ist Ihr Werk jedoch keineswegs ausreichend beschrieben. Als Nachbar weiß ich natürlich auch, wieviel Fortbildungsabende Sie dort veranstalteten, mit sämtlichen Themen, die nur irgendwie praxisrelevant waren. Sie haben es dort – wie ja auch jetzt wieder hier – verstanden, namhafte Referenten und Redner einzuladen, so daß die Abende wirklich der Fortbildung in einer sehr guten persönlichen Atmosphäre dienten.

Oft habe ich mich gefragt: Wie machen Sie das eigentlich?

Gelegentlich durfte ich ja zusehen und es miterleben – keine Angst ich werde keine Geschäftsgeheimnisse ausplaudern – ich werde nicht erwähnen, daß Sie praktisch für jeden Anrufer ein freundliches Wort hatten, ein teilnehmendes Interesse. Ich will das einfach nicht verraten, weil dies ja aufs Innigste mit der Frage verbunden ist: Wie grenzen Sie sich eigentlich ab? Denn Teilnahme *ohne* Abgrenzung ist nach dem kleinen Einmaleins der Psychosomatik die beste Voraussetzung für eine depressive Entwicklung. Diese aber konnte ich bislang nicht bei Ihnen feststellen, wohl aber den Rückzug, genauer den Rückverhalt in dem „was Du ererbt von Deinen Vätern...". Den Pokal Ihres Vaters von der 500-Jahr-Feier der Universität habe ich beim letztjährigen Brückenkongreß erwähnt. Das erste Buch von Richard Benz möchte ich jetzt nennen, weil es den Respekt eines Großen unserer Stadt vor Ihrem Arzttum ausdrückt und vor Ihrer einfachen, natürlichen, frischen und unkomplizierten Art.

Eines späten Abends klingelte es an Ihrer Tür, und der späte Besucher brachte Ihnen frisch aus der Druckerei das erste Exemplar seines Buches, *Heidelberg – Schicksal und Geist*. Benz hatte Sie zu seinem Arzt gewählt und Sie haben ihm in seiner Krankheit geholfen. Das Buch war sein Dank.

Ich hatte es in meinen Händen bei einem der oben erwähnten Telefongespräche, und ich war froh, daß es eines von den etwas längeren Gesprächen war. Konnte ich doch so etwas mehr in dem Buch schmökern, das im Handel vergriffen war und erst jetzt wieder neu bei Thorbecke aufgelegt ist, mit einer Einführung von Gadamer.

So steht das Buch für eines der Geheimnisse, die es Herrn Prof. Mattern ermöglicht haben, über Jahre hinaus Geben und Nehmen in Einklang zu halten – Grundbedingungen eines ausbalancierten Arztlebens.

Ich will aber auch nicht verschweigen, daß an seiner Seite – mitunter ein kleines bißchen hinter ihm – eine Frau steht, die die Voraussetzung dafür schaffte, daß er so sein konnte, wie er ist – gleichermaßen freundlich und liebenswert.

Sein Licht steht, liebe Frau Mattern, *auf Ihrem Scheffel.* Ich hoffe und wünsche, daß Sie, die bei weitem größere Tennisspielerin von Ihnen beiden, Ihr Mixed noch lange spielen können.

In dem Film, den wir heute abend sehen werden, wird es eine Patientin so ausdrücken: Sie waren immer da.

Und ich wünsche mir, daß das noch lange sein möge – nicht zuletzt für unseren Brückenbau.

Eröffnung der Tagung

Helmut A. Zappe

Mir fällt die Ehre zu, diese Tagung zu eröffnen. In der Eröffnung selbst liegt mehr verschlossen, als man gemeinhin glaubt. Sie wissen ja, in der Psychosomatik steht nicht das Medikament an erster Stelle, sondern das Wort. Und in der Allgemeinmedizin ist es nicht anders.

Sprache schafft Wirklichkeit, sagt man. Kürzlich konnte ich dies tatsächlich in der Sprechstunde beobachten: Während die noch junge Patientin eher unbeholfen als recht ihre wechselnden Beschwerden schildert, blickt mein hochverehrter Lehrer, Herr Mattern, von den bis dahin wenig überzeugenden Unterlagen auf und bemerkt: „Was wollen Sie, Sie sind doch bumperlg'sund!"

In einer Nachuntersuchung bestätigt mir die Patientin, schon auf dem Nachhauseweg hätten die Beschwerden nachgelassen, die Nacht darauf habe sie das erste Mal seit langem wieder gut geschlafen und sie fühle sich jetzt der Entscheidung gewachsen, das Antidepressivum, das ihr der Urologe verschrieben hatte, abzusetzen.

Wohl aufgrund ähnlicher Erfahrungen beschäftigen sich Psychotherapeuten schon seit langem mit Sprache. Das erwähnte Beispiel zeigt, wie wichtig dies auch für den praktizierenden Allgemeinarzt sein kann. Hier sind nun jene Zeitwörter von Bedeutung, die Linguisten als „performative Verben" bezeichnen. Performativ deshalb, weil sie unmittelbar Wirklichkeit erzeugen (Pelz 1975). Wenn ich z. B. sage: „Ich entschuldige mich (für diese Ausführungen)", habe ich mich im gleichen Moment auch tatsächlich schon entschuldigt.

Lassen Sie mich daher ein Gedankenexperiment anschließen. Sie könnten sich nämlich fragen, ob denn diese Heidelberger Tagung auch wirklich eröffnet ist, wenn ich jetzt sage: „Ich eröffne hiermit diese Tagung!"

Ich wünsche Ihnen und mir, daß es gelingt, den Brückenbau ein gutes Stück voranzutreiben und dabei auch ein gutes Stück Freude zu haben. Und wenn Sie zu dem Schluß gekommen sind, daß die Tagung nun eröffnet sei, dann darf ich jetzt Herrn Prof. Thure von Uexküll ans Rednerpult bitten.

Literatur

Pelz H (1975, ⁵1982) Linguistik für Anfänger. Hoffmann & Campe, Hamburg, S 227 f

Teil III: Vorträge

Wie jeder an sich selbst erfährt, führte der Entschluß Descartes, die Dinge unserer Erfahrung in „res extensa" und „res cogitans" zu unterscheiden, nicht zu der erhofften größeren Einsicht in das Wesen Mensch. Wohl aber zu einer nützlichen begrifflichen Trennung, solange Natur- und Geisteswissenschaften in eigener Sache die ersten Kapitel ihres Werdegangs verfaßten. Daß die Dinge in natura nicht gänzlich voneinander trennbar, daß vielmehr Geist und Körper in rätselhafter Weise aufeinander angewiesen sind, dessen versichert uns die schlichte tägliche Erfahrung. Nur folgerichtig und zum Verblüffen manches Gelehrten gelangten daher auch die jüngsten Zweige der modernen, zweigeteilten Wissenschaft – hier Quantenphysik, dort Erkenntnistheorie – zum nämlichen Ergebnis: Bei näherer Betrachtung ist das Objekt vom Subjekt nicht zu trennen. So ist – dies schreibt Hans Jonas – das psychophysische Problem „ein Geschöpf der Theorie und nicht der Erfahrung"[1]. *Die Ratio hat uns nur einen Streich gespielt.*

Der praktisch tätige Arzt hat, wenn auch vielleicht die Neigung, so doch kaum Zeit, sich in dem stetigen Wandel der Theorien einen philosophischen Standpunkt zu sichern. Er ist trotz aller Nachdenklichkeit zum Handeln gezwungen und treibt damit – so Karl Jaspers – „konkrete Philosophie"[2]. *Wie allem Konkreten sind auch dieser spezifische Möglichkeiten zu eigen und erkennbare Grenzen gesetzt. In welchem Rahmen sie sich bewegt und welcher Mittel sie sich aus allgemeinärztlicher Sicht bedienen kann, darum geht es in den folgenden Vorträgen der Tagung.*

---

[1] Jonas H ([1]1981, 1987) Macht oder Ohnmacht der Subjektivität? Suhrkamp, Frankfurt a. M., Seite 68.
[2] Jaspers K ([1]1958, 1986) Der Arzt im technischen Zeitalter. Piper, München, Seite 57.

Der psychosomatische Denkansatz in der Allgemeinmedizin

Thure von Uexküll

Einleitung

Die Brücke über den Strom, der Allgemeinmedizin und Psychosomatik trennt, wird auf der Einladung zu dieser Tagung durch ein Bild symbolisiert, das jeder Heidelberger kennt: Die alte Brücke verbindet das Ufer der historisch gewachsenen Altstadt, die wohl die Allgemeinmedizin repräsentieren soll, mit den teilweise noch unbebauten Grünflächen und städtebaulich problematischen Hochhäusern des Neuenheimer Ufers, das für die Psychosomatik stehen dürfte. Das enthält eine Mahnung: Ehe in den alten Zeiten die Brückenbauer ihr Werk begannen, haben sie sicher die geologischen Eigentümlichkeiten des Geländes auf beiden Seiten untersucht und verglichen. Ein ähnlicher Vergleich scheint mir auch eine Voraussetzung für das Gelingen unseres Unternehmens zu sein. Er könnte so aussehen, daß jede Seite nicht nur sich selbst darstellt, sondern auch beschreibt, wie die andere Seite in ihren Augen aussieht und was sie von dort an Entgegenkommen oder an Widerständen erwartet. Auf diese Weise ließen sich Vorurteile abbauen und falsche Vorstellungen korrigieren.

Ich will mein Referat mit einer Darstellung von Gemeinsamkeiten beginnen, welche in meiner Sicht zwischen Allgemeinmedizin und Psychosomatik bestehen. Ich will damit den Denkansatz darstellen, den die psychosomatische Medizin anbietet und will schließlich die Vision der Brücke beschwören, die beide Ufer verbinden soll.

Gemeinsamkeiten zwischen Allgemeinmedizin und Psychosomatik

Die auffälligste Gemeinsamkeit zwischen Allgemeinmedizin und Psychosomatik, die aber aus Gründen, die noch genauer untersucht werden müßten, die beiden nicht verbindet, sind Schwierigkeiten der Institutionalisierung innerhalb der medizinischen Fakultäten. Beide haben es schwer, die Außenseiterpositionen, die man ihnen zugewiesen hat, zu überwinden. Daran sind beide nicht ganz unschuldig. Ferber (1985) hat darauf hingewiesen, daß eine überzeugende Selbstdefinition eine unabdingbare Voraussetzung für eine Institutionalisierung sei. Damit haben sich anfangs sowohl die Allgemeinmedizin wie die Psychosomatik schwer getan.

Ich erinnere mich an ein Gespräch, das in den 60er Jahren in Heidelberg zwischen Allgemeinpraktikern, Internisten, Physiologen und Psychoanalytikern über Probleme der Allgemeinmedizin stattgefunden hat, die damals begonnen hatte, ihre Eigenständigkeit zu entdecken. Dieses Gespräch verlief ähnlich wie die meisten Gespräche, in denen Spezialisten Patienten gegenübersitzen, für deren Symptome sie auf ihrem Fachgebiet keine Erklärung finden. Statt sich zu fragen, ob sie die Sprache des Patienten, der seine Probleme schildert, auch verstehen, verordnen sie ein Medikament, das sich bei Problemen ihres Fachgebietes als nützlich erwiesen hat. So verordneten die Internisten den Allgemeinpraktikern innere Medizin, die Physiologen Physiologie und die Analytiker Psychoanalyse. Sie waren alle überzeugt, daß den Kollegen aus der Allgemeinpraxis nur etwas mehr Wissen aus ihren Fächern fehlen würde, um bessere Allgemeinpraktiker zu werden. Alle hielten Fachmonologe und verdrängten den Zweifel, ob sie überhaupt verstanden hätten, was Allgemeinmedizin ist und wie ihre Probleme aussehen.

Ich bin mir der Gefahr bewußt, einen ähnlichen Vorwurf einzuhandeln, wenn ich Allgemeinärzten einen psychosomatischen Denkansatz verordne. Mein Vorschlag, zunächst zu schildern, wie jeder die Probleme des anderen sieht, ist unter diesem Aspekt eine vorbeugende Maßnahme.

Seit damals sind viele Jahre vergangen, und in dieser Zeit haben die Vertreter der Allgemeinmedizin die Aufgabe einer Selbstdefinition ihres Faches mit Konsequenz und bemerkenswertem Erfolg in Angriff genommen und gelöst. Ferber (1985) stellt dazu fest:

> Angesichts der gut dokumentierten Anstrengungen auf beiden Ebenen: der Organisation und der schöpferischen wissenschaftlichen Ideen [die nach ihm zur Selbstdefinition eines Faches gehören] können wir von einer aktiven Institutionalisierung von seiten der Allgemeinmedizin sprechen.

Das Ergebnis läßt sich in 2 Punkten zusammenfassen:

1) Allgemeinmedizin ist kein Spezialfach (das klingt nur so, als ob es selbstverständlich sei) und

2) Allgemeinmedizin hat – wie S. Häussler es zuerst definierte – die Aufgabe der ärztlichen Primärversorgung der Bevölkerung.

In dem gleichen Zeitraum hat die psychosomatische Medizin einen ähnlichen Prozeß der Selbstfindung durchgemacht. Nach anfänglichen Mißverständnissen dürfte es sich inzwischen durchgesetzt haben, daß auch Psychosomatik kein Spezialfach – etwa wie Psychoanalyse – sein kann, sondern daß ihr Auftrag ein ganzheitlicher Zugang zum Patienten ist, der für jedes medizinische Fach Geltung beansprucht, für die innere Medizin so gut wie für die Gynäkologie, die Pädiatrie oder die Zahnheilkunde – und – damit berühre ich bereits das Thema des heutigen Tages – die Allgemeinmedizin.

Um darzustellen, wie das aussieht, will ich eine Krankengeschichte zitieren, die Wesiack und ich in dem Einleitungskapitel unseres Lehrbuchs gebracht haben, auf die Gefahr hin, daß sie dem einen oder anderen von Ihnen bekannt ist.

Eine alltägliche Krankengeschichte

Das Sprechzimmer betritt zum ersten Male eine 52jährige Frau und berichtet, daß sie in den letzten 3 Wochen 2mal nachts Anfälle von akuter Atemnot bekommen habe. Die Luft sei ihr weggeblieben und sie habe geglaubt, sterben zu müssen. Auf die Bitte des Arztes, doch die Umstände zu schildern, unter denen die Atemnotanfälle aufgetreten seien, berichtet sie unter einem tiefen Seufzer, daß sie mit einem Ausländer in schlechter Ehe verheiratet sei, der sie vernachlässige und oft nächtelang wegbleibe. Die so bedrohlich geschilderten Atemnotanfälle waren in dem Augenblick aufgetreten, als ihr ältester, 18jähriger Sohn ihr erklärt hatte, er wolle sich nun von der Familie trennen und wegziehen. Nachdem sie dies alles in recht vorwurfsvollem Ton vorgebracht hatte, brach sie an dieser Stelle in Weinen aus.

Während des Berichtes der Patientin änderte sich die Stimmungslage des Arztes. Beim Eintreten hatte er eine kleine, adipöse und kurzatmige Frau mit etwas zyanotischen Lippen wahrgenommen – sie wog, wie sich später herausstellte bei 161 cm Größe 108 kg –, die auf ihn einen „schmuddeligen" und unsympathischen Eindruck machte, obwohl sie, wie sich herausstellte, keineswegs ungepflegt war. Diese ablehnende Stimmung hatte sich während des Berichtes der Patientin in eine Stimmung wohlwollenden Interesses und Hilfsbereitschaft gewandelt.

Die körperliche Untersuchung ergab Anzeichen einer durch Adipositas und Hypertonie bedingten leichten Herzinsuffizienz und eine Linkshypertrophie des Herzens sowie eine Erhöhung der Blutfette.

Dieser Alltagsfall wirft bei genauerem Hinsehen eine Fülle von Problemen auf, von denen ich nur einige herausgreife:

1) Warum kam die Patientin gerade jetzt zum Arzt? Sie hat doch schon lange ihre Adipositas und die dadurch bedingte Herzinsuffizienz. Die unerfreuliche Ehesituation besteht ebenfalls schon lange. Der Grund ihres Kommens sind wohl die beiden Anfälle von Atemnot, die möglicherweise mit dem drohenden Auszug des Sohnes zu tun haben und sie sehr beunruhigen. Jetzt fürchtet sie, herzkrank zu sein und womöglich sterben zu müssen.

2) Woran leidet sie? Mit dieser Frage sind eine Reihe weiterer Fragen verbunden. Daß sie eine Adipositas, eine Hypertonie und eine leichte Herzinsuffizienz hat, ist offensichtlich. Aber wie steht es mit den nächtlichen Anfällen von Atemnot? Welche Rolle spielen dabei hämodynamische und welche Rolle spielen psychische Faktoren? Die Enttäuschung und Verzweiflung über den bevorstehenden Auszug des Sohnes hat offensichtlich etwas damit zu tun, aber was? Wie wirken sich Enttäuschung und Verzweiflung auf die Hämodynamik aus? Wie kam es zur schlechten Ehe, zur Adipositas und der wohl damit zusammenhängenden Hypertonie und Herzinsuffizienz?

3) Wie muß der ärztlich-diagnostische Prozeß ablaufen, wenn er auf diese Fragen Antworten finden will? Diese Frage führt in das Zentrum meines Themas. Ich will mich auf 2 Punkte beschränken: die Hilfe, die der psychosomatische Denkansatz bietet, und (damit im Zusammenhang) die Bedeutung, welche empathische Informationen dafür spielen.

Die Bedeutung der theoretischen „Vorurteile"

Es steht außer Frage, daß der diagnostische Prozeß und dessen Ergebnis sehr stark von den theoretischen Konzepten des Arztes, dessen Vorurteilen beeinflußt wird. Ein reiner Somatiker würde vermutlich nur die Adipositas, die Hypertonie, die Herzinsuffizienz und die Hyperlipidämie registrieren. Er würde die Interaktion mit der Patientin so gestalten, daß diese kaum Gelegenheit hätte, von ihren familiären Schwierigkeiten zu berichten und ihre Verzweiflung auszudrücken. Umgekehrt würde sich ein behandelnder Psychologe sehr eingehend für die psychosozialen Probleme der Patientin interessieren, dabei aber möglicherweise die Herzinsuffizienz und die mit ihr verbundenen Gefahren übersehen.

Wie läßt sich im diagnostischen Prozeß dieser für unser heutiges Gesundheitssystem charakteristische Dualismus überwinden? Wie gelingt das dem psychosomatischen Denkansatz? Eine der größten Schwierigkeiten bereitet es dem heutigen Arzt, die Grenzen des mechanistischen Körpermodells zu sehen, dem die moderne Medizin so große Erfolge verdankt. Es bereitet ihm keine Schwierigkeit zu sehen, daß die Medizin sich mit diesem Modell ihr psychophysisches Problem eingehandelt hat, dessen Konsequenz der Dualismus der heutigen Medizin ist. Die Schwierigkeit beginnt bei der Frage, welche Bedeutung Descartes und überhaupt die Philosophie für ein so eminentes medizinisches Problem haben.

Hier hat Weiner (1986) einen klärenden Hinweis gegeben. Er vertritt die These, daß der Dualismus in der Medizin gar nicht von Descartes und den Philosophen, sondern von Ärzten erfunden wurde, die von Galen über Morgagni und Virchow bis heute die Erklärung für Krankheitssymptome in anatomischen Strukturen von Leichen suchten und suchen, aber nicht in den Lebensfunktionen, welche diese Strukturen hervorbringen und erhalten. Pathologen, schreibt er, könnten Strukturveränderungen an toten Zellen, Organen und Geweben, aber nicht deren Funktionen im Leben beschreiben. William Harvey hätte es schwer gehabt, den Blutkreislauf einer Leiche zu demonstrieren.

Dieser Hinweis zeigt, daß unser Leib-Seele-Problem in Wahrheit ein Leiche-Seele-Problem ist. Die Beziehungen einer Leiche zu ihrer Umgebung lassen sich mit mechanischen Ursache-Wirkungs-Modellen adäquat beschreiben. Für die Leiche spielen auch psychische und soziale Faktoren keine Rolle. Die Beziehungen zwischen einem lebenden Organismus und seiner Umgebung lassen sich dagegen nur mit kreisförmigen Modellen darstellen, in deren Rahmen auch geklärt werden kann, was wir in der Medizin unter psychischen und sozialen Faktoren überhaupt verstehen.

Die kreisförmigen Modelle (der Funktionskreis Jakob v. Uexkülls, der Gestaltkreis Viktor v. Weizsäckers, die sensomotorische Zirkulärreaktion Jean Piagets und der Regelkreis Norbert Wieners) beschreiben keine Mechanismen, sie beschreiben das Verhalten lebender Systeme, nicht als mechanische

Reaktionen auf physikalische oder chemische Einwirkungen, sondern als Antworten auf Zeichen. Damit ist gemeint, daß jede mechanische, chemische, thermische oder elektrische Einwirkung, die einen Rezeptor eines lebenden Systems verändert, zu einem für dieses System spezifischen Zeichen kodiert wird. So kodieren unsere Augen alle Veränderungen der Retinazellen, gleichgültig wodurch sie hervorgebracht werden, zu optischen Zeichen, d. h. Licht oder Farben. Analog verhält es sich auch mit unseren anderen Sinnesorganen. Mechanische, chemische, thermische oder elektrische Einwirkungen bilden nur Vehikel, denen mit ihrer Verwendung (Kodierung) als Zeichen die Bedeutung aufgeprägt wird, die sie für den betreffenden Organismus haben. Auf dieser Fähigkeit lebender Systeme, ihre jeweilige (objektive) Umgebung in eine nur für sie verständliche „Zeichenumwelt" zu verwandeln, beruht ihre Autonomie.

Wir haben das Modell des Funktionskreises, nach dem lebende Systeme sich durch „Bedeutungserteilung" ihre subjektive „Umwelt" erzeugen, für den Menschen zu dem Modell des „Situationskreises" erweitert. Es trägt der Tatsache Rechnung, daß Menschen im Unterschied zu Tieren nicht mehr instinktgeleitet artspezifisch auf verhaltensauslösende Reize antworten, sondern ihre Verhaltensprogramme vor ihrer Realisierung probeweise in einer Innenwelt der Vorstellung und Phantasie durchspielen, wobei die individuellen lebensgeschichtlich erworbenen Erfahrungen eine entscheidende Rolle spielen. Nach diesem Modell lebt jeder Mensch in seiner individuellen Wirklichkeit, in der alle Ereignisse aufgrund der Bedeutung, die sie für ihn und seine lebensgeschichtlich erworbenen Erfahrungen haben, erlebt und nicht nur psychisch, sondern auch somatisch beantwortet werden.

Ein Arzt, dessen diagnostischer Prozeß von diesem Modell geleitet wird, wird versuchen, auch die individuelle Wirklichkeit seiner Patientin zu rekonstruieren. Dabei spielen die Informationen, die er empathisch registriert, eine wichtige Rolle.

Die Bedeutung der empathischen Informationen

Bei jeder Begegnung von Menschen spielt sich un- oder vorbewußt ein Vorgang ab, bei dem sie „stimmungsmäßig" aufeinander reagieren. Wir sprechen auch von einer „affektiven Resonanz". Die Psychoanalyse spricht von „Übertragung" und „Gegenübertragung". Der Kundige weiß, daß dieses stimmungsmäßige Mitschwingen auf averbale Stimmungssignale, die z. B. von der Haltung, der Gestik oder dem Tonfall des Gegenüber ausgehen, „szenische Informationen" über dessen Problemsituation enthalten.

In dem Beispiel unserer Krankengeschichte deutete der Arzt seine anfängliche stimmungsmäßige Ablehnung der als „schmuddelig" und aggressiv erlebten Patientin als Gegenübertragungsreaktion auf die psychosoziale Situation der Patientin, die sich von allen abgelehnt und zurückgewiesen fühlte. Er spürte in den Stimmungssignalen, die von ihrer Mimik und dem klagend anklagenden Ton ihrer Stimme ausgingen, eine Warnung, die seine zunächst neutral abwartende Stimmung bei der Begrüßung der neuen Patientin wie zur Vorbereitung einer Verteidigung gegen einen unbegründeten Angriff verändert hatte, und ihn nun die Patientin als unsympathisch und abstoßend erleben ließ.

Als er diesen Eindruck als eine Reaktion auf Stimmungssignale verstand, die von der Patientin ausgingen, konnte er sie als Informationen über deren individuelle Wirklichkeit deuten. Er sah jetzt eine Frau, die schon in der Primärfamilie abgelehnt war, sich dann in eine Ehe geflüchtet hatte, in der sie sich wieder abgelehnt fühlte, depressiv reagierte und ersatzweise zu essen begann. Dadurch hatte sich ein Teufelskreis von Gewichtszunahme, verstärkter Zurückweisung und vermehrter Nahrungsaufnahme entwickelt.

Schlußbemerkungen

Welche Folgen hat der psychosomatische Denkansatz mit dem theoretischen Modell des lebenden Systems anstelle des Mechanismusmodells und der Hinweis auf die informative Bedeutung von Stimmungssignalen für den diagnostischen Prozeß?

Wir hatten festgestellt, daß wir die Problematik der Patientin weder mit dem mechanischen Modell für ihre somatischen Probleme noch mit dem psychologisch-psychodynamischen Modell für ihre psychosozialen Schwierigkeiten ganz erfassen können. Im ersten Fall haben wir einen mechanisch gedeuteten Körper ohne Seele, im zweiten eine spiritualistisch interpretierte Seele ohne Körper vor uns. Versuchen wir die beiden Modelle additiv zu verwenden, dann zwingt uns der Dualismus zu entscheiden, ob die Symptome psychischer oder somatischer Natur seien. Eine Entscheidung für die eine oder andere Deutung beinhaltet aber bereits Handlungsanweisungen für die einzuschlagende Therapie. Wir sind im dualistischen Vorurteil gefangen.

Ist der Arzt Anhänger des Mechanismusmodells, werden ihn nur objektivierbare Befunde – „harte Daten" – interessieren. Das Erleben der Patientin, ihre individuelle Wirklichkeit mit ihrer psychosozialen Problematik, ist für ihn irrelevant, weil Mechanismen nicht von Gedanken oder Gefühlen beeinflußt werden. Ist er Anhänger des psychologischen Modells, wird er sein Interesse auf die psychosozialen Probleme konzentrieren und bestenfalls den Körperbefund durch einen „Körperarzt" abklären lassen. Wenn wir uns in die Sprechstundensituation eines Allgemeinpraktikers versetzen, wird klar, daß beide Alternativen mit größter Wahrscheinlichkeit nicht zum Erfolg führen werden.

Der psychosomatische Denkansatz, der den Körper nicht als Mechanismus, sondern als lebendes System versteht, das nicht auf mechanische Einwirkungen reagiert, sondern auf Zeichen antwortet, erlaubt uns das psychophysische Problem neu zu formulieren: An der Grenze zwischen Soma und Psyche findet kein Übergang von einer materiellen in eine spirituelle Seinsweise, von einer „res extensa" in eine „res cogitans" statt, sondern es erfolgen „Übersetzungen" von somatischen Zeichensystemen, die zwischen Zellen und Organen innerhalb des Organismus ausgetauscht werden, in psychische Zeichensysteme, die den Organismus über Vorgänge in seiner Umgebung informieren, und umgekehrt. Solche Übersetzungen kommen in bestimmten biographisch bedeutsamen Situationen, z. B. in Form von Konditionierungen, zustande und führen dann dazu, daß somatopsychische „Aufwärtseffekte" und psychosomatische „Abwärtseffekte" möglich werden, wenn sich die betreffende Situation wiederholt.

Die Informationen, die der Arzt aus den Stimmungssignalen gewinnen kann, helfen ihm, die Situation der individuellen Wirklichkeit des Patienten und deren biographische Bedeutung zu verstehen.

Und wie steht es mit der Vision der Brücke? Sie gründet sich auf die Hoffnung, daß der psychosomatische Denkansatz, der eine Brücke zwischen Soma und Psyche schlägt, auch als Modell brauchbar sein wird, um die Brücke zwischen Allgemeinmedizin und Psychosomatik zu schlagen. Dann könnte die gemeinsame Außenseiterposition in den medizinischen Fakultäten durch gemeinsame Forschungs- und Lehrprogramme ein Gegengewicht gegen die einseitige Machtposition der Spezialfächer entwickeln.

Literatur

Ferber C von (1971) Gesundheit und Gesellschaft. Kohlhammer, Stuttgart
Weiner H (1986) Die Geschichte der psychosomatischen Medizin und das Leib-Seele-Problem in der Medizin. Psychother Psychosom Med Psychol 36: 361–391

Arzt und Patient zwischen Befund und Befinden

Siegfried Häußler

Zunächst erscheint mir ein Eingrenzen des Themas notwendig: Der spezifische Standort des Hausarztes innerhalb des Gesundheitssystems bringt es zwangsweise mit sich, daß er es mit einem breiten Spektrum von Gesundheitsproblemen, Beschwerden, Erkrankungen und Bitten um Hilfe zu tun hat. Der Fachspezialist, im deutschen Sprachgebrauch der Gebietsarzt, aber hat es in aller Regel mit Patienten aus seinem Fachgebiet zu tun, die deshalb schon mit einem eingegrenzten Spektrum von Beschwerden zu ihm kommen, oder er hat es z. B. als Internist mit konkreten Fragestellungen seitens des Überweisers zu tun, ob diese Überweisungen zur Diagnose, zur Hilfestellung bei der Therapie oder zum Ausschluß einer Erkrankung seien. In der allgemeinmedizinischen Praxis ist aber die Ausgangslage, d. h. die Beschwerden und die Probleme des Patienten, sehr häufig weniger deutlich vorgegeben, und man muß sich mit einem viel breiteren Kontext von Faktoren auseinandersetzen. Lassen Sie mich also das Thema „Arzt und Patient . . ." auf „Hausarzt und Patient zwischen Befund und Befinden" eingrenzen.

Eine weitere Vorbemerkung: Es muß definiert werden, wovon die Rede ist. Unter „Befund" versteht man in der Medizin ganz allgemein einen objektiv feststellbaren Zustand eines Patienten. Unter dem „Befinden" oder der „Befindensstörung" verstehen wir eine Störung des somatischen oder psychischen Wohlbefindens, durch die sich der Patient krank fühlt. In Abgrenzung zu beiden sind Symptome Krankheitszeichen, die auf eine klare, definierbare Diagnose hinweisen können, ohne daß sich dabei der Patient krank fühlt, z. B. eine erhöhte Blutkörperchensenkung, eine Leukozytose, Infiltration der Lunge usw.

Und schließlich noch ein Weiteres: Da von der Definition des Krankheitsbegriffes, unter den ja auch Befund und Befinden einzuordnen sind, oft materielle Ansprüche abhängen, die unmittelbar in das Leben des einzelnen Menschen eingreifen, ist es offenbar, daß von einer unterschiedlichen Auffassung darüber, was von Befund oder Befinden Krankheitswert hat, nicht nur Kompetenzstreitigkeiten zwischen dem Arzt und den Sozialversicherungsträgern, sondern auch zwischen den einzelnen Arztgruppen eintreten können. Ich werde aber auf diesen sozialmedizinischen Aspekt in der weiteren Folge meiner Ausführungen nicht eingehen.

Ein häufiges Problem in der Allgemeinpraxis

An dem mir gestellten Thema lassen sich mehrere für die Allgemeinmedizin spezifische Situationen bzw. Denkweisen exemplarisch darstellen:

1) das Risiko einer vorzeitigen Somatisierung von Befindensstörungen;
2) die häufige Notwendigkeit zur Behandlung von Befindensstörungen, die in der Klinik nicht auftreten und die deshalb der junge zukünftige Arzt während der Ausbildung nie zu Gesicht bekommt;
3) etwas Exemplarisches in der Denkweise in der Allgemeinmedizin, das sich daraus ableiten läßt;
4) ein Beitrag, der aus diesen erstgenannten Punkten für die Medizin insgesamt aus der Integration der Allgemeinmedizin in Lehre und Forschung entsteht und hier deutlich werden könnte.

Das Risiko einer vorzeitigen Somatisierung von Befindensstörungen

Claude Bernard hat in seiner Arbeit „Einführung in das Studium der experimentellen Medizin" folgende Formulierung getroffen:

> Gesundheit und Krankheit sind nicht zwei Zustände, die ihrem Wesen nach unterschieden wären..., keine getrennten Prinzipien, ... keine Wesenheiten, die sich um den lebenden Organismus streiten. In Wirklichkeit gibt es zwischen diesen beiden Seinsweisen lediglich Gradunterschiede: Übersteigerung, Verzerrung, Disharmonie der normalen Phänomene machen den Krankheitszustand aus.

Hier wird schon etwas angedeutet, wovon unser Thema handelt, nämlich daß es eine Grauzone gibt zwischen dem subjektiven Krankheitsbefinden und dem sog. objektiven Krankheitsbefund. Wir sind normalerweise gewöhnt, die sichtbaren und in Laboratoriumsbefunden faßbaren Krankheitsbilder als einzige Realität zu betrachten und damit das Band zwischen Körper und Seele und gleichzeitig das zwischen Person und Gemeinschaft zu zerschneiden. Kranksein ist eine Leistung, die dem Leben eine neue Ordnung und, wenn nötig, auch eine neue Einstellung zum Leben zu geben versucht. Man lernt im Laufe eines langen Arztlebens, daß auch das Gesundsein eine immer bedingte Daseinsform ist, gesund und krank sind nicht sich gegenseitig ausschließende Alternativen eines Entweder/Oder. Vielmehr stehen sie wie in einem Verhältnis eines Sowohl-als-auch zueinander, es gibt also eine gesunde Weise, krank zu sein so, wie es eine kranke Weise, gesund zu sein, gibt. Zur Zeit geht ja die öffentliche Diskussion um eine Reform der Struktur des Gesundheitswesens. Diese hat ihren letzten Grund im ständigen Kostenanstieg in der gesetzlichen Krankenversicherung, die wiederum bedingt ist durch eine ständige Zunahme der ärztlichen Inanspruchnahme in den Nachkriegsjahren. Der Hausarzt hat auch in diesem Bereich eine Schlüsselposition inne, weil er an der Basis des Systems, nämlich im Eingang zum Gesundheitswesen, einen großen Teil der Entscheidungen darüber fällt, wie es mit einer Befindensstörung weitergeht, wie die Beschwerden oder Probleme des Patienten zu einer Lösung geführt werden können. Bei der Entstehung einer unnötigen Abhängigkeit vom Medizinsystem stellt der Allgemeinarzt die Weichen.

Dabei ist der Arzt auf das epidemiologische Bild angewiesen, das ihm während seines Studiums vermittelt wird, das aber nicht oder nur selten auf die allgemeinärztliche Situation abgestellt ist. Im Medizinstudium wird anhand vieler ernster Krankheiten, die in der Primärversorgung relativ selten vorkommen, eine Denkweise übertragen, die vorzugsweise somatisch ausgerichtet ist, die in der Tat eine Summe von Teilbereichen der Fächermedizin darstellt und dort begründet ist. Mangelnde Kenntnisse des epidemiologischen Spektrums der Allgemeinpraxis können so zu allen möglichen überflüssigen oder ungenügenden ärztlichen Maßnahmen und damit auch zu einem Prozeß somatischer Fixierung einer Befindensstörung beitragen. Was kann dagegen unternommen werden? Vermeidung jeder Redundanz in diagnostischen und therapeutischen Maßnahmen zugunsten eines abwartenden Offenlassens der Diagnose.

Befund und Befinden – ein häufiges Problem in der Allgemeinpraxis

Jeder Arzt lernt während seiner naturwissenschaftlichen Ausbildung an der Universität, hinter dem Symptom den Befund zu suchen, d. h. kausal nach den Ursachen einer Befindensstörung zu forschen. Hat er diese gefunden, so ist für ihn eine gültige Diagnose die Grundlage seiner Therapie. Dieser zunächst einfache und schlichte Tatbestand enthüllt sich nachher in der Konfrontation mit dem Patienten als außerordentlich kompliziert. Man erlebt sehr häufig, daß der Patient mit Befindensstörungen kommt und daß trotz aller Mühe kein Befund, der diese erklären könnte, feststellbar ist. Das andere Phänomen ist fast genauso häufig: Es wird per Zufall ein Befund erhoben, und trotzdem bestehen keine Befindensstörungen, die daraus resultieren könnten. Das typische Beispiel ist dafür die Osteochondrose der Lendenwirbelsäule, die per Zufall festgestellt wird, z. B. bei einer Röntgenaufnahme der Gallenblase oder bei einer Kontrolle der Nieren, und wo trotz des dabei erhobenen massiven Befundes keinerlei Befindensstörungen aufgetreten sind. Bei älteren Menschen tritt häufig eine weitere Verkomplizierung dieses Tatbestandes ein. Es ist ein Befund vorhanden, dieser ist aber nicht bekannt und macht auch keinerlei Befindensstörung. Per Zufall wird der vorhandene Befund entdeckt (z. B. ein Magenkarzinom), aber nach wie vor führt der Befund zu keinerlei Befindensstörungen. Und schließlich ist einer der ganz typischen Patienten in der Allgemeinpraxis derjenige, der eine Vielzahl von Befindensstörungen angibt, ohne daß auch die genaueste Untersuchung irgendeinen systembezogenen kausalen organischen Befund dafür erheben läßt.

Die Schwierigkeit für den Allgemeinarzt besteht darin, aus solchen unspezifischen Anliegen, Befindensstörungen und oft Symptomen des Patienten heraus gleichzeitig konkreten Entscheidungs- und Handlungsnotwendigkeiten zu entsprechen. Er muß z. B. sofort darüber entscheiden, ob die Befindensstörung zur Arbeitsunfähigkeit durch Krankheit führt, ja oder nein.

Die Denkweise in der Allgemeinpraxis

Die skizzierte variable Situation zwischen Befund und Befinden und die daraus resultierende Diskrepanz oder auch Irreführung des Arztes führen über kurz oder lang aufgrund der vielfachen Erfahrungen dazu, daß der Arzt sich eine andere Denkweise aneignen muß: Er lernt, daß hinter den tatsächlichen, durch somatische Labor- und sonstige Untersuchungen verifizierten pathologischen Befunden sich etwas darstellt, was genauso wirklich ist, weil es wirksam ist, nämlich das Befinden des Patienten. Es läßt sich einfach nicht erfassen, und doch existiert es. Ich bin hier an das Bild vom Regenbogen erinnert, das Ernst Wichert in *Jeromins Kinder* wie folgt beschreibt: „Er ist da, aber es gibt ihn nicht." Die Krankheit existiert, obwohl kein organischer Befund existiert. Das heißt konkret, daß für uns Allgemeinmediziner die Naturwissenschaft zwar das Tatsächliche am Menschen erfaßt, aber eben nicht das Ganze des Menschen – seine Wirklichkeit. Die Grammatik der Krankheit ist eine andere als die Grammatik des Krankseins. Wir lernen im Umgang mit dem Patienten, daß der grundsätzlich richtige Satz, wonach vor die Therapie die Götter die Diagnose gestellt haben, auch dazu führen kann, daß die Konstruktion von Krankheitsbildern uns allzu leicht zu einem Verlust für den Blick der Vielgestaltigkeit und für die Sensibilität der Individualität des Kranken führt. Sobald wir eine Diagnose gesichert zu haben glauben, verzichten wir vielfach auf die Anstrengung, den Menschen als Person, als Individuum zu betrachten und zu behandeln. Es kommt noch hinzu, daß die Vermehrung der diagnostischen Information auch zur Erhöhung des Signalhintergrundes führt, d. h. daß wir uns mit überflüssigen Daten den Blick für die wichtigen Signale nehmen, nämlich eben die Befindensstörungen und die Symptome der vom Kranken vorgetragenen Beschwerden übersehen und diese sogar untergehen lassen. Wir hören die Zwischentöne nicht mehr. Schließlich entdecken wir dann, daß die tatsächlichen Daten zwar wichtige Aussagen über den Patienten beinhalten, aber nicht die Wirklichkeit der Person insgesamt darstellen und daß es Wirklichkeiten gibt, die genauso wirksam sind wie Befunde, die man aber nicht objektiv nachweisen kann. Die Lösung dieser Aufgabe ist für die Medizin notwendig. Ich halte sie auch für möglich. Man muß dazu lernen, Verständnis durch den Verstand und einfühlendes Verstehen durch das Gefühl sauber zu trennen.

Genau hier wird auch eine Trennlinie deutlich zwischen einer Schulmedizin, die es so gar nicht gibt, und einer naturheilerischen alternativen Medizin moderner Art. Tatsächliches und Wirksames zu unterscheiden, ist die Voraussetzung zwischen beiden. Die modernen Forderungen nach einer ganzheitlichen Medizin beruhen weiterhin auf Vorurteilen und Mißverständnissen. Ganzheitlichkeit ist nicht an die Naturheilkunde gebunden, sie ist überhaupt nicht fachgebunden, sondern kommt immer dort zustande, wo das Tatsächliche und das Wirkliche im Menschen gleichberechtigt im Denken des Arztes vorhanden sind. Das Verselbständigen des Psychischen in das Gehirn oder das Nervensystem ist eines der Zwischenergebnisse, das die Voraussetzungen zur Entwicklung der psychosomatischen Medizin und zur Psychologie als von der klinischen Medizin abgetrennten Fächern schuf. Ich glaube, wir sollten nicht die gedachte Psyche so weit weiterentwickeln, daß wir uns nicht gleichzeitig mit weiteren Wirkungszusammenhängen befassen.

Wie geschieht dies in der Allgemeinpraxis? Die somatischen Ursache-Wirkungs-Gesetze mit ihren direkten Kausalitätserklärungen werden ergänzt durch Beziehungssysteme, in denen der Patient lebt, und durch organische Fließprozesse seiner Biographie. Der Versuch also, Krankheiten immer auf Wirkungen von Ursachen zurückzuführen, der dem kartesianischen Weltbild entspricht, muß – und das hat jeder von uns erfahren – zu einer distanzierten Beobachterfunktion des Arztes führen. Er hat schon im 1. Semester seines Studiums gelernt, den Menschen zunächst und primär als Materie zu betrachten. Jetzt erfährt der Arzt in der Praxis, daß er als distanzierter Beobachter die Wechselwirkungen kreisförmiger Regulationsprozesse nicht sehen kann und damit auch das Einwirken auf solche Selbstheilungsprozesse, die im lebenden System ablaufen und die auch Selbstheilung bewirken, nicht beeinflussen kann. Mit anderen Worten: Man lernt durch eigene Beobachtung, daß es nicht nur Heilung von außen gibt, sondern auch Selbstheilung.

Damit sind wir jetzt bei einem weiteren Thema, nämlich neue Ansatzpunkte für die Medizin aus dieser schlichten Konfrontation zwischen Befund und Befinden zu finden.

Exemplarisches für die Denkweise in der Allgemeinmedizin

Wenn wir uns überlegen, welche Reaktionen auf Befindensstörungen beim einzelnen eintreten können, und versuchen, deren Vielgestaltigkeit auf bestimmte, in der Struktur des Patienten liegende Eigenschaften zurückzuführen, dann wird uns deutlich, was hier in diesem Problemkreis an Möglichkeiten für die Allgemeinmedizin und vielleicht sogar für die Medizin insgesamt vorhanden ist:

Ohne eine Rangfolge der Bedeutung und Wichtigkeit der hier aufzuzählenden Phänomene vorzunehmen, glaube ich doch, daraus das breite Spektrum der vom Allgemeinarzt zu beachtenden Realitäten ableiten zu können.

Die Reaktionen der Patienten sind sehr unterschiedlich je nach dem sozialen Milieu, aus dem sie kommen, oder dem Bildungsgrad, anders ausgedrückt: je nach ihrer Schichtzugehörigkeit. Das Wissen um die Möglichkeiten der Medizin verleitet manchen dazu, den Arzt aufzusuchen, auch bei schon ganz geringen Befindensstörungen. Dabei spielt ganz sicher ein weiterer Faktor eine wichtige Rolle: die Einflüsse der Familie und insbesondere der eigenen Vergangenheit, der Kindheit, kurz die Einflüsse der Erziehung. Durch sie wird zusammen mit genetischen Faktoren der Charakter eines Menschen bestimmt. Der Charakter eines Menschen seinerseits bestimmt laut Goethe über das Leben eines Menschen.

Aber nicht nur diese Grundanlage des Menschen ist bei der Beurteilung der Reaktionen und der Symptomatik einer Befindensstörung zu berücksichtigen, sondern auch die im Laufe einer langen Biographie durchgemachte Veränderung des Menschen in seiner Einstellung zu seinem eigenen Leib, zu seinem eigenen Wesen und zu dem, was sich darin vollzieht. Das kann sich ausdrücken in einer zunehmenden Sensibilität, die sich schließlich bis zur Überängstlichkeit steigern kann und sich dann in einer entsprechenden Überbewertung auch geringer Befindensstörungen ausdrückt.

Jeder Patient, der mit einer Befindensstörung zu uns kommt, ist damit an sich schon im Zustand erhöhter Sensibilität, denn in aller Regel gingen dem Arztbesuch lange Überlegungen und Konsultationen mit Nahestehenden voraus. Deshalb ist es wichtig, gerade bei der ersten Begegnung offen zu sein sowohl für organische Erkrankungen wie für funktionelle Störungen in gleicher Weise. Bei der heute ubiquitären Furcht vor Herzinfarkten oder Krebs verbirgt sich sehr oft hinter einer ganz banalen Befindensstörung die Angst des Patienten: Was wird aus mir? Die Antwort darauf ist für ihn oft wichtiger als die Diagnose. Deshalb muß man ihm, wann immer möglich, diese Angst von vornherein nehmen. Dabei gilt es zunächst, mit der eigenen Angst anderer Art fertigzuwerden, denn wir wissen, daß falsch-positive Diagnosen den Patienten Zeit, Nerven und Geld kosten, falsch-negative aber ihn die Gesundheit oder das Leben kosten können.

Ganz wesentlich spielt auch der Ort des Auftretens einer Befindensstörung eine Rolle: Kopfschmerzen sind für den Patienten oft anders belästigend als Schmerzen im Rücken, im Bauch oder am Herzen.

Bei älteren Menschen kommt etwas hinzu, was wiederum die Frage nach dem Tatsächlichen und dem Wirklichen stellt: die religiöse Einstellung des Menschen. Fühlt er sich geborgen in den Armen Gottes oder ist er der Verzweiflung dieser Welt und seiner eigenen Existenz schutzlos preisgegeben? Die Reaktion auf Befindensstörungen ist dabei außerordentlich unterschiedlich: Sie kann sich in Gelassenheit, in Zuversicht, in Hoffnung ausdrücken oder aber in der Furcht vor dem Tod, vor Krebs, vor dem unabwendbaren Schicksal, das jeden von uns zum Schluß seines Lebens trifft.

Fragen an die Medizin

Aus dem Gesagten läßt sich leicht erkennen, daß sich hier eine ganze Fülle von wichtigen Fragen an die Medizin ergibt: Wie entwickelt sich aus einer Befindensstörung ein somatischer Befund? Gibt es dafür aussagefähige Frühsymptome oder Frühbefindensstörungen, die uns geradlinig sozusagen auf einen Befund hinweisen müßten? Liefert hier die Langzeitbeobachtung, die in der Allgemeinpraxis möglich ist, nicht weitere Aufschlüsse? Ich meine, einige solcher Zusammenhänge kennt jeder von uns: Mir sträuben sich jedesmal innerlich die Haare, wenn ein Patient kommt, den ich seit Jahren kenne, der sein Aussehen verändert hat, anders spricht und dann noch klagt über Störungen seines Appetits. Wenn er dann auch noch auf Befragen von einer Gewichtsabnahme spricht, denke ich selbstverständlich an einen tumorösen Prozeß. Aber gibt es tatsächlich einen direkten, unmittelbaren Zusammenhang zwischen gewissen frühen Befindensstörungen und gewissen später auftretenden schwerwiegenden Befunden? Dies wäre ja existentiell wichtig für eine Verbesserung unserer Früherkennung gegenüber diesen Krankheiten. Ist es überhaupt möglich, bei der oben skizzierten, vielfältigen Palette von Reaktionen aus dem Bereich des Psychischen, des Sozialen und des Biologischen? Ich meine, hier wäre die auch für die Allgemeinmedizin typische Langzeitbeobachtung des Verlaufs von Befindensstörungen über den Befund zum somatisch Erfaßbaren und Darstellbaren, zum Wäg- und Meßbaren im Körper des Patienten eine Möglichkeit. Das Spektrum der in der Allgemeinmedizin zu beachtenden Faktoren macht hier schlüssige Folgerungen von Ursache und Wirkung so extrem schwierig. Eine lineare Ursachenforschung führt oft und bestenfalls zu einer Symptomatik, die dem Krankheitszustand einer bestimmten Krankheit entspricht, nicht aber der eines endgültigen Ergebnisses über die Ätiologie und Pathogenese dieses Zustandes. Gerade in diesem Bereich des gesundheitlich Angeschlagenen, des noch nicht somatisch Faßbaren, genügt eben nicht der Rückgriff auf Daten und Fakten, sondern hier kommt der Verdacht auf, daß fast alle Krankheiten mit einer sehr tief sitzenden inneren Verwandlung des Menschen verbunden sind. Die Wirklichkeit des Kranken ist eine andere als die der Krankheit. Wir mußten also unserem naturgesetzlich gebundenen, tatsachenadäquaten Denken eine andere Denkweise an die Seite stellen. Schließlich und endlich landen wir bei diesem Prozeß bei der Frage nach dem Sinn des Lebens, des Lebens des vor uns sitzenden oder liegenden Patienten. Wir lernen, daß es mit der Behandlung nicht getan ist, sondern daß es darüber hinaus gilt, langsam – aber je länger die Kontakte mit dem Patienten dauern, desto dringender – aus der Behandlung eine Betreuung zu machen und gegenseitiges Vertrauen als Grundlage dieser Betreuung wachsen zu lassen.

Dies bedeutet, daß wir erkennen müssen, daß es nicht nur vielfältige Wechselbeziehungen zwischen neuronalen Faktoren im Körper, auch nicht nur zwischen Körper, Seele und Geist, sondern auch zwischen Arzt und Patient gibt, die dem Arzt in Diagnose und Therapie eine besondere Rolle zuweisen. Eine erhöhte Selbstreflexion muß ihn in die Lage versetzen, seine eigene Existenz als Arzt mit in den Heilungsprozeß einzubeziehen. Als personalisiertes Heilmittel muß er gerade in den Anfangsstadien der Gesundheitsstörungen Hilfe zur Selbstheilung geben und nicht zu einer vorzeitigen Somatisierung beitragen. Aber wie oft erliegen wir dabei nicht einer Versuchung zur Pseudoheilung? Die auftretenden Symptome und Befindensstörungen mit Psychopharmaka zuzudecken, erzeugt ja bestenfalls Verteilungseffekte, aber keine Heilung. Aber wie oft geschieht gerade dies, und zwar aus Selbstzweifeln, wenn es nicht gelingt, eine klare Diagnose zu stellen und damit die Frage auftaucht, liegt es etwa an der eigenen Inkompetenz, daß es einfach nicht gelingt, das organische Substrat aufzudecken? Ist es nicht geradezu eine Auswirkung der Philosophie, die wir an den Universitäten gelernt haben: das biomedizinische Glaubensbekenntnis von der wahren Wirklichkeit des Menschen, die mit Objektivität und Exaktheit faßbar ist? Benötigen wir als Ärzte nicht eine neue Dimension von Selbstsicherheit, um die Problematik zwischen Befinden und Befund zur Kenntnis zu nehmen, uns mit ihr als einer Grundfrage auseinanderzusetzen?

Befund und Befinden erweisen sich nicht nur als ein Problem für den Arzt in seinem naturwissenschaftlichen Denken, sondern als ein Problem, das die Wirklichkeit des Menschen als Ganzes deutlich werden läßt. Der Arzt erlebt in der Konfrontation mit diesem Problem eine Verwandlung seiner Einstellung zum Kranksein des Menschen, und der Patient kann auf die gleiche Weise bei sich den Weg zu seiner eigenen Wirklichkeit finden.

Der Beitrag der Allgemeinmedizin bei ihrer Integration in Lehre und Forschung kann also sehr viel mehr bedeuten als die Implikation der Alltagspraxis in die Ausbildung des Studenten. Sie kann Fragen an die klinische Medizin insgesamt stellen, die von dem Ort des Ursprungs her dort gar nicht entstehen können, und sie kann auch Antworten darauf geben. Sie kann ihre tägliche Begegnung mit der Wirklichkeit des Menschen von heute auch umsetzen in einen Beitrag zur Medizin von morgen.

Die medizinischen Fakultäten haben auch heute noch die Möglichkeit, weitestgehend eigene Konzeptionen für die medizinische Ausbildung zu entwickeln und zu gestalten. Daran haben auch die rigorosen Prüfungsbestimmungen, die ja bundeseinheitlich verbindlich sind, nicht viel geändert. So meine ich, sei es an der Zeit, daß sich an einzelnen Universitäten die Fakultäten daranmachen, eine interdisziplinäre und sogar eine interfakultative Organisation des Lehrplans zu entwickeln, der kohärent und umfassend die Grundausbildung der Studenten gewährleistet. Die Fakultäten haben nach wie vor die Verantwortlichkeit und auch die Autorität, ein integriertes Programm einer Grundausbildung zu planen, zu organisieren und zu überwachen. Daß darin die Allgemeinmedizin entsprechend ihrer Bedeutung in der gesundheitlichen Betreuung der Bevölkerung integriert sein muß, ist für uns selbstverständlich. Ich hoffe, daß auch das Thema „Patient und Arzt zwischen Befund und Befinden" deutlich gemacht hat, daß die Kommunikation zwischen der Fakultät oder der Universität insgesamt und der Allgemeinmedizin keine Einbahnstraße ist, sondern daß sie einen Dialog darstellt, einen Erfahrungsaustausch, der sich zu einem neuen Wissen in der Medizin konzentrieren kann. Ich meine, die Fakultät in Heidelberg mit ihrer hohen Tradition gerade auf diesem Gebiet wäre dafür ein geeigneter Ort.

Balint-Arbeit und Allgemeinmedizin

Boris Luban-Plozza

Psychosomatischer Denkansatz und Balint-Gruppen

Beim psychosomatischen Zugang soll der Patient mit seiner einmalig individuellen Eigenart und seiner unwiederholbaren Lebensgeschichte ins Zentrum der Heilkunde gestellt werden. Es geht um ein integratives Prinzip in Praxis und Krankenhaus.

Thure v. Uexküll führte 1979 erstmals den Begriff des Situationskreises als psychosomatisches Grundkonzept ein. Der Situationskreis setzt sich zusammen aus dem menschlichen Organismus individueller Art des Patienten und der *sozialen* Realität in der menschlichen Mitwelt. Davon leiten sich Situationsdiagnose und Situationstherapie ab, die individuell und flexibel sind.

Bedeutende Errungenschaften des psychosomatischen Denkens und Handelns haben wir Michael Balint zu verdanken. Er war es, dem in entschiedener Abkehr von allen Versuchen, aus dem Allgemeinarzt einen „Minipsychoanalytiker" zu machen, dem der Durchbruch zu einer Ausbildungsmethode gelang, die den wirklichen psychologischen Bedürfnissen des „Praktikers" und auch des Studenten gerecht zu werden vermag. Er setzte grundsätzliche Ansätze für eine wissenschaftliche Zusammenarbeit mit den Ärzten in der Praxis.

Während der *Balint-Gruppenarbeit* lernt der Teilnehmer, immer mehr die Arztpersönlichkeit selbst als wesentlichen Faktor für diagnostisches und therapeutisches Wirken zu erkennen und in zweckmäßiger Weise einzusetzen.

Balints Methode der Ausbildung und Weiterbildung praktizierender Ärzte geht von der Beobachtung aus, daß der „Somatiker" über ein differenziertes psychologisches Instrumentarium verfügt. Im Gegensatz zu seiner naturwissenschaftlich-technischen Ausrüstung hat er es aber nicht eigens zu handhaben gelernt. Dieses daher mehr oder weniger brachliegende ärztliche Rüstzeug besteht eben aus der *Persönlichkeit* des Arztes selbst, seiner Fähigkeit zu mitmenschlichen Beziehungen, seiner Emotionalität, seinem Mitgefühl, seiner Intuition.

Die von Michael Balint begründete Form der Weiterbildung für Ärzte (deren Modell inzwischen auf Lehrer, Priester, Sozialarbeiter und andere Angehörige sozialer Berufe erweitert wurde) entspricht einer Gruppe von 8–12 Ärzten, die sich in regelmäßigen Abständen trifft. Jeweils ein Mitglied stellt einen „Fall" vor, in der Regel einen Patienten, bei dem der Arzt Schwierigkeiten in der sozialen Interaktion spürte und dessen (meist psychosomatisches) Krankheitsbild ihm nicht voll verständlich ist. Unter der Leitung eines Psychotherapeuten erarbeitet die Gruppe dann das Verständnis dieser Situation.

Das differenzierteste Therapeutikum, das uns in der Praxis zur Verfügung steht, ist nämlich unsere *eigene Person*; sie wird durch die kommunikative Arbeit in der Gruppe im Sinne der Beziehungsdiagnose und -therapie sensibilisiert.

Die Möglichkeiten einer therapeutischen Kommunikation in der Allgemeinpraxis sind prinzipiell so reich und für die Behandlung bedeutungsvoll, daß wir seit Balint von einer neuen Ära der Medizin sprechen. Dabei wurde nach *neuen Formen* therapeutischer Brücken gesucht, welche dem Arzt erlauben würden, den Patienten Hilfe auf der personenbezogenen Ebene anzubieten. Es geht um die „Brücke" als Verbindendes.

Therapeutische Erfolge sind um so wahrscheinlicher, je besser das Arbeitsbündnis zwischen Arzt und Patient ist. Um es erst einmal aufzubauen, ist es nötig, sich mit dem Patienten zu verständigen.

Das *wahre* Selbst hält sich besonders beim psychosomatisch Kranken verborgen. Mit empathischem Kontakt sollten wir es ansprechen und der vertraute Verbündete des Bedürftigen werden. Es ist ein wesentliches Sich-Einstimmen, gerade in der ersten Begegnung, um das *falsche* Selbst, das die Symptome unterhält, zu überwinden.

Eine solche Methode sollte ein Verständnis der wesentlichen Bedürfnisse des Patienten und seiner Beziehung zum Arzt ermöglichen. Wir nennen sie „Arbeitsdiagnose" (früher: „Ganzheitsdiagnose"). Sie sollte üblicherweise nicht mehr Zeit in Anspruch nehmen als der Patient für gewöhnlich bei einer Konsultation eingeräumt bekommt.

In einem Brief von H. K. Knoepfel steht:

> Oft aber landen wir im Wiederholungszwang, d. h. im Leerlauf, für den man immer Zeit hat oder Zeit haben muß, bis zur Erschöpfung. Ethik ist eine notwendige, aber keine hinreichende Beziehung für einen guten Arzt-Patienten-Kontakt. Immer noch schwärmt man von der Arzt-Patient-Beziehung und meint, diese gekonnt einzusetzen!

Nun, der Gedanke ist einfach, aber das Einfache ist das Schwere.

Der Therapeut ist begleitender Katalysator, Verstärker der psychischen Prozesse, manchmal Geburtshelfer.

Es geht um das Fördern des „menschlichen Potentials" statt ums Verwöhnen. Immer bleibt das Erspüren, das Erleben eines neuen Zentrums der Persönlichkeit wichtig für die Therapie.

Die menschliche Haltung des Arztes wird ideell umrissen – er soll Liebe und Trost spenden können und sachlich begründet handeln aufgrund des medizinisch-wissenschaftlichen Wissens. Für ihn sollen Menschlichkeit und Kunst, Menschlichkeit und Wissenschaft zusammengehören.

Alles stimmt, aber hier sollten wir *anfangen* und nicht aufhören. Wir merken nicht, daß wir von *ungestörten* mitmenschlichen Beziehungen reden. Da könnten eben Einsatz und Kompetenz reichen.

Der besondere Zugang bei der Balint-Arbeit steht aber am Beginn eines Prozesses, den wir Umstellung der Einstellung des Arztes nennen. Sie ist gerade bei Beziehungsstörungen wichtig, weil sie das zwischenmenschliche Erleben wahrzunehmen lehrt. Als „spezifische Einsichtsmöglichkeit" erlebt der Teilnehmer der Balint-Gruppen die eigenen Probleme und berufsbezogenen Schwierigkeiten im Sinne des Denk- und Gefühlstrainings.

Eine Kollegin (B.W.) schreibt dazu:

Es gab bei jenem Balint-Seminar vor 11 Jahren weder „den Fall" noch „die Ärzte". Es gab nur den „Mann mit Zahnschmerzen": „Erledigung" und „Zeit" schienen überhaupt keine Rolle zu spielen. Von Samstagnachmittag an beschäftigte uns dieser Schwerkranke, der sich zu allem sonstigen Leiden hin noch einen Zahn ziehen lassen sollte und dessen junger Assistenzarzt Zweifel hegte, am Sinn bzw. Unsinn eben dieser Zahnextraktion. Der Kollege war ein frischgebackener Mediziner, der mit Ehefrau und ohne jede Balint-Erfahrung zu uns gestoßen war und uns diese Geschichte unterbreitete, und sie erfüllt mich auch heute noch mit Staunen...
Wichtig ist auch für mich, daß ich den Ausgang dieser Geschichte überhaupt nicht mehr weiß, aber mich des ungeachtet sehr wohl an die völlig entspannte Atmosphäre im Raum erinnere, die alle Teilnehmer einbezog und also wohl auch die Patientenanteile in uns betroffen haben muß. Diese Einheit von Fall (uns und dem Leiter fremd), Einheit des Erlebens desselben (der ganzen Gruppe, die sich aber wiederum untereinander völlig fremd war) und das Erleben dieser Beziehung Arzt–Patient, Kollegen – behandelnder Arzt, Leiter, Koleiter, Kollegen – bei *diesem* Engagement, das *alle* betraf und dem Schlußakkord, der keine Stimme ausschloß oder erdrückte, habe ich nie vergessen...

Es gibt heute etwa *1200* Balint-Gruppen: dies bedeutet ca. 13 000 Ärzte, Medizinstudenten und – leider viel zu wenige – Angehörige von Pflegeberufen, die sich mit dieser Methode fortbilden. Vor 25 Jahren, als wir anfingen, waren es nur 8 Gruppen. Ein wesentlicher Wandel der Einstellung hat stattgefunden.

Angst des Patienten und Angst des Helfers

Patienten mit größtenteils seelisch bedingten organischen Leiden kommen im Durchschnitt erst nach 7jährigen, vergeblichen Behandlungsbemühungen verschiedener Ärzte in eine psychosomatische Klinik: Eine echte „Patientenlaufbahn". Zumeist, dies erklärten Teilnehmer des Symposiums 1986 zum Thema „Leib-Seele-Verhältnis in Gesundheit und Krankheit" in Heidelberg, seien die Krankheiten dann bereits chronischer Natur und die Patienten, beispielsweise mit schweren Herzneurosen, auch tablettenabhängig. Es sei sicher legitim, wenn die Hausärzte oder auch somatische Fachärzte eine gewisse Zeit verstreichen ließen, ehe sie einen Patienten in eine psychosomatische

Klinik überweisen würden; ein „7jähriger Leidensweg" allerdings, meinen Erwin Ringel und Adolf Meyer, sei „5 Jahre zu lang".

Ein Patient fühlte sich als „Wanderbecher" und sagte, er sei zum „Schüttelbecher" der Angst geworden.

H. Strotzka versuchte diese Situation der Medizin folgendermaßen zu umreißen:

> Ein sehr bedeutsamer Nebeneffekt der einseitigen Suche nach organischen Leiden und der Vernachlässigung der seelischen Seite ist die Somatisierung; wir verstehen darunter den Prozeß, in dessen Verlauf der Patient die Überzeugung gewinnt, daß hinter allen Beschwerden und Symptomen ein verborgener organischer Kern stecken muß ... *Somatisierung und Chronifizierung* sind die beiden Schädigungen, die in unserem Fachbereich eine Rolle spielen.

Der Arzt kann dabei ebenfalls Angst haben, sei es, daß er von Natur aus ein ängstlicher Mensch ist, sei es, daß er von seinem Patienten angesteckt wird, *denn die Angst ist ansteckend* (und überträgt sich epidemisch). Seine Angst kann mit den vom Patienten geäußerten Beschwerden verbunden sein, die ihn mit diagnostischen und therapeutischen Problemen konfrontieren und sein Wissen, sein Zuhörvermögen und seine Logik auf die Probe stellen. Die persönlichen Grenzen reaktivieren die Kastrationsangst des Arztes, sie widerlegen den Mythos von der ärztlichen Allmacht.

Die Vorgeschichte des Patienten kann in ihm schmerzliche Erinnerungen an persönliche Leiden erwecken, und die Symbolik der Krankheit selbst kann im Unterbewußtsein schmerzlich nachhallen. Die unbewußte Identifikation mit dem Patienten reaktiviert seine Existenzangst. Es gibt eben oft „hilflose Helfer".

Das vom Arzt empfundene Unbehagen ist indes ein wichtiges Element für das diagnostische und therapeutische Vorgehen; es weist auf die Existenz eines Schlüsselproblems hin. Balint nennt es den „blinden Fleck".

Groß ist auch die Versuchung, sich einem zügellosen *Tatendrang* zu ergeben, z. B. ununterbrochen zu reden, nutzlose und zahlreiche Untersuchungen zu fordern sowie unüberlegt Rezepte auszuschreiben.

Schließlich kann die Angst zu 2 verschiedenen Verhaltensweisen führen: Entweder zur Reorganisation der Gedanken nach der Wiederberuhigung oder zur Ohnmacht, in die Depression bzw. zum zügellosen Tatendrang. Unter diesen Bedingungen jedoch bleibt der persönliche Arzt der unentbehrliche und mitunter einzige wirkliche Begleiter dieser Patienten auf ihrem Lebensweg.

Weniger Angst von seiten des Patienten und des Therapeuten bedeutet weniger Drang zu Untersuchungen und Medikamenten. Das ist auch ein sehr gezielter, „schmerzloser" Beitrag gegen die Zukunftssorgen der Medizin.

Balint-Arbeit als Gesprächstraining

Hermann Hesse schreibt in „Magie der Farben":

> Jeder Mensch hat etwas zu sagen. Aber es nicht zu verschweigen und nicht zu stammeln, sondern es auch wirklich zu sagen, sei es nun mit Worten oder mit Farben oder mit Tönen, darauf einzig kommt es an!

Sollten wir verhindern, daß der Patient langatmig Symptome aufzählt, die nicht zusammenpassen? Wie strukturieren wir das Gespräch so, daß man in möglichst kurzer Zeit erfährt, was man von ihm wissen muß?

Unser ärztliches Gespräch müßte nicht länger, aber besser sein. Wenn wir Zeit zum Weiterbildungsteil opfern, sollte das Gesprächstraining im Vordergrund stehen. Wir müssen zuhören lernen, auch mit dem „3. Ohr", auch die Körpersprache verstehen, damit die *Kommunikation in beiden Richtungen fließt*. Zuhören oder „rennen"! In der Sprechstunde erfährt sehr oft der Patient mehr vom Arzt als der Arzt vom Patienten. Während eines durchschnittlichen Gespräches spricht gewöhnlich in $^4/_5$ der Zeit der Arzt.

Die Bedeutung der nonverbalen Signale ist für den Patienten sehr wichtig. Er möchte nicht gestört sein (z. B. durch das Telefon), keine Hektik spüren. Deswegen sollten wir ein „Störschutzprogramm" einführen und evtl. eine telefonische Sprechstunde, z. B. abends.

Das Umfeld macht vielleicht nervös, nach dem Warten im Wartezimmer möchte der Patient nun ganz im Mittelpunkt stehen. Nicht zu vergessen: Jeder Gegenstand des Sprechzimmers liefert eigentlich eine Botschaft. Und die Patienten registrieren sehr genau jede Verlegenheit des Arztes in Wortwahl, Mimik und Körpersprache.

Wie können wir Wertschätzung zeigen?

Auch direktes Ermutigen – hat mir Erich Fromm immer wiederholt – kann im Patienten das Gefühl der subalternen Position wecken und in ihm eine Abwehrbewegung erzeugen. Mut wird praktiziert, nicht verbalisiert! So wie der Therapeut in sich ohne Furcht die Ängste des Patienten nachklingen läßt, wird dieser bemerken, daß ihn der andere gerade da, wo er seine Qualen erlebt, versteht, ohne sich zurückzuziehen.

Beim Gespräch müssen wir an die Sprache des Kranken denken; gezielter noch, wenn ein Gastarbeiter Gesprächspartner ist. Dabei sind Menschsein und Sprache substantiell aufeinander abgestimmt. Beim *Therapiebündnis* bestehen meist 2 Möglichkeiten. Bei einem fettsüchtigen Patienten kann der Therapeut z. B. deftig sagen:

1) „gratuliere zur 9-kg-Abnahme...",
2) „das werden Sie sich bald wieder anfressen...".

Man führt mit der Sprache, man heilt auch mit der Sprache!

Karl Valentin sagt zu seinem Arzt:

Mein Magen tut weh, die Leber ist geschwollen, die Füsse wollen nicht so recht; – das Kopfweh hört auch nicht mehr auf, und wenn ich von mir selbst reden darf: Ich fühle mich auch nicht wohl!...

Ein Kollege sagte einmal seinem Patienten, der über „nervösen Husten" klagte, etwas ungehalten und in apostolischem Geiste (in einem Balint-Seminar besprochen): „Es gibt keinen nervösen Reizhusten! Ich werde es Ihnen erklären: Sie haben ein hyperreaktives Bronchialsystem...!"

Patientenzentriertes Handeln in der Praxis

Vor allem der Hausarzt rückt in der Zuständigkeit für psychosomatische Krankheiten an die erste Stelle.

Der Allgemeinarzt müßte ein kenntnisreicher Lotse bei allen Krankheiten sein. Manchmal muß er sich mit dem Patienten sogar „aufs Glatteis" begeben.

Als ich Landarzt war, wurde ich mit den 4 Situationen, die wir mit W. Loch als „dynamisch-unbewußte Faktoren" bezeichnen, immer wieder konfrontiert:

1) Momentsituation des Patienten, in der sich die psychosomatische Affektion noch im Anfangsstadium befindet und unbewußte Konfliktfaktoren besonders aktiv sind;
2) psychosoziale Krisenzeit der Patienten, in der unbewußte Konflikte aktiviert werden;
3) chronifizierte Krankheiten;
4) Betreuung von sterbenden Kranken.

Diese 4 Punkte können erst durch *Erfahrungsaustausch* innerhalb einer Balint-Gruppe richtig verstanden werden. Daraus zieht besonders der praktische Arzt großen Nutzen. Er ist heute gleichsam der „Spezialist für Nervosität und Ängstlichkeit". Ein großer Prozentsatz der Patienten sucht den Arzt wegen seelischer Störungen auf und schreibt ihm damit die Rolle eines „Seelenarztes" zu. Hierbei sind Nervosität und Angst häufig im Spiel, wenn auch oft in larvierter Form.

Für mich war die Begegnung mit Michael Balint der Durchbruch zu einem neuen Weg: eine Forderung, einen sinngebenden und sinnerfüllenden Hintergrund des Arztberufes zu suchen; aber auch eine Forderung nach Weiterführung der harten Arbeit meines Vaters als Familienarzt im kargen Calancatal. Balint sagte mir bald: „Lies viel, lies besonders das Buch *Es* von Groddeck." Und als ich ihm offen meine Schwierigkeiten und Unzulänglichkeiten aufzeigte – ergänzte er: „Du mußt nicht alles wissen, du darfst denken!" Also nicht nur theoretisch-krankheitsbezogen kompetent sein, was unbedingt erforderlich ist, sondern auch als Person engagiert sein im Hier und Jetzt.

Als Praktiker lernte ich, daß man Allgemeinarzt im ständigen Einsatz *nicht* durch Verordnungen von höherer Warte aus wird. Hausbesuche bei Nacht und bei Schneesturm schafften eine besondere Vertrauensbeziehung zum Patienten.

Einige Male befuhr ich mit Balint bei sehr schlechten Straßenverhältnissen das steile Tal, wo ich arbeitete, und besuchte mit ihm Patienten. Er erkundigte sich später immer wieder nach ihnen.

Alle Äußerungen Balints kamen aus einer kritischen, aber gütigen Menschlichkeit, aus überlegter Erfahrung, so etwa, wenn er nach der Besprechung sagte:

> Unmögliche Frau! Man geht mit ihr eine Weile, dann werden ihre unmöglichen Eigenschaften klar, und man verläßt sie wieder. Sie ist dick, bekommt nie genug vom Leben, führt sich gierig zu, was zu erreichen ist. Sie ist keine Frau, keine ausgereifte Frau. Sie greift nach allen möglichen Ersatzbefriedigungen: Überessen, immer neue Ärzte. Auch da geht es eine Weile, dann folgt die Vertrauenskrise. Wie soll man reagieren? Zunächst wieder ruhig zuhören, die Geschichten der verschiedenen Behandlungen zu erfahren suchen, was ihr die Ärzte angetan haben; dann bei beiden Geschichten miteinander vergleichen. Auch einer solchen Person gegenüber haben wir die Pflicht, eine Türe aufzumachen. Ob sie eintritt oder nicht, ist ihre Sache ...

Die sozusagen offizielle Erklärung beim Symptomangebot des Kranken kann sein: Alle Beschwerden rühren von den Nierenzysten her. Aber auch die *private* Sicht der Krankengeschichte ist wichtig zu eruieren.

Auf den ärztlichen Tätigkeitsbereich bezogen hieß es für Groddeck, daß „die Bildung eines neuen Individuums kranker Art die Angel ist, um die sich die Behandlung dreht" (1933). Nicht ein unveränderliches Arztsubjekt habe mit einem Patientenobjekt und einer ebenso gegenständlichen Krankheit zu tun, sondern Patienten und Arzt bildeten für den Moment der Behandlung eben ein neues, einheitlich zielgerichtetes „Individuum".

Es wird nunmehr für Arzt und Patient möglich, eine *gemeinsame Wirklichkeit* herzustellen.

Der psychosomatisch tätige Arzt müßte aber per definitionem bisherige Erklärungsmuster in Frage stellen und hierdurch zunächst als Beunruhiger auftreten. Das Schicksal eines solchen „Beunruhigers" ist es jedoch, ausgeklammert zu werden bzw. bei drohendem Versagen einer Ausklammerungsstrategie befehdet zu werden.

Jork stellte in einem Vortrag fest: „Während sich Ärzte eines technischen Registers von Diagnosebegriffen bedienen, bevorzugen Patienten hingegen kommunikative Register von Beschwerdebegriffen." Es gilt, diese kommunikativen Register zu dechiffrieren.

Und Mattern beteuert, „... daß der Mensch erst im Verhalten, Denken und Fühlen sein wahres Gesicht gewinnt und nicht in der Biologie".

Der apostolische Geist „verbietet" uns manchmal, die Begrenztheit unserer ärztlichen Interventionsmöglichkeiten zu erkennen, bis wir dann merken, daß wir selbst mehr Verantwortung übernehmen wollen, als der Patient eigentlich von uns erwartet.

Diese Erkenntnis steht auch im Zusammenang mit unserem Erleben in der Praxis *und* in der Balint-Arbeit.

Nur dieses Erleben und dieses Erfahren erweitert unseren Blick und erleichtert den Brückenschlag zum Patienten.

Der Allgemeinarzt ist auch Spezialist für Flash: Erleuchtung und blitzartiges Erkennen von Zusammenhängen.

In seinen technischen Schriften bezeichnet Greenson (persönliche Mitteilung) die *Intuition* als eine „Funktion des beobachtenden Ich", der er die Empathie als eine „Funktion des erlebenden Ich" gegenüberstellt. Diese stellt emotional höhere Ansprüche und erfordert die Fähigkeit zur gesteuerten und umkehrbaren Regression, sowohl in bezug auf die Ich-Funktionen als auch auf die Objektbeziehung. Wie bei der Intuition werden Gegebenheiten oder Zusammenhänge erfaßt, aber nicht nur seitens des Therapeuten. Wesentlich ist, daß der Flash beim Patienten „zündet". Gerade unsere „handwerkliche" Untersuchung kann dabei behilflich sein. Die Hand kann „verbindend" wirken; das Gespräch wird durch Entspannung begünstigt.

Der Flash ist keine neue Technik, aber eine fördernde Arbeits- und Denkweise, besonders bei psychosomatischen Affektionen angebracht. Vor allem aber ist er dann möglich, wenn er eingebettet ist in die Allgemeinpraxis, da er eine gezielte Kenntnis des Patienten voraussetzt.

Der Vorgang eines Flash ist zwar leicht erkennbar, aber schwer definierbar. Er bedeutet ein spontanes, gemeinsames Gewahrwerden eines für den Patienten wichtigen Aspekts und gehört eigentlich zu den gewöhnlichen zwischenmenschlichen Erfahrungen.

Innerhalb eines Interviews können sich mehrere Möglichkeiten für einen Flash anbieten, sofern die Anknüpfungspunkte auch mit Humor aufgegriffen werden. Es ist nicht leicht, sich von der Überraschung treiben zu lassen. Letztlich geht es darum, *„nicht zu suchen, sondern zu finden"*. Der Arzt muß dabei eine zu starke Abhängigkeit von der Theorie und von vorformulierten Fragen vermeiden, weil er sich dadurch die Sicht für das augenblickliche Geschehen versperren würde: „Du mußt nicht alles wissen, Du darfst *denken!*"

Da soll besonders für unsere Studenten gelten, die in den Junior-Balint-Gruppen – auch im Rahmen des Asconeser Modells und in den Anamnesengruppen – kühn denken und behutsam handeln lernen.

Chronisches Krankheitsverhalten: bis zur „malignen" Chronizität?

Paul Rossier pflegte bei seinen Vorlesungen über innere Medizin zu sagen: „Meine Damen und Herren, vergessen Sie nie, die Prognose des Lebens ist infaust..."

Chronisches Krankheitsverhalten liegt vor, wenn das subjektive Krankheitsgefühl des Patienten und das daraus resultierende Verhalten in keiner angemessenen Relation zu den medizinischen Befunden steht (d. h. wenn der Grundsatz der Verhältnismäßigkeit durchbrochen wird).

Patienten mit chronischem Krankheitsverhalten sind an einer Reihe „auffälliger Verhaltensweisen" erkennbar, die bei Balint-Gruppen oft beschrieben werden:

1) Sie verfügen nur noch über eingeschränkte Selbsthilfemöglichkeiten im Umgang mit ihrer Erkrankung, verhalten sich ausgeprägt passiv und häufig demonstrativ hilflos.
2) Sie haben einen nahezu ständig vorhandenen Wunsch nach medizinischen Interventionen und fordern nachdrücklich, daß diese medizinischen Hilfen stets unmittelbar verfügbar sein müssen.
3) Sie sind vordergründig bereit, vorgegebenen Anweisungen zu folgen, ohne sich selbst um Änderungsmöglichkeiten zu bemühen.
4) Sie fordern Aufmerksamkeit und Fürsorge für sich als Kranke von ihrer Umgebung.
5) Sie vermeiden unangenehme, belastende Situationen, die im Zusammenhang mit ihren Beschwerden stehen.
6) Sie geben die Verantwortung für die eigene Gesundheit bzw. deren Wiedererlangung an Ärzte und Therapeuten ab.
7) Sie reagieren auf ihre fortdauernden Beschwerden mit zunehmendem Rückzug aus dem Sozial- und Leistungsbereich.

Gerade der Familienarzt steht im „Schnittpunkt von Medizin und Gesellschaft". In den römischen Bädern des Marcus Antonius war nicht von ungefähr zu lesen: *Non curatur, qui curat* – wer Sorgen hat, wird nicht geheilt.

In der Beziehung zu chronisch Kranken unterscheiden wir 2 Formen der Chronizität:

1. Die *„sterile Chronizität"*: In dieser bleibt die Interaktion unbelebt, gewissermaßen maligne, kommt zu keiner Entfaltung und Entwicklung, läuft chronisch daneben.
2. Die *„fertile Chronizität"*: Hier kommt es zu einer benignen, belebten, fruchtbaren Interaktion. Es besteht ein vertrauensvolles Arbeitsbündnis zwischen Patient und Arzt mit Verläßlichkeit.

Der Arzt muß immer den Blick für die Beziehungsstruktur behalten. Er darf nicht den Patienten als „unverrückbares Möbelstück" in seinem Haushalt ansehen. Es gilt, für die Bedürfnisse des Kranken offen zu sein, aber auch die Grenzen zu erkennen und einzuhalten.

Vorrangiges Behandlungsziel im Rahmen der therapeutischen Konzeption der Klinik ist der Abbau des chronischen Krankheitsverhaltens und das Erlernen eines gesundheitsfördernden Umgangs mit der Erkrankung.

Die therapeutischen Vorgehensweisen werden dementsprechend möglichst offen und transparent gestaltet, um den Patienten für eine aktive und verantwortliche Mitarbeit zu motivieren. In wertschätzendem Rahmen soll eine vertrauensvolle Zusammenarbeit möglich werden, wobei zu Beginn der Behandlung die Auseinandersetzung mit dem Krankheitsmodell des Patienten und seinen Therapieerwartungen und -motivationen im Vordergrund steht. Dies gilt besonders für Patienten mit chronifiziertem Krankheitsverhalten, deren passiv-phobisch-depressive Einstellungs- und Verhaltensmuster der Entwicklung und Erfahrung der eigenen Fähigkeiten oft im Wege stehen.

Der Hausarzt unterhält zu seinen Patienten – sehr oft auch zu deren Familien – eine *Dauerbeziehung,* ein besonders enges persönliches Vertrauensverhältnis, das eine psychosomatisch orientierte Betreuung erleichtert; denn er ist vertraut mit dem psychosozialen Hintergrund. Zwar weiß er nicht immer, daß er seine Patienten besser kennt, als er selbst ahnt. Doch kann ihm solch „vorbewußtes Wissen" durch Weiterbildung verfügbar werden. Überdies eröffnet ihm die langdauernde stabile Vertrauensbeziehung besondere psychosomatisch wirksame Therapiemöglichkeiten, die sogar dem Fachpsychotherapeuten verschlossen sind. So kann der Hausarzt z. B. therapeutische Gespräche in Kurzsitzungen fraktioniert durchführen; denn sein Patient wird ihn immer wieder aufsuchen, wenn er ihn braucht. Eine Unterbrechung bedeutet nicht zwangsläufig das Ende der Therapie. Auch wird der Hausarzt unheilbar oder chronisch Kranke angemessen langfristig „begleiten" können, da die dazu nötige „pflegerische Grundeinstellung" sich in natürlicher Weise in seinen Aufgabenbereich einfügt.

Die *Familie* ist das lebendige dynamische Beziehungssystem mit dem kranken Menschen als teilnehmendem Mitglied. Dies gilt ganz besonders für chronisch Kranke, falls eine Familie vorhanden ist.

Die „Familienkonfrontation" (FK) – als Therapiehilfe eingeführt – ist eine positive Auseinandersetzung innerhalb der Familienmitglieder ohne Feindseligkeit. Mögliche aggressive Tendenzen entsprechen der eigentlichen Bedeutung von Aggression im Sinne des Herausforderns, des positiven Provozierens, des „zupackenden Interesses". Die FK ist eine neue Form des therapeutischen Ansatzes mit der Möglichkeit einer gezielten Intervention des Arztes innerhalb der Familie des Symptomträgers. Die FK bietet wichtige Einblicke in den Umgang der Familienmitglieder untereinander. Der Arzt soll „frech denken, aber vorsichtig handeln".

Die schlummernden Selbsthilfekräfte beim erkrankten Familienmitglied werden bei der FK indirekt über Veränderungen im innerfamiliären Beziehungsgefüge angestrebt. Eine Sitzung dauert gewöhnlich nicht länger als eine 3/4 Stunde, kann auch wiederholt werden. Eine therapeutische Sitzung mit der Familie kann in der häuslichen Umgebung, in der Praxis oder in der Klinik durchgeführt werden.

Der Arzt als Träger der Hoffnung

Unabhängig davon, ob er sie will oder nicht, ob er sie bewußt sucht oder ob er sich nicht dazu veranlaßt fühlt: Der Patient erhofft von seinem Arzt Hilfe. Man geht wohl kaum fehl in der Annahme, wenn man den Begriff des „guten Arztes", so wie er allgemein verstanden wird, in erster Linie mit seiner Fähigkeit, Hoffnung zu geben, gleichsetzt.

Der Helfer ist die Hilfe: besonders, wenn er nicht nur Hörer des Wortes, sondern auch „Täter" des Wortes ist. Von den Tätern des Denkens strahlt ansteckende Kraft aus. Seneca philosophierte in seinen „De beneficiis" darüber, warum er seinem Arzt mehr schulde als den Lohn. Er meint, weil der durch sein Wohlwollen sich wie einem Familienmitglied gegenüber verhalte. Er sagte wörtlich: „Diesem Menschen bin ich verpflichtet, nicht so sehr weil er Arzt, sondern weil er ein Freund ist."

Der psychosomatisch Kranke ist nicht nur *patiens*, er ist auch stets *agens* in seiner Krankheit, die er uns Ärzten darbietet, damit sie von uns zunächst verstanden und erst danach beeinflußt, beseitigt werde. Gerade in der Allgemeinpraxis wird derjenige Therapeut am erfolgreichsten im Umgang mit psychosomatisch Kranken sein, der sich den unbewußten *Sinn* (und Zweck) einiger psychosomatischer Krankheiten erschlossen hat.

Nach Kierkegaard: „Ich stecke den Finger ins Dasein" – Wonach riecht er?

Als Brücke zwischen Therapeut und Patient wurde 1985 eine *neue Form des Gruppengesprächs am Monte Verità in Ascona* eingeführt – zwischen betroffenen Patienten, Angehörigen und Fachleuten der Therapie und der Pflege. Die Patienten werden als Gesprächsgleichberechtigte bei dieser Entwicklung direkt mit einbezogen (Monte Verità-Gruppen).

Literatur

Luban-Plozza B, Dickhaut H-H (Hrsg) (1984) Praxis der Balint-Gruppen. Beziehungsdiagnostik und Therapie, 2. Aufl. Springer, Berlin Heidelberg New York Tokyo

Luban-Plozza B, Pöldinger W (1980) Der psychosomatisch Kranke in der Praxis. Erkenntnisse und Erfahrungen, 4. Aufl. Springer, Berlin Heidelberg New York

Luban-Plozza B, Knaak L, Dickhaut H-H (1987) Arzt als Arznei, 4. Aufl. Deutscher Ärzteverlag, Köln

Ritschl D, Luban-Plozza B (1987) Die Familie: Risiken und Chancen, 3. Aufl. Birkhäuser, Basel Toronto

Vom Besonderen im Allgemeinen
Systemtheoretische Überlegungen zu einem Beispiel praktischen Handelns

Helmut A. Zappe

> Alle Teile des Körperhaushaltes bilden einen *Kreis*;
> jeder Teil ist dabei zugleich Anfang und Ende.
> *Hippokrates*

Das Thema meines Vortrags, so wurde mir anvertraut, sei vielversprechend, aber nichtssagend. Das Gegenteil ist der Fall: Ich kann viel sagen, aber nichts versprechen! Die Chance, Sie zu enttäuschen, ist damit günstig.

Das Thema könnte zu tun haben mit jener seltsamen Begebenheit, die uns Jeremias Gotthelf aus dem Jahre 1828 überliefert. Er berichtet[1]:

> Zum Doktor Micheli kam einmal eine, die Zähne scharf hervorstreckend und schnäuzig unter der Nase. Die brachte das Wasser des Mannes und klagte gar bitterlich über ihn. Wenn sie nur ein einzig Wörtchen sage, so werde er zornig, und wenn er erst aus dem Wirtshaus komme, und sie sage auch nur ein halbes Wörtchen, so werde er so wütend, daß sie schon manchmal geglaubt, er schlage sie halb tot. Micheli solle ihr doch etwas geben gegen den Zorn, daß sie es dem Manne eingeben könne in der Suppe. – Micheli hatte großes Bedauern und mit wichtiger Miene lief er auf und ab, machte allerlei wunderliche Zeichen und Gebärden, schüttelte und rüttelte eine Flasche zusammen voll Flüssigkeit. Dann trat Micheli zur Frau und sagte bedeutungsvoll: *Diese Krankheit müsse sympathetisch behoben werden.* Sie, die Frau, so oft sie am Manne eine Aufwallung des Zornes bemerke, müsse den Mund voll nehmen von dieser Mixtur, und ja nicht früher schlucken noch ausspucken, bis sie sehe, daß ihrem Mann der Jähzorn vergehe. – Nach einigen Wochen kam die Frau wieder mit der dankbaren Anzeige, es habe ihrem Manne schon mehr als die Hälfte gebessert. –

Mit etwas Humor sind wir in der Lage, den Einfall Michelis als gelungen zu betrachten. Doch was macht dessen Erfolg aus? Für den Allgemeinmediziner, den Problemlöser der ersten Linie also, könnte es sich lohnen, dieser Frage auch mit etwas Methode nachzugehen. Fragen wir uns also zuallererst: was hätten wir getan, wie hätten wir uns aus dieser Zwickmühle befreit?

---

[1] Das Zitat verdanke ich Prof. Rutishauser, Zürich. Es ist im Schweizer Botenkalender erschienen und hier gekürzt und leicht verändert wiedergegeben.

Zu den helfenden Berufssparten gehörend und empathisch (wie wir nun einmal sind), hätten wir Mitleid mit der Frau empfinden können. Auf ihren Vorschlag eingehend, hätten wir ihr ein Beruhigungsmittel für den Mann mitgeben können. Was aber wäre die Folge gewesen? Es läßt sich leicht vorstellen, daß die Sedierung des Mannes der geschilderten Bissigkeit der Frau nur noch mehr Raum eröffnet hätte. Das zunächst erzielte Gleichgewicht, so müssen wir befürchten, wäre schnell wieder aus dem Lot, und der Mann aus der Fassung geraten. Eine höhere Dosierung wäre dann nötig. Und nach einer unseligen Kette weiterer Erhöhungen hätten wir resigniert die Segel streichen müssen, mit dem entschuldigenden Hinweis auf den Wirkungsverlust einer zunächst wirksamen Arznei, einem bedauerlichen, aber bekannten Phänomen der Heilkunst.

Andererseits hätten wir Mitleid mit dem Mann empfinden und die Schuld der Frau beimessen können. Etwa, indem wir ihr – schonend natürlich – etwas Zurückhaltung empfohlen hätten. Damit wäre aber Micheli auf Unglauben gestoßen. Und zudem hätte die Frau den Glauben an ihren guten Arzt verloren, auch ein bedauerliches, aber bekanntes Phänomen der Heilkunst.

Nein – Micheli sieht etwas anderes, etwas, das weder dem Mann noch der Frau die Schuld gibt. Und er bezeichnet die Methode seiner erfolgreichen Arznei als *sympathetisch,* was etwa „miteinander leidend" heißt. Micheli sieht also ein Beziehungsmuster. Darauf möchte ich näher eingehen.

Die universale Welt der Beziehungen

Nun wird Beziehungsmustern – im abstrakten wie im konkreten Sinne – in der Tradition abendländischen Denkens noch nicht allzu lange besondere Aufmerksamkeit gezollt. Noch zu Beginn unseres Jahrhunderts beklagen Alfred Whitehead und Bertrand Russell in ihren *Prinzipia mathematica* (zit. nach Selvini-Palazzoli et al. 1975, S. 16) unsere „gleichsam unbewußte Überzeugung, daß alles Vorhandene ein bestimmtes Ding ... sei", und sie beklagen unsere Unfähigkeit, „den Unterschied zu den gleichfalls vorhandenen Beziehungen zu anderen Dingen zu erkennen. Dies habe", so führen sie aus, „die meisten Philosophen unfähig gemacht, irgend eine befriedigende Erklärung der Welt der Wissenschaft wie der des täglichen Lebens zu geben" (um so eher natürlich die Nichtphilosophen). Micheli, im täglichen Leben stehend, sieht diesen Unterschied und eilt damit seiner Zeit voraus. Seinen Zeitgenossen mag zugute gehalten werden, daß einer Beziehung, da sie eben kein Ding ist, nun mal nichts Körperliches anhaftet. Wie denn – bitte schön – soll sie dann existieren? Beispielsweise ist die Aussage „das Glas steht rechts vom Mikrophon" eine Aussage über eine Beziehung, und ihr kommt eine viel allgemeinere Bedeutung zu als den Dingen, die sie ermöglichen. Die Aussage

Vom Besonderen im Allgemeinen 63

„rechts von" wäre auch richtig für ein anderes Glas an dieser Stelle oder ein anderes Mikrophon oder welche Gegenstände auch immer[2].

In unserem Zusammenhang sind Beziehungsmuster interessant, die unserem Ursachendenken zugrunde liegen; denn als Ärzte fragen wir zuerst nach der Ursache, der Ätiologie einer Erkrankung. Sei sie nun somatisch, psychisch oder gar psychosomatisch. Hier drängt sich das lineare Beziehungsmuster auf, denn es verknüpft zwei Dinge auf die uns gewohnte Weise: Man stellt sich A als Ursache von B bzw. B als Folge von A vor (Abb. 1):

Abb. 1 $\quad A \longrightarrow B$

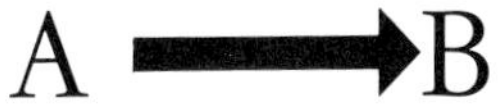

Schalter an – Licht an. Schrecklich einfach! Dieses lineare Kausalitätsverständnis erklärt weite Teile unserer täglichen Erfahrungswelt mit Erfolg. Auch die großartigen Erfolge der mechanischen Wissenschaften beruhen darauf, allen voran die Formulierung der Gesetze der Himmelsmechanik durch Isaak Newton im 17. Jahrhundert[3].
Doch die lineare Kausalität erklärt nicht alles. Wäre ihr beispielsweise Micheli bei der Lösung seines Problems gefolgt, hätte er also in einer Seite der Beziehung die Ursache (wir sprechen hier auch gerne von Schuld, beides heißt im Griechischen „aitia") gesehen, wäre er gescheitert. Das haben wir vorhin von beiden Seiten ausgehend durchgespielt.

Für den Erfolg Michelis ist offenbar entscheidend, daß er beide Seiten als gleichzeitig wirksam betrachtet. Das heißt, A wirkt auf B, und gleichzeitig wirkt B auf A zurück (Abb. 2):

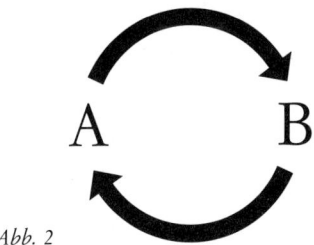

Abb. 2

Ist die Frau bissig, wird der Mann zornig; *und* ist der Mann zornig, wird die Frau bissig (was bliebe beiden schon übrig, möchte man bissig *und* zornig

---
[2] Diese allgemeinere Bedeutung veranlaßte B. Russell, Beziehungen der „Welt der Universalien" zuzuordnen. Er begründet dies in dem gleichnamigen Kapitel seines Buches *Probleme der Philosophie* (Russell 1912, S. 81).
[3] Newton führte die Schwerkraft ein als Ursache für die von Kopernikus und Kepler nur geometrisch beschriebenen Planetenbahnen.

hinzufügen). Derartig kreisförmige oder zirkuläre Prozesse, deren Effekt in einer Rückkopplung auf die Ursache zurückwirkt, sind in der anorganischen Welt verhältnismäßig selten von Bedeutung, während sie bei lebenden Organismen praktisch die Regel sind. Erinnert sei nur an die zahlreichen Stoffwechselvorgänge, die wir kennen. Prof. Ziegler wird als anwesender Experte bestätigen, daß das differenzierte Spiel der Hormone für Mediziner ein besonders deutliches (wenn auch anstrengendes) Beispiel hierfür ist[4].

Das zirkuläre Kausalitätsverständnis wurde aktuell und erfolgreich, als man versuchte, Gleichgewichtseinstellungen zu verstehen. In den 40er Jahren prägte Norbert Wiener für deren theoretische Betrachtung den Namen „Kybernetik", abgeleitet von dem griechischen Wort „kybernetes", zu deutsch Steuermann (Wiener 1948). War Micheli also ein verfrühtes kybernetisches Talent?

Die späte Mode der Zirkularität hängt vielleicht auch damit zusammen, daß es gar nicht so einfach ist, zirkulär zu denken. Näher besehen, deutet sogar vieles darauf hin, daß wir gar nicht dazu in der Lage sind. Als zeitliche Wesen sind wir nun mal an die Zeit gebunden. Sowenig wie wir 2 Wörter gleichzeitig aussprechen können, sowenig können wir 2 Begriffe gleichzeitig denken. In unserem Beispiel denken wir den einen Wirkungshalbkreis von A nach B und dann den anderen von B nach A zurück. Beides schön linear und (hübsch) nacheinander. Das macht es auch so schwer, den zirkulären Teil unserer erfahrbaren Welt tatsächlich zu erfassen. Konkret sichtbar wird dies mit unserem Umweltdebakel, in dem nicht geschlossene Kreisläufe so immenses Unheil stiften (eben nicht von ungefähr).

Zurück zu unserer Geschichte! Micheli hatte offenbar Verständnis für zirkuläre Beziehungsmuster. Und damit war – dafür spricht sein Erfolg – der Wirklichkeit seines Problems Genüge getan. Um seinen Erfolg zu verstehen, müssen wir noch die besondere Dynamik der kreisförmigen Beziehung unseres Beispiels unter die Lupe nehmen. Dabei kommt uns eine Entdeckung zu Hilfe, die der Anthropologe Gregory Bateson in den 30er Jahren auf Neuguinea machte. Er beobachtete dort unter den Ureinwohnern 2 in ihrer Dynamik unterscheidbare Beziehungsmuster. „Wenn z. B.", so berichtet er (zit. nach Watzlawick et al. 1982, S. 68) „das Verhalten des Individuums A in der betreffenden Kultur für dominant gilt und als kulturbedingtes Verhalten von B darauf Unterwerfung erwartet wird, so ist es wahrscheinlich, daß diese Unterwerfung ein weiteres Dominanzverhalten auslöst, das seinerseits weitere

---

[4] Auch das vorhin als linear erwähnte Beispiel „Schalter an – Licht an" erweist sich bei Lichte besehen nicht als linear. Die Rückkopplung ist nur nicht ganz so offensichtlich. Sie liegt hier in unserer Erwartungshaltung. Wir haben nämlich zuvor gelernt und uns wie selbstverständlich daran gewöhnt, daß wir mit einem bestimmten Schalter das Licht (selbstverständlich) anschalten können. Erst, wenn es einmal nicht funktioniert, sind wir erstaunt.

Vom Besonderen im Allgemeinen 65

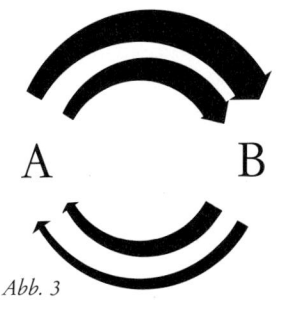

Abb. 3

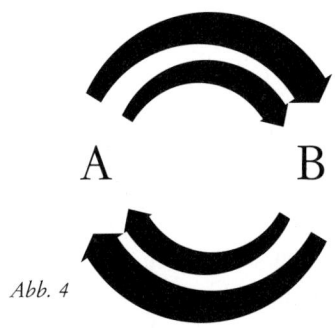

Abb. 4

Unterwerfung erfordert" (Abb. 3). Diesem Verhalten können wir in unserer Kultur in der Arzt-Patient-, Lehrer-Schüler- oder Mutter-Kind-Beziehung begegnen. Bateson nannte es *komplementär*. Als *symmetrisch* bezeichnete er folgendes Beziehungsmuster: „Wenn z. B. Prahlen das kulturbedingte Verhalten von A ist, und B darauf ebenfalls mit Prahlen antwortet, so kann daraus ein Wettstreit entstehen, indem Prahlen zu mehr Prahlen führt" (Abb. 4). Unschwer können wir in diesem Verhalten die unselige Rüstungsspirale erkennen, die Ost und West in Atem hält (bis zu welchem Ende? fragt man sich). Auch Michelis Problem fällt in diese Rubrik: Je bissig*er* die Frau, um so zornig*er* der Mann, *und* je zornig*er* der Mann, um so bissig*er* die Frau. Im Sprachgebrauch der Kybernetik würde man von einer positiven Rückkopplung sprechen.

Jetzt ist die Lösung verblüffend einfach: Micheli schiebt der symmetrisch sich aufschaukelnden Eskalation den Riegel vor (Abb. 5):

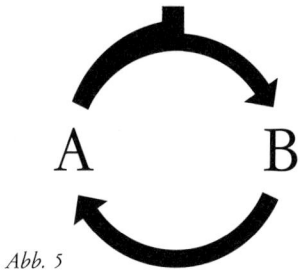

Abb. 5

Mit seiner „sympathetischen" Arznei im Mund kann die Frau nicht *noch* bissiger werden; so hat es ihr Mann seinerseits nicht nötig, *noch* zorniger zu werden. Ein neues Gleichgewicht auf friedlicherem Niveau kann sich einstellen. Die beklagten Symptome schwinden wie „von selbst". Und das Erstaunlichste bei alledem ist, daß es ohne Schuldzuweisung geht. So einfach? So einfach!

Man mag versucht sein, die simple Lösung als bloß skurrile Phantasie eines käuzigen Poeten zu verdächtigen. Nach Kompliziertheit müssen wir jedoch nicht lange suchen. Da es sich beim Menschen für gewöhnlich um reflektierende Wesen handelt, bietet seine Vorstellungswelt genügend Stoff. Der griechische Philosoph Epiktet meinte dazu, daß den Menschen weniger die Dinge als vielmehr seine Vorstellung von den Dingen beunruhigen. Da haben wir beispielsweise neben der besprochenen Beziehung noch A's Vorstellung davon, wie B sich A's Vorstellung vorstellt: „Herr Doktor, mein Mann glaubt, daß ich meine, er sei krank", mit dem unüberhörbaren Zusatz: „Um Gottes willen sagen Sie ihm nichts davon, er würde ja dann wissen, daß ich dies auch tatsächlich glaube!" Dieses letztere ist auch der Grund, weshalb Micheli den Ehemann nicht einfach zu einem klärenden Gespräch einbestellen konnte.

Doch damit nicht genug! Zu diesen Vorstellungen vom Gegenüber gesellen sich noch die Vorstellungen, die ein jeder von sich selbst hegt. Deren Rückbezüglichkeiten sind enorm komplex und werden in ihrer wirklichkeitserzeugenden Wirkung nicht immer bedacht. Jaspers formuliert sehr vorsichtig, wenn er sagt: „Was der Kranke von seiner Krankheit denkt, erwartet, befürchtet, wünscht und hofft, das scheint ein Faktor im Krankheitsverlaufe selbst zu sein" (Jaspers 1953). Alle diese Vorstellungen schwingen sozusagen als Obertöne mit und beeinflussen unser Befinden, unser Verhalten und unsere Wirklichkeit.

Eine wahre Fundgrube derartiger Verwicklungen (Schwingungsknoten, um im Bild zu bleiben) bietet das Buch *Knoten* (tatsächlicher Name) von Ronald Laing (1972). Eine Kostprobe, die Sie im Augenblick für sich in Anspruch nehmen dürfen: Mein Kopf tut mir weh bei dem Versuch, Sie daran zu hindern, mir Kopfweh zu bereiten.

An den Schnittstellen solch verschränkter zirkulärer Beziehungsmuster zwischen der Welt der Vorstellungen und der Welt der Tatsachen tauchen frappante Phänomene auf, die gelegentlich und, wie wir heute vermuten dürfen, zu Unrecht als unwissenschaftlich herabgewertet werden. Immanuel Kant berichtet, wie er einen schmerzhaften Gichtanfall beherrscht habe, indem er so intensiv wie möglich über ein philosophisches Problem nachgedacht habe (Kant 1798). Man spricht hierbei von dem „psychologischen Phänomen der Ablenkung". Gleichermaßen magisch wirkt die von Paul Watzlawick (1981) überzeugend analysierte „selbsterfüllende Prophezeiung"[5], und ebenso zu unserer Verblüffung können wir seine *Anleitungen zum Unglücklichsein* (1983) tagtäglich konkret an uns studieren.

---

[5] Sie müssen nur einer spontanen Eingebung folgend ihrem Nachbarn anvertrauen, daß eine bestimmte Aktie im Wert steige, und dies, um die Verbreitung zu beschleunigen, unter dem Siegel kollegialer Verschwiegenheit. Die nicht ausbleibende steigende Nachfrage wird – nach den Gesetzen der freien Marktwirtschaft – den Wert der Aktie tatsächlich steigen lassen. Eine rückwirkende Tatsache, die Börsenmaklern längst bekannt sein dürfte.

Die Teile und das Ganze

Letztendlich hängt das alles mit der sehr alten Frage zusammen, ob das Ganze mehr sei als die Summe seiner Teile. Wir haben heute verläßlichen Anhalt dafür, daß zumindest ein Teil dieses Mehr sich in den Beziehungen der Teile untereinander verbirgt. Paul Weiss, einer der Pioniere der Systemtheorie, wunderte sich beispielsweise über die Konstanz seines Ich-Gefühls, obwohl doch seine Teile (wie übrigens auch unsere) einem ständigen Stoffwechsel unterliegen (Weiss 1968). Man hat zeigen können, daß eine menschliche Nervenzelle ihr molekulares Mobiliar etwa 10^4mal im Laufe ihres Lebens auswechselt, ohne dabei wesentlich an Identität zu verlieren.

Nun sorgt die Organisation der Teile nicht nur für die Identität des jeweils Ganzen, sondern verleiht diesem noch zudem Eigenschaften, die den Teilen selbst nicht zukommen. Das sprunghafte Auftreten neuer Qualitäten, das wir beobachten können, wenn wir die Ebene der Teile verlassen und das Ganze betrachten, wird in der Systemtheorie als „Emergenz" bezeichnet[6]. Sie ist verantwortlich dafür, daß wir uns die Welt in Schichten aufgebaut vorstellen können (vereinfacht nach Riedl 1978/79, S. 17):

- (Kulturen),
- Zivilisationen,
- Gesellschaften,
- Gruppen,
- Individuen,
- Organe,
- Gewebe,
- Zellen,
- Organellen,
- Biomoleküle,
- Moleküle,
- Atome,
- Quanten,
- (Quarks).

Als philosophische These hatte dies schon Nicolai Hartmann (1940) formuliert. Im Grunde finden wir hier nichts anderes verwirklicht, als das Baukastenprinzip, nach dem wir bereits als Kinder spielen. Wir lernen nämlich sehr schnell, daß die Summe der Bausteine nicht dem Haus entspricht, das wir nach einem Plan erst mühsam erbauen müssen; einem Plan, der die Beziehungen der Steine untereinander festlegt.

Ein Beispiel aus der Ebene der sozialen Gruppe, das allsonntäglich die Gemüter erhitzt: Bekanntlich ergeben 11 Individuen mit einem Ball noch kein vernünftiges Fußballteam. Erst die Regeln, die das Zusammenspiel gewähren, lassen darauf hoffen. Ebenso konstituiert sich die soziale Kleingruppe der Familie erst mit dem spezifischen Beziehungsmuster zwischen Vater, Mutter

---

[6] Konrad Lorenz (1973) hält das Wort „Emergenz" für unglücklich gewählt, da es die Vorstellung des Auftauchens von etwas bereits Vorhandenem weckt. Statt dessen schlägt er das Wort „Fulguration" vor, das auf das schlaglichtartige Entstehen völlig neuer, in den zusammengefügten Teilen nicht vorhandener Systemeigenschaften anspielt.

und Kindern. Wenn man nur darauf achtet, nach welchen Regeln dieses Beziehungssystem funktioniert, ohne dabei nach Schuld und Sühne zu fragen, erhält man schon große therapeutische Möglichkeiten. Micheli wußte darum, und heute bedient sich ihrer beispielsweise die Familientherapie. Das gleiche gilt für die Arzt-Patient-Einheit im Sprechzimmer, der „kleinsten funktionellen Einheit der praktizierenden Medizin", wie Mattern (1984) sie genannt hat. Über deren systemische Besonderheiten und den sich daraus ergebenden therapeutischen Möglichkeiten machen wir uns hier in Heidelberg Gedanken. In einer Arbeitsgruppe wird Herr Frederich zeigen, wie sogar individuelles Verhalten anhand rückbezüglicher, kybernetischer Regelkreise verstanden werden kann – ein sehr plausibles Modell, das überraschenderweise sogar Patienten ermöglicht, festgefahrenes Verhalten zu verändern.

In der Praxis stehen wir ja immer wieder vor dem Problem: wie motiviere ich meinen Patienten? Während dieser sich nur allzu gerne auf den Standpunkt stellt: „Bitte ändere mich, aber bitte möglichst so, daß ich mich nicht ändern muß", also die bekannte Kindermentalität „Wasch' mich, aber mach' mich nicht naß". Oder wie würden Sie das bezeichnen, wenn zu Ihnen immer wieder der Bronchitiker Hilfe suchend und nach Atem ringend kommt, aber leider immer noch nicht auf das Rauchen verzichten kann?

Wie kann man mit einem derart zementierten Widerstand umgehen? Dazu ein weiterreichendes Beispiel aus der Molekularbiologie (wenn Sie noch einen Moment Geduld haben; ich merke, Ihr Widerstand wächst): In einer Lösung einer beliebigen Substanz haben deren Moleküle keine definierte Beziehung zueinander, sondern schwimmen in einer, wie man sagt, zufälligen Verteilung. Wenn wir durch diese Lösung Licht fallen lassen (in unserem Falle sehr kurzwelliges Licht, nämlich Röntgenstrahlen), dann erhalten wir nur eine diffuse Streuung, wie wir sie auch im Nebel beobachten können. Bringen wir aber die Moleküle in eine definierte Beziehung zueinander, indem wir die Lösung auskristallisieren lassen, und durchstrahlen einen auf diese Weise erhaltenen Kristall, dann beobachten wir (als Ergebnis des oben genannten Qualitätssprungs) in definierte Richtungen gestreute Strahlen. Das ist kein unbedeutendes Ergebnis. Max von Laue erhielt dafür 1914 den Nobelpreis. Es ermöglicht nämlich detaillierte Aufschlüsse über die Struktur der betreffenden Substanz, und darauf wiederum beruht der größte Teil unserer heutigen Kenntnis molekularer Zusammenhänge, mit der Sie als Ärzte tagtäglich umgehen.

Ein Beispiel ist das Enzym Glutathionreduktase aus menschlichen Erythrozyten (Abb. 6), dessen Strukturanalyse in meiner ehemaligen Arbeitsgruppe unter der Anleitung von Heiner Schirmer und Georg Schulz am hiesigen Max-Planck-Institut gelang (Zappe et al. 1977).

Es gibt nun Pharmaka – das sind meist kleinere Moleküle –, die an der Oberfläche solch großer Moleküle binden und dadurch deren Oberflächenstruktur ein klein wenig verändern. Diese minimale Veränderung kann sich in diesem Spinnwebennetz der Beziehungen fortsetzen und sogar verstärken

Vom Besonderen im Allgemeinen 69

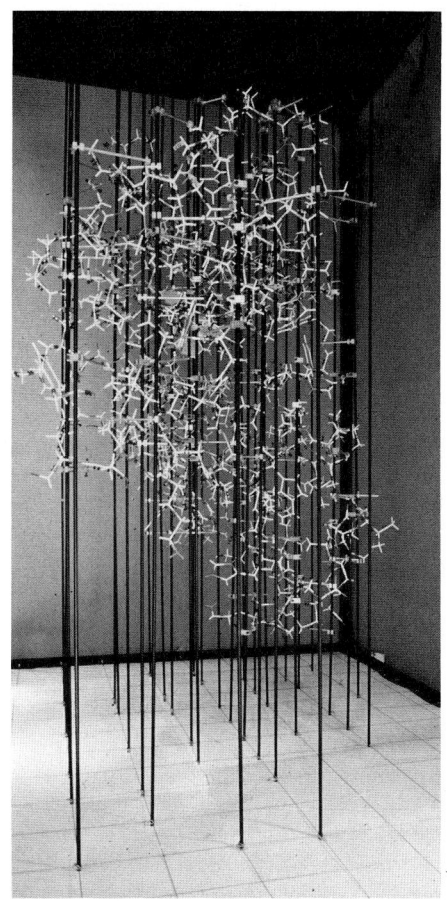

Abb. 6. Modell der atomaren Struktur des Enzyms Glutathionreduktase aus menschlichen Erythrozyten im Maßstab $1:2,5 \cdot 10^8$

bis in das Innere der Struktur, und damit das „aktive Zentrum" spezifisch und entscheidend beeinflussen[7].

Worauf will ich hinaus? In Analogie dazu versucht eine systemische Therapie, wie sie in Palo Alto unter Don Jackson (1965) oder in Mailand unter Mara Selvini-Palazzoli (1975) entwickelt wurde, Änderungen zu bewirken, die peripher, scheinbar weit ab vom Kern des Problems liegen. Dort ist der Widerstand des Patienten auch am geringsten. Wie anders ist zu verstehen, daß Micheli eine Krankheit des Mannes zu heilen versucht, indem er der Frau

---

[7] Derartige Substanzen werden Effektoren genannt (Levitzky 1974). Für eine Übersicht s. Korolkovas (1974). Im Falle der Glutathionreduktase kann deren enzymatische Aktivität so entscheidend eingeschränkt werden, daß dies in eine Hämolyse mündet (Zappe 1980).

eine an sich wirkungslose Arznei verordnet? Und dennoch wirkt diese Arznei!

Synthese

Es mag befremden, daß Beziehungsmuster, die das Verhalten von Atomen beschreiben, gleichzeitig eine griffige und erfolgreiche Beschreibung menschlichen Verhaltens liefern soll. Zumindest mit dem Beispiel Michelis haben wir dies für die Analogie der positiven Rückkopplung und der symmetrischen Eskalation gezeigt. Die Systemtheorie bietet die erstmalige Chance, Geistes- wie Naturwissenschaften auf ein gemeinsames Fundament zu stellen. Und gerade das ist, wie v. Uexküll in den einleitenden Kapiteln des von ihm herausgegebenen Buches *Psychosomatik* herausstellt, für die Psychosomatik von besonderem Interesse (v. Uexküll u. Wesiack 1985). Steht sie doch, wie ihr Name sagt, zwischen Psyche und Soma (Körper).

Das ist gar nicht so widersinnig, wie es auf den ersten Blick scheinen mag. Spätestens seit der Bemühung Kants (1781) wissen wir ja, daß die Gesetzmäßigkeiten der Natur den Gesetzmäßigkeiten unserer Anschauungsformen entsprechen, wie das Werkzeug dem Werkstück entspricht. Und die evolutionäre Erkenntnistheorie liefert hierzu den plausiblen Grund, nämlich den des gemeinsamen Ursprungs (Vollmer 1974). „Wär' nicht das Auge sonnenhaft, die Sonne könnt' es nie erblicken", selbstverständlich kein anderer als Goethe hat es so treffend ausdrücken können (Goethe 1805). Ähnliches muß auch Nietzsche bewegt haben, den psychologischen Seismographen seiner Zeit, wenn er Zarathustra auf der Höhe des Berges angesichts der Sonne sagen läßt: „Du großes Gestirn, was wäre dein Glück, wenn du nicht die hättest, welchen du leuchtest" (Nietzsche 1884).

Mattern meinte einmal, daß die Kunst der Allgemeinmedizin darin bestünde, zwar *im Besonderen* zu wirken, aber gleichzeitig um *das Allgemeine* zu wissen. Dies war der Anlaß zu dem Thema meines Vortrags. Wir können noch ausführen, der Allgemeinmediziner sei – um es modern mit einem alten Wort auszudrücken – ein Kybernetiker. Er ist nämlich bemüht, aus dem Gleis gesprungene Kreisläufe wieder einzurenken und zu schließen, ob nun auf somatischer, psychischer oder psychosomatischer Ebene. Er weiß, daß sich das Besondere im Beziehungsmuster verbirgt. Und er weiß, daß sich überall, wo Leben ist, Beziehungsmuster herauskristallisieren, sich schon aus Gründen der Zweckmäßigkeit herauskristallisieren müssen. Sonst bliebe nur Chaos. So ist das *Besondere im Allgemeinen* auch zugleich das *Allgemeine im Besonderen*. Und damit schließt sich der Kreis.

> Im Herzen eines Buendia gab es ... kein unergründliches Geheimnis, weil ein Jahrhundert des Kartenlegens und der Erfahrung ... gelehrt hatte, daß die Geschichte einer Familie ein Räderwerk nicht wiedergutzumachender Wiederholungen war, ein *kreisendes* Rad, das ohne den unablässigen, unrettbaren Verschleiß der Achse sich bis in alle Ewigkeit drehen würde.
>
> *Gabriel García Márquez*, Hundert Jahre Einsamkeit

Literatur

Goethe JW von (1805, Ausg. ⁵1986) Epilog zu Schillers Glocke. Insel, Frankfurt a. M., S 556)
Hartmann N (1940) Der Aufbau der realen Welt. De Gruyter, Berlin
Jackson DD (1965) The study of the family (dt. 1980: Das Studium der Familie. In Watzlawick P, Weakland JH (Hrsg) Interaktion. Huber, Bern, S 21)
Jaspers K (1953) Die Idee des Arztes. In: Philosophische Aufsätze. Fischer, Frankfurt am Main, S 114
Kant I (1781, 1968) Kritik der reinen Vernunft. In: Kants Werke. De Gruyter, Berlin
Kant I (1798, 1968) Die Macht des Gemühts durch bloßen Vorsatz seiner krankhaften Gefühle Meister zu sein. In: Kants Werke. De Gruyter, Berlin
Korolkovas A (1974) Grundlagen der molekularen Pharmakologie. Thieme, Stuttgart New York
Laing RD (1972) Knoten. Rowohlt, Reinbeck
Levitzky A (1974) Conformational changes induced in proteins by drug molecules. In: Modern Pharmacology Featherston
Lorenz K (1973) Die Rückseite des Spiegels. Piper, München, S 47
Mattern Hj (1984) Dankesrede zur Verleihung der Paracelsus-Medaille. Ärzteblatt Baden-Württemberg 6, S 223
Nietzsche F (1884, 1966) Also sprach Zarathustra. Goldmann, München (Goldmanns Gelbe Taschenbücher, Bd 403, S 9)
Riedl R (1978/79) Über die Biologie des Ursachen-Denkens. In: Ditfurth H (Hrsg) Mannheimer Forum. Boehringer Mannheim, Mannheim, S 9
Russell B (1912) The problems of philosophy (dt. 1967: Probleme der Philosophie. Suhrkamp, Frankfurt am Main)
Selvini-Palazzoli M, Boscolo L, Cecchin G, Prata G (1975) Paradosso e Controparadosso (dt. ⁴1984: Paradoxon und Gegenparadoxon. Klett-Cotta, Stuttgart)
Uexküll T von, Wesiack W (³1985) Wissenschaftstheorie und Psychosomatische Medizin, ein bio-psycho-soziales Modell. In: Uexküll T von (Hrsg) Psychosomatik. Thieme, Stuttgart New York, S 1
Vollmer G (1974, ⁴1987) Evolutionäre Erkenntnistheorie. Hirzel, Stuttgart
Watzlawick P (1981) Selbsterfüllende Prophezeiung. In: Watzlawick P (Hrsg) Die erfundene Wirklichkeit. Piper, München, S 91
Watzlawick P (³1983) Anleitung zum Unglücklichsein. Piper, München
Watzlawick P, Beavin JH, Jackson DD (⁶1982) Menschliche Kommunikation. Huber, Bern
Weiss PA (1968) Das lebende System. In: Koestler A (Hrsg) Das neue Menschenbild. Moldau, Wien, S 14
Wiener N (1948, ²1963) Kybernetik. Econ, Düsseldorf, S 39
Zappe HA (1980) Die Bindungsstellen hämolyseinduzierender Pharmaka an der Glutathionreduktase aus menschlichen Erythrocyten. Diss., Heidelberg
Zappe HA, Krohne-Ehrich G, Schulz GE (1977) Low resolution structure of human erythrocyte glutathione reductase. J Mol Biol 113: 141–152

Der hoffnungslose Patient

Hansjakob Mattern

Ein Patient schrieb:

> Ich gehe diese Straße,
> einsam – Schritt um Schritt,
> es kommt niemand entgegen
> und es geht niemand mit.
> Ich bin des Suchens müde
> nach Wärme, Schutz und Ruh',
> wann ist der Weg zu Ende,
> das Suchen nach dem Du?

Hoffnungslosigkeit und Angst haben in den letzten Jahrzehnten rational und irrational fast bedrohlich zugenommen, Angst, die das Nichts offenbart. Nach Heidegger ist dies das schlechthin Unheimliche, worin die Welt von uns weggerückt, das Seiende entgleitet und wir haltlos zurückbleiben. Eine Situation, die man auch mit den Worten von Gottfried Benn (1953) bezeichnen könnte:

> Ob Rosen, ob Schnee, ob Meere,
> was alles erblühte, verblich,
> es gibt nur zwei Dinge: die Leere
> und das gezeichnete Ich.

Wenn schon Kierkegaard unser Zeitalter als das der Hoffnungslosigkeit und Angst kennzeichnet, so hat er doch, wie auch Jaspers, darin eine Chance und Heilpotenz gesehen.

Wenn ich mich nun der Frage nähern will, welche Relevanz das Zeitbild der Hoffnungslosigkeit, der Angst und Unsicherheit für die Tätigkeit des Allgemein- und Hausarztes hat und ob sich auch das Patientenbild und damit der ärztliche Auftrag verändert hat, so muß man bei der Beantwortung dieser Frage differenzieren. Die Gestalt einer Praxis wird durch viele Faktoren beeinflußt: Stadt oder Land, hier Großstadt dort Dorfgemeinde, hier Industriegebiet dort Agrarland, doch nicht zuletzt durch die Persönlichkeit des Arztes, seine wissenschaftliche, seine persönliche, seine menschliche Prägung.

Bevor ich Sie nun bitte, zum Thema einige Patientenschicksale zu betrachten, einige Gedanken zum geistigen Hintergrund unserer Arbeitstagung: Es ist unser Anliegen, nicht nur heute und morgen, sondern auch übermorgen unserer Medizin das Gedankengut einer anthropologischen Medizin nahezubringen, also einer Medizin, die immer den ganzen Menschen meint. Viktor v. Weizsäcker sah darin die Einheit der Wirklichkeiten, die die vergangenen Jahrzehnte in scheinbar getrennte Bereiche aufgeteilt haben, die nur über Brücken wieder zueinander führen können. Die Einführung des Subjekts in die Medizin bedeutet für den Arzt, den Arzt jedes Faches, wenigstens den Versuch zu unternehmen, den Kranken in seinem Kranksein wahrzunehmen. Martin Buber sagt dazu: „Die Ganzheit der Person und durch sie die Ganzheit des Menschen erkennen, kann er erst dann, wenn er seine Subjektivität nicht draußen läßt und nicht unberührter Betrachter bleibt" (Buber 1962).

Daß Viktor v. Weizsäcker der kühne Versuch zunächst mißlang, die ganze Medizin in eine anthropologische umzuwandeln, daran waren nicht nur die Ärzte beteiligt, sondern auch die Kranken, die sich an das Es klammerten, um dem Ich zu entgehen, und so dem Arzt ermöglichten, den Weg des geringeren Widerstandes zu gehen. Das Ziel sollte aber sein, jenes Interaktionsparadigma zu schaffen, in dem in der Begegnung zwischen Arzt und Patient auch alle sozialen Wechselwirkungen mit eingeflochten sind.

Nun zur Praxis

Ein Patient – 34 Jahre alt, erfolgreicher Freiberufler, verheiratet, ein Kind – kam vor einigen Wochen zu mir. Vor einem Jahr mußte er wegen eines Seminoms ohne Lymphknotenbeteiligung operiert werden. Während einer postoperativen Bestrahlungsserie verfiel dieser Patient in eine reaktive Depression. Er sah seine berufliche und familiäre Existenz bedroht, verlor sein Selbstvertrauen und glaubte nicht mehr an eine Heilung.

Dann kam in diesen Tagen eine 40jährige Patientin erstmalig nach einer Mammauntersuchung durch einen Gynäkologen in meine Praxis. Sie machte einen verzweifelten und ängstlichen Eindruck. Man hat der Patientin die Diagnose mitgeteilt: Krebs im fortgeschrittenen Stadium; man wisse nicht, ob man noch operieren sollte. Die Patientin sagte mir, es sei ihr plötzlich schwarz vor Augen geworden, sie sei in Ohnmacht gefallen. Es war ihr, als höre sie das Rasseln herabfallender Gitter, kein Ausweg, kein Entkommen, ringsum Stäbe, wie Ausrufezeichen der Angst!

Dann kam vor zwei Tagen, wie jede Woche, Claudia zu mir. Sie saß mir weinend gegenüber. Sie war einmal in der Heroinszene, jetzt ist sie HIV-positiv. In meiner Hilflosigkeit versuche ich, ihr dennoch Mut zu machen, und berichte ihr von Fortschritten in der AIDS-Forschung. Ihr Freund kommt jedesmal mit, ist HIV-negativ. Er kümmert sich in rührender Weise um Claudia. Beide sind arbeitslos.

Schließlich möchte ich nicht die Begegnung mit einem Kollegen auslassen. Er leidet an einer endogenen Depression und schilderte mir seine Situation vor Beginn seiner Sprechstunde, wie sie sich häufig abspielt. Wie oft saß er am Rand seines Bettes, wohl wissend, daß er aufstehen muß, um in seine Praxis zu fahren. Auch diesmal fand er nicht die Kraft. Er empfand nur eine unvorstellbare Leere. Wie mechanisch griff er nach dem am Bett stehenden Telefon und konnte die Nummer seines engsten Freundes wählen. Als er dessen Stimme hörte und mit ihm sprechen konnte, gelang ihm der Weg in die Praxis.

Versuchen wir nun den Ursachen der Schicksale unserer Patienten nachzugehen, so sind es oft gesellschaftliche Bedrohungen, die Ausweglosigkeit eines Konfliktes, einer Krankheit, einer Schuld. Oder die Angst vor eigener Unfähigkeit, Angst vor zwischenmenschlichen Beziehungen. Zugleich kann aber auch die Angst eine elementare Schutzfunktion darstellen; Konrad Lorenz (1973) berichtet davon. Denn Angst bewegt dich und mich, ja die ganze Welt, und meint eine ganz reale Gefahr.

Die vorgestellten Schicksale stammen aus dem ärztlichen Alltag. Doch wie viele mögen noch verborgen sein hinter alltäglichen somatischen Angeboten wie Kopfschmerz, Kreuzschmerz, Unwohlsein und Schlafstörungen. Wie schwer ist oft die Sinndeutung organischer Krankheiten und damit das tiefere Verständnis für das Kranksein, aber auch seines eigenen Selbst. Schon diese Gedanken sind Bausteine der Brücke, die das andere Ufer suchen, das Ufer, auf dem wir nach Antworten suchen, nach Fragen, die wir uns gemeinsam stellen.

Meine lieben Kolleginnen und Kollegen, Jahrtausende liegen zwischen dem Jetzt und der Aussage Platons: „Das ist der große Fehler bei der Behandlung von Krankheiten, daß es Ärzte für den Körper und Ärzte für die Seele gibt, wo beides doch nicht getrennt werden kann." Wohl hat die Suche nach der Einheit von Psyche und Soma nie aufgehört, wurde aber entscheidend durch das 19. Jahrhundert, das Jahrhundert der naturwissenschaftlichen Erfolge, unterbrochen. Der enorme Wissenszuwachs hat wohl die intellektuellen Kräfte überfordert und zwangsläufig zur Spezialisierung geführt. Diese notwendige Arbeitsteilung führte aber auch zu getrennten Realitäten und, meist unbeabsichtigt, zur erschwerten Einsicht in die Einheit von Psyche und Soma. So wurde oft vergessen, daß in der Medizin der *Mensch* Gegenstand von Forschung und Lehre ist. Zu Beginn unseres Jahrhunderts war es dann die „Heidelberger Schule" mit den bedeutenden Lehrern Ludolf v. Krehl, Viktor v. Weizsäcker und Richard Siebeck, die diese Tatsache gegen heftige Widerstände ins Bewußtsein riefen.

Erinnern wir uns vor diesem Hintergrund an die vorgestellten Patienten: Da ist zum einen der Patient, der an einem Seminom erkrankte und in eine reaktive Depression verfiel, die mit existentieller Angst einherging. Angst ist immer die Situation des Bedrohtseins mit Zukunftsbezug. Diese Angst verbarg sich hinter einer Reihe von Befindlichkeitsstörungen, wie Neigung zu Kopfschmerzen und Schlafentzug. Da mir aber das Umfeld des Patienten, seine berufliche Kreativität bekannt war und wir in Gesprächen die günstige Prognose besprochen hatten, war ich von der psychischen Veränderung überrascht. Ein ausführliches Gespräch erhellte die Hintergründe: Die medizinisch als notwendig erachtete Nachbestrahlung, die Begegnung im Warteraum mit vielen an Krebs Erkrankten, die dort geführten Gespräche eröffneten eine negative Zukunftsperspektive. Die Angst eines Krebskranken hat meist einen sehr realen Hintergrund, obwohl in den letzten Jahren, wie in diesem Fall, der maligne Keimzellentumor potentiell heilbar ist. Jede Krebserkrankung erlangt aber für den Betroffenen eine Bedeutung, die alle anderen Bereiche seines Lebens überschattet. Sie bedeutet eine „Gratwanderung", die sehr grausam sein kann. „Meine Familie hat sich durch meine Krankheit verändert", sagte er. „Mein Sohn wird immer stiller, immer ruhiger. Das belastet mich."

Anne-Marie Tausch meint in ihrem 1981 erschienenen Buch *Gespräche gegen die Angst* (sie ist 1983 an den Folgen eines Karzinoms gestorben):

> Mein Eindruck ist, daß in der Öffentlichkeit im Rahmen der Bemühungen, den Krebs rechtzeitig zu erkennen, viel Angst erzeugt wird. Die Angst wird regelrecht heraufbeschworen. In den Massenmedien ist viel die Rede davon, den Krebs durch Vorsorgeuntersuchungen zu „besiegen". Hat dabei niemand an die Betroffenen gedacht, die den Kampf verloren haben?

Die erneute Lektüre des Buches von Frau Tausch, auch ihre Veröffentlichung *Wege zu uns,* ein Buch, das sie mit ihrem Mann schrieb, haben meine jahrzehntelange Erfahrung bestätigt: Die tiefe Angst bei den an Krebs Erkrankten läßt diese nicht zur Ruhe kommen (Tausch u. Tausch 1983).

Es ist sehr einfach – leider eine nicht wenig verbreitete Auffassung –, dem Kranken knallhart die sog. Diagnose zu sagen. Aber es ist unmenschlich, wenn man nicht bereit ist, bei der Verarbeitung der grausamen Wahrheit zu helfen. Auf die Fragen: Wie geht es weiter?, Was habe ich zu erwarten?, Wie lange habe ich noch zu leben?, sollte man mit Wahrhaftigkeit antworten – und das sind eben Gespräche und immer wieder Gespräche. Und doch, wie oft findet man keine oder nicht die richtige Antwort. Auch werden manchmal Fragen dramatisch, schicksalhaft beantwortet, gegen jede prognostische Vorausschau.

Frau Tausch (1981) berichtet in ihrem Buch auch von vielen Gesprächen zwischen Patient und Arzt, die uns nachdenklich stimmen sollten. Um nur eines herauszugreifen: „Bei einer Nachsorgeuntersuchung sagte mir mein Arzt: So, Sie haben 1969 ein Melanom gehabt. Na, das finde ich toll. Es leben bestimmt nicht mehr viel Leute, die 1969 ein Melanom gehabt haben." Die Patientin fühlte sich in ihren tiefsten Ängsten bestätigt und hatte das Gefühl, daß der Arzt nicht fähig war, sich in ihre Lage zu versetzen, geschweige denn, sie zu verstehen.

Das Bild des Menschen Claudia verläßt mich nicht. Ihr fahles, kluges Gesicht ist umrahmt von ungeordneten Haaren, ihre Kleidung ist nachlässig. Claudia versucht nicht mehr, ihre schlanke, ansehnliche Gestalt zu schmücken. Sie hat mir einmal gesagt: „Endlich hört mir jemand zu und belehrt mich nicht." Daran habe ich mich erinnert, auch daran, daß sie sagte: „Ich habe nicht mehr gehofft, daß mich jemand noch versteht, auch wenn er weiß, was ich habe." – Die Begegnung mit Claudia ist zu einem Ereignis geworden. Meine Hilflosigkeit spiegelt etwas von der Hilflosigkeit wider, die besonders auch meine Generation beschleichen sollte. Aber unsere Gesellschaft gleicht, wie ich einmal las, einem Mann, der ahnungslos in einem Minenfeld umherirrt und sich dabei noch um seine Altersrente Sorgen macht.

Doch auch darüber sollten wir nicht die Begegnung mit dem Kollegen vergessen, der an einer endogenen Depression leidet. Die Depression ist nach Ringel (1984) die häufigste psychiatrische Erkrankung der Ärzte, die Suizidrate 2,5mal höher als bei der Allgemeinbevölkerung. Also ein Thema hoher Aktualität.

Im Leben der meisten Menschen – und das betrifft auch uns in besonderer Weise – besteht ein krasses Mißverhältnis zwischen dem, was man erlebt, und der Zeit, die uns bleibt, Erlebtes zu verarbeiten. Rilke meint dazu: „Hast Du denn ausempfunden die Rosen vergangenen Sommers?" (Ausg. 1951) So bleibt vieles auf dem Grunde unserer Seele liegen.

Wir sollten bei dieser Thematik, von der Sie im folgenden Film sehen und hören werden, daran denken, daß wir bei der so betont verstandesmäßigen Handhabung der Medizin leicht unsere Gefühlswelt ignorieren und uns dadurch mehr und mehr von uns selbst entfernen. Der Weg zu uns selbst ist aber die Voraussetzung, um auch das Du im kranken Menschen zu begreifen. Die Balint-Gruppe, als wissenschaftlich fundierter Weg, führt dahin.

Die Zunahme depressiver Krankheitsbilder in den sog. zivilisierten Ländern ist eine Herausforderung an uns Ärzte. Aus der Zahl der depressiven Kranken werden 85% von niedergelassenen Ärzten, nur 15% klinisch oder ambulant durch Psychiater behandelt (Pöldinger 1982). Diese Tatsache ist nach Auffassung von Kielholz (1981) eine Chance für den Hausarzt, da dort das mögliche Vertrauensverhältnis, das örtlich und menschlich Nahestehen die Grundlage zur Betreuung bilden. Vor welchem Hintergrund hat sich diese Entwicklung vollzogen? Es ist die oft erschreckende Beziehungslosigkeit zum Mitmenschen, zur Umwelt. Es sind die Vereinsamung, oft die Mißachtung und Isolierung des alten Menschen, der Egoismus in jeder Lebenssituation, die Zunahme der Zahl chronisch Kranker, der Zerfall familiärer Bindungen, Gefühllosigkeit, falsch verstandene Sexualität.

Und vergessen wir nicht, von den mindestens 14000 Männern und Frauen, die jährlich in unserem Land freiwillig aus dem Leben gehen, haben vielleicht die allermeisten in der heimlichen Hoffnung ihren Arzt aufgesucht, als Lebensmüder erkannt und durch Zuwendung und menschliche Wärme von diesem Schritt zurückgehalten zu werden. Doch die zunehmende Technisierung der Praxis und die Tageshektik verhindern leicht, daran zu denken, daß körperliche Beschwerden Signale seelischer Not sein können.

Herr Ambühl, ein erfahrener Schweizer Telefonseelsorger, hat mir einmal gesagt: „Wer bereit ist, sein Leben wegzuwerfen, ist auch vielmals bereit, ein neues zu beginnen."

Nur zwei Dinge

Durch so viel Formen geschritten,
durch Ich und Wir und Du,
doch alles blieb erlitten
durch die ewige Frage: wozu?

Das ist eine Kinderfrage.
Dir wurde erst spät bewußt,
es gibt nur eines: ertrage
– ob Sinn, ob Sucht, ob Sage –
dein fernbestimmtes: Du mußt.

Ob Rosen, ob Schnee, ob Meere,
was alles erblühte, verblich,
es gibt nur zwei Dinge: die Leere
und das gezeichnete Ich.

Gottfried Benn (1953)

Literatur

Benn G (1953, Ausg. 1960) Nur zwei Dinge. In: Gesammelte Werke, Bd III: Gedichte. Limes, Wiesbaden
Buber M (1962) Das biologische Prinzip. Lambert Schneider, Heidelberg
Hahn P, Jakob W (1986) Viktor von Weizsäcker zum 100. Geburtstag. Springer, Berlin Heidelberg New York Tokyo
Kielholz P (1981) Der Allgemeinpraktiker und seine depressiven Patienten. Huber, Bern
Lorenz K (1973) Die Rückseite des Spiegels. Versuch einer Naturgeschichte menschlichen Erkennens. Piper, München
Pöldinger W (1982) Einleitung. In: Pöldinger W (Hrsg) Die Depressionen aus der Sicht des Nichtpsychiaters. Werk, München-Gräfelfing
Reiner A (^{3}1981) Ich sehe keinen Ausweg mehr. Kaiser, München
Rilke RM (1951) Der ausgewählten Gedichte erster und zweiter Teil. Insel, Wiesbaden
Ringel E (1984) Der Arzt und seine Depression. Facultas, Wien
Tausch A-M (1981) Gespräche gegen die Angst. Rowohlt, Reinbek
Tausch R, Tausch A-M (1983) Wege zu uns. Rowohlt, Reinbek

Gesichter der Depression – Auszüge aus einem Gespräch zwischen Betroffenen und Ärzten

Wolfgang Wagner und Konrad F. Cimander

Zur Entstehung des Films[1]

Depressive Patienten, ihre Familienangehörigen und Ärzte treffen zusammen und führen im Salon Balint des Hotel Monte Verità ein 6stündiges Gespräch im Sinne der Monte Verità-Gruppen, nur unterbrochen durch eine kurze Mittagspause. Gero v. Boehm, Wissenschaftsjournalist und Filmemacher aus Heidelberg, und seine Mitarbeiter zeichnen die Gespräche auf, fast unmerklich für die Gruppe, feinsinnig, aber doch so intensiv. Aus der Aufzeichnung werden einige Schwerpunkte zu einem 45minütigen Film zusammengestellt und so aneinandergereiht, daß der Betrachter den Ablauf der Gespräche und die Dynamik der Gruppe im wesentlichen miterleben kann. Die Darstellung der besonderen Probleme der Arzt-Patient-Beziehung im Rahmen depressiver Stimmungsstörungen und die Ausstrahlung ärztlicher Entscheidungen in das soziale Umfeld stehen bei diesen Bemühungen im Vordergrund. Nicht die Kenntnis der Symptomatik, des Verlaufs und der Therapie depressiver Erkrankungen soll vermehrt werden, sondern das Wissen über die Arzt-Patient-Beziehung und die Patient-Arzt-Beziehung, die gerade bei diesen Krankheitsbildern das therapeutische Arbeitsbündnis so maßgeblich beeinflußt.

Die Gespräche verlaufen in einem herrschaftsfreien Raum, von Mensch zu Mensch. Das Undenkbare darf gedacht, das Unaussprechliche gesagt werden (Fromm 1977). Manchmal kehren sich die Rollen um. Die Ängste des Arztes werden deutlich, können emotional neu erlebt und einer Lösung zugeführt werden: Die Experten sind zu Betroffenen geworden.

Symptomatik, Arzt und Familie, die Angst des Patienten – die Angst des Arztes, Selbstwert und Selbstmord sowie Therapie und Coping sind die 5 Themen des Films. Sie werden verbunden durch Stimmungsbilder, in denen Landschaftsaufnahmen mit Klangbildern zu Seelenlandschaften verschmelzen, Einladung zur Kontemplation, zur Verinnerlichung des Erlebten, zur Vorbereitung auf das Kommende.

---

[1] *Wissenschaftliche Leitung:* Boris Luban-Plozza, Locarno; Walter Pöldinger, Basel; *Regie:* Gero v. Boehm, Heidelberg; *Produktion:* Duphar Pharma, Hannover, in Zusammenarbeit mit Interscience Film, Heidelberg.

Die Schlußszene, unmittelbar bei Gesprächsende aufgenommen, läßt uns am entspannten Beisammensein teilhaben, Ascona schmückt die Bilder mit seinen ersten Kamelienblüten. Die Gesichter haben sich verändert. Wir ahnen Zuversicht und Hoffnung. Wir spüren die Kraft, die Befreiung, die aus dem menschlichen Miteinander kommt. Der Monte Verità, der Wahrheitsberg, hat uns in seinen Bann gezogen. Noch lange klingt Unsagbares in uns nach.

Literatur

Fromm E (1977) „Das Undenkbare, das Unsagbare, das Unaussprechliche". Vortrag auf dem 5. Balint-Treffen am 25. 3. 1977 in Ascona

Auszüge aus dem Gespräch[2]

– Die Symptomatik –

Frau Schmiede[3]: Ich hab' so gut wie nicht mehr denken können. Das war vollkommen entsetzlich. Ich bin zwar noch arbeiten gegangen, aber es ging weiter abwärts, bis ich überhaupt nichts mehr konnte. Ich konnte kein Telefon mehr abnehmen...

Prof. Pöldinger: Was haben Sie sich gedacht, was mit Ihnen vorgeht? Haben Sie sich krank gefühlt?

Frau Schmiede: ... so unglücklich, daß ich überhaupt nicht mehr teilhaben konnte...

Frau Baldur: Die Symptome waren die gleichen, wie sie Frau Schmiede geschildert hat. Ich habe mich dann selbst entschlossen, etwas zu unternehmen, und habe mich in der psychiatrischen Klinik angemeldet.

Prof. Pöldinger: Haben Sie das von Anfang an als Krankheit erlebt? Sie sind ja immerhin zu einem Arzt gegangen.

Frau Baldur: Ja. Ich fühlte mich sehr schlecht, ich hatte Todesängste. Ich hatte das Gefühl, etwas ist sehr bedrohlich, etwas schneidet mir das Leben ab. Ich hab' das von Anfang an als etwas Medizinisches angesehen und gedacht, ich müsse zum Arzt.

---

[2] Die hier wiedergegebenen Dialoge entstammen stark gekürzten Teilen des Films und wurden zur besseren Lesbarkeit behutsam redigiert (Anm. d. Hrsg.).
[3] Die Namen der Patienten wurden geändert (Anm. d. Hrsg.).

Frau Clausen: Ungefähr drei Jahre ist es her, daß ich das Gefühl hatte, beruflich und privat nicht mehr abschalten zu können ... wie eine Uhr, die aufgezogen ist und nie stehenbleibt. Besonders abends, des nachts immer ... Ich war so überdreht und konnte keine Kraft mehr schöpfen, wenn ich Feierabend hatte. Ein paar Monate später, als ich auch noch Herzrhythmusstörungen bekam, hatte ich in der Arbeit einen Nervenzusammenbruch ...

Prof. Pöldinger: Was war das Schlimmste an den Depressionen?

Frau Schmiede: Das Schlimmste war, daß ich vollkommen weg, vollkommen abgetrieben war. Ich hatte keine Verbindungen mehr mit der Welt ... Ich saß dann da, die anderen unterhielten sich, und ich brachte keinen Gedanken und kein Wort mehr zusammen ...

...

Prof. Pöldinger: Wie ist das mit dem Nicht-verstehen-können für diejenigen, die nicht selbst Depressionen gehabt haben? ... Es gibt offenbar in der Depression etwas, das nur verständlich ist für solche, die selbst darunter leiden ...

Frau Schmiede: ... Zum Beispiel die Sache mit dem Denken. Ich fragte einmal, kannst du dir vorstellen, du sitzt da und hast eine vollkommene Leere im Kopf, du kannst dich überhaupt nicht beteiligen am Leben. Und da wird mir geantwortet, nein, das kann ich mir nicht vorstellen.

Frau Diebach: ... Aber vom Arzt fühlt man sich verstanden, oder? ...

Frau Schmiede: ... wenn ich kein Vertrauen zum Arzt habe, dann fühle ich mich auch nicht richtig verstanden ...

Prof. Petzold: Welche Sicherheit gibt Ihnen der Arzt, der Sie versteht?

Frau Schmiede: Ja, viele Leute sagen, ach ihr, ihr täuscht das nur vor, ihr spielt das bloß, ihr habt ja gar nichts, ihr seid ja gar nicht krank.

– Die Angst des Patienten, die Angst des Arztes –

Prof. Pöldinger: ... Patienten, die an Depressionen leiden, erleben es und haben Angst davor, daß sie von den Angehörigen nicht verstanden werden und auch von den Ärzten nicht verstanden werden. Was wir nicht ausgesprochen haben, ist, daß wir Ärzte tatsächlich auch Angst vor depressiven Patienten haben.

Dr. Dickhaut: ... ich glaube, gerade bei den Ärzten, die damit zu tun haben, besteht die große Angst, mit den Angehörigen zu sprechen. Die Angst, in der Familienkonfrontation gefordert zu werden, gedrängt zu werden, das Ganze zu erklären. Das ist besonders schwierig, und davor haben die Ärzte Angst, viele Ärzte jedenfalls. Denn das heißt mehr als Verstehen, das ist eher Akzeptieren. Den Menschen als Kranken zu akzeptieren, das ist auch für Angehörige nicht einfach; sie verlangen Erklärungen: ich möchte verstehen, ich begreife es nicht.

Frau Diebach: Ich hab' auch Schwierigkeiten mit Ärzten. Ich trau denen nicht so viel zu. Und deswegen hab' ich immer versucht, selbst 'rauszufinden, was los ist. Jetzt habe ich den Eindruck, daß es weniger daran liegt, daß der Arzt das nicht verstehen kann, weil er es nicht selbst erlebt hat. Denn es gibt ja offensichtlich Ärzte, zu denen man Vertrauen hat, bei denen man sich wohl fühlt und die einen begleiten und nicht einfach nur mit Medikamenten und Spritzen behandeln. Das Problem ist nicht, daß es jeder durchlebt haben muß, um es zu verstehen, sondern das Problem ist, es ernst zu nehmen und wahrzunehmen.

Dr. Cimander: Ich begreife in vielen Fällen sicherlich nicht, was dahinter steht, und ich habe auch Existenzängste. Ich habe auch Angst, daß ich etwas falsch machen könnte. Müßte der Patient es dem Arzt nicht begreifbarer machen, in welche Richtung er sich bewegen soll?

Frau Baldur: Sicher. Ich habe allerdings in meiner Therapie das Gegenteil erlebt. Meine Schilderungen haben die Therapeuten eher abgestoßen, so daß sie sich thematisch auf mein Leben verlagerten: Was stimmt da nicht, was klemmt da? Also, daß ich mich falsch verhalte, wenn ich zuviel über die Symptome nachdenke oder versuche, sie zu schildern.

Prof. Mattern: Eine Depression zu erkennen, ist für den Allgemeinarzt, den Hausarzt nicht immer leicht. Er sollte sich dabei auch nicht überfordern. Er wird an eine Grenze kommen, wo er den fachkompetenten Kollegen braucht, den er jederzeit hinzuziehen kann ... Ich würde mir nicht immer zutrauen, Entscheidungen z. B. über die medikamentöse Behandlung alleine zu treffen. Der Hausarzt kann die Führung übernehmen, aber er muß immer das Gespür dafür haben, wo eine gefährliche Situation eintreten kann ... Es treten immer wieder Schwankungen im Leben auf, von denen man, wenn man sie nicht gekannt hätte, gesagt hätte, das sind normale Schwankungen, wie jeder sie kennt. Da genügt ja dann oft schon die Hand, um hier eine Brücke zu bilden ...

Prof. Luban-Plozza: Wir haben heute von jedem Betroffenen gehört, daß es mit körperlichen Beschwerden anfing oder weiterging. Das ist die Chance des Hausarztes, gerade bei diesen Kranken Kontakt zu finden, auch körperlichen Kontakt beim Untersuchen. Ich denke, daß eine sorgfältige Untersuchung eine gute Brücke sein kann, gerade um diese Angst abzubauen, von der Sie gesprochen haben, sowohl beim Patienten als auch beim Arzt, weil er das wenigstens an der Universität gelernt hat oder hätte lernen sollen ...

Bei dieser Untersuchung geschieht schon etwas in der Richtung, daß die Unsicherheit, diese unheimliche Unsicherheit, abgebaut wird in dem Sinne: ich bin nicht schwer körperlich krank. Dann gibt es eine bessere Möglichkeit des Gesprächs. Es ist erstaunlich, wie wir beim Untersuchen das Gespräch anbahnen können.

— *Arzt und Familie* —

Herr Diebach: Bei meiner Mutter fing es vor drei Jahren an. Ich kam damit überhaupt nicht zurecht. Ich habe zwar gemerkt, daß sich bei meiner Mutter irgendwas verändert hatte, aber ich wußte nicht, wie ich mich verhalten sollte. Ich habe das nicht als Krankheit angesehen, weil ich es nicht verstanden habe ... Die Angehörigen können viel dazu tun, daß es dem Patienten besser geht. Der Patient hat schließlich mehr mit den Angehörigen zu tun als mit dem Arzt ... Der Arzt hat zu meiner Mutter gesagt, sie müsse mehr an sich denken. Das hat für uns bedeutet, daß wir uns von heute auf morgen umstellen mußten. Das war sehr schwierig. Darum ist es wichtig, daß man mit zum Arzt kommt, damit der Arzt einem erklären kann, daß man sich als Angehöriger auch umstellen muß ...

Frau Diebach: Mein Arzt hat mir gesagt, ich müsse anfangen, an mich zu denken. Das hat mich sehr verändert ... ich habe festgestellt, daß ich mit mir bis dahin noch nie klargekommen war. Ich habe angefangen, an mich zu denken. Also nicht immer erst die Söhne und dann ganz lange nichts und dann ich, sondern: jetzt will ich, und jetzt mach' ich einfach, weil ich das will; oder ich bleib' mal drei Tage weg und möchte drei Tage nicht anrufen, möchte versuchen, ob ich das schaffe ... Mein Sohn sagt: Du bist ganz schön egoistisch geworden.

Herr Diebach: Also ich wollte mich mit dem Arzt wirklich auseinandersetzen. Ich fand das ganz schön unverschämt von ihm, zu meiner Mtter zu sagen, jetzt seien Sie mal egoistisch. Meine Mutter kam nach Hause, und es lief gleich alles anders: Ich mach' das nicht mehr. Du machst jetzt dies, du machst jetzt das ... Wie kann der Arzt nur alles umwerfen, das ganze Familiensystem, das man immer hatte? Das habe ich nicht verstanden. Daß dadurch Aggressionen zu Hause aufkamen, das ist vielleicht verständlich ... darum muß der Arzt, wenn er sowas entscheidet, *mit uns* entscheiden, finde ich ...

Frau Diebach: Meine Söhne haben mich zwar ausgenutzt, aber nur weil ich das indirekt auch so gewollt habe. Ich wollte ja, daß sie mich immer lieb haben, und deswegen habe ich alles für meine Söhne getan. Ich bin auch so erzogen. Ich wollte, daß meine Mutter mich immer lieb hat, und sie hat mich, glaube ich, nur lieb gehabt, weil ich gearbeitet habe ... da hieß es, du taugst zwar nicht viel, aber du kannst arbeiten. Das höre ich heute noch ...

Prof. Petzold: Ein Spiel dreht sich nach jedem, der daran teilnimmt. Das ist eine fundamentale Regel. Mit der Regel „für die Söhne tue ich alles" kommt man in ein bestimmtes Verhaltensmuster hinein. Das mag eine lange Zeit recht gutgehen, und dann merkt man auf einmal: das geht aber auf meine Kosten, und mein eigenes Leben geht an mir völlig vorbei. Das ist der Punkt, an dem deutlich wird, die Depression ist eine Unfähigkeit, nein zu sagen, dem Nahestehenden, dem Mann oder dem Sohn. Und solange man in dieser Unfähigkeit verharrt, verharrt man in der Depression. In dem Moment, in dem man dieses Muster erkennt, kann man was ändern. Dann sagt man nein..., dann gibt es Ärger. Aber das ist aus meiner Sicht eine der wenigen Möglichkeiten, um überhaupt herauszukommen. Also: wenn man unfähig ist, nein zu sagen, kann man anfangen, das zu lernen. Das ist der erste Schritt heraus.

– Selbstwert und Selbstmord –

Prof. Pöldinger: Eine Konzeption der Depression besteht darin, daß sich die Aggression, die sich nicht gegen den anderen richten kann, gegen die eigene Person richtet. Deswegen ist wahrscheinlich auch die Suizidalität ein Problem der Depression.

Frau Baldur: ... ich habe den Eindruck, daß mein Verhalten sich gegen mich wendet, daß ich selbstzerstörerisch lebe ... Ich merke, daß ich mich sehr mit Problemen anderer Leute beschäftige und mich selber vernachlässige. Das geht so weit, daß ich nachts nicht mehr schlafe, nur weil ich jemand anderem beistehen möchte, obwohl ich dann selbst am Ende meiner Kräfte bin ...

Prof. Pöldinger: Und Sie fürchten, da sei eine Absicht dahinter?

Frau Baldur: ... ich bin erst während meinem jetzigen Klinikaufenthalt darauf gekommen, daß das vielleicht einen appellativen Charakter hat, daß ich etwas erreichen will. Aber diese Zusammenhänge sind mir noch nicht sehr klar. Ich möchte mehr darüber wissen ...

Prof. Pöldinger: ... daß Sie Zusammenhänge sehen, ist doch schon ein großes Stück Arbeit, das Sie hinter sich haben ...

Frau Baldur: ... wobei ich mich wundere, wie schwer mir das fällt. Ich bin jahrelang in Therapie gegangen und habe wenig entdeckt. Ich frage mich, wieso ich nicht besser in der Lage bin, mich zu steuern.

Prof. Pöldinger: Sie sind enttäuscht von dem Ergebnis der Therapie?

Frau Baldur: Ja.

Prof. Pöldinger: Hat man zu Beginn der Therapie darüber gesprochen, welches Ziel diese Therapie haben könnte?

Frau Baldur: Am Anfang der Therapie wurde mir klargemacht, daß ich absolut kein Selbstbewußtsein hätte und daß ich das erarbeiten müßte. Das war eigentlich alles.

Prof. Pöldinger: Hat man Ihnen auch gesagt, *wie* man sich ein Selbstbewußtsein erarbeitet?

Frau Baldur: Nein. Ich bin bis heute nicht das Gefühl losgeworden, daß mich die Leute kritisieren werden, wenn ich etwas sage. Ich bin nicht frei von diesem Gefühl, und ich weiß im Grunde auch nicht genau, was normal ist.

...

Herr Diebach: Das Kritisieren kommt doch meistens vom Arzt. Meiner Mutter hat er nur die negativen Sachen erzählt, die sie hat ... Man redet sich schon selbst genug ein, daß man nicht selbstbewußt ist. Wenn der Arzt das auch noch bestätigt, wie soll man denn da wieder rauskommen?

Frau Baldur: Ja, das war für mich der letzte Hammerschlag. Was ich selber schon fühlte, wie Sie sagen, das wurde jetzt professionell bestätigt.

Prof. Pöldinger: Können Sie wiederholen, was Ihre Ärztin gesagt hat?

Frau Baldur: ... es war eine Situation, in der ich in Tränen ausbrach. Sie sagte, ich hätte kein Selbstbewußtsein, in einem Ton, da haben wir's. Ich reagiere mit Weinen, weil ich kein Selbstbewußtsein habe.

...

Frau Clausen: Ich hatte sehr schwere Depressionen, und hatte immer die Tendenz, das Selbstwertgefühl zu verlieren, wenig Lebensfreude und Selbstmordgedanken. Vor allem als ich zwischen 14 und 18 Jahre alt war.

Prof. Pöldinger: Was haben Sie gedacht, wenn Sie Selbstmordgedanken hatten?

Frau Clausen: Ich sah die ganze Welt gegen mich. Nichts geht, Keiner mag mich. Und zu Hause hab' ich mich nicht wohl gefühlt. Meine Eltern haben mir nicht viel Geborgenheit gegeben. Ich war immer auf der Suche. Ich war sehr aktiv einerseits, aber andererseits auch total zurückgezogen, also fühlte ich mich sehr einsam ... ich hab' mich auch immer nach einem Freund gesehnt. Jetzt bin ich froh, daß ich in dieser Zeit nie einen hatte, denn ich bin mir sicher, ich hätte mich in eine unendliche Abhängigkeit gestürzt. Ich habe erst eine Weile alleine gewohnt und habe meine eigenen Ressourcen kennengelernt ... Man sucht und sucht und versucht, Leute an sich zu klammern. Letztendlich merkt man, daß man doch alleine mit seinen Sachen fertigwerden muß, zwar mit Hilfe von anderen, aber ohne Abhängigkeit ...

Prof. Pöldinger: ... Haben Sie daran gedacht, sich umzubringen? Hatten Sie konkretere Vorstellungen?

Frau Clausen: Es war verschieden. Stimmungsschwankungen habe ich jetzt immer im Winter, aber Selbstmordgedanken eigentlich nicht mehr. Es war einmal konkret, als ich auf einer Freizeit war mit Freunden zusammen. Ich hatte mich 'ne Weile in den Schnee gelegt und dachte, ich will jetzt nicht mehr, ich schlaf' jetzt einfach ein. Ich hab' wohl so einen Lebensfunken in mir drin, der das einfach nicht zuließ. Ich bin wieder aufgestanden, total ausgefroren. Ich bin nicht krank geworden, das war sehr erstaunlich.

– Coping und Therapie –

Prof. Pöldinger: Als man gewußt hat, daß Sie unter einer Depression leiden, und Sie behandelt wurden, wie hat sich dann Ihr Leben geändert?

Herr Siepen: Wir haben verschiedene Therapien probiert. Was mir selbst gut gelegen hat, waren Tagträume. Wir lagen auf dem Boden, haben die Augen geschlossen und uns konzentriert. Wir haben z. B. eine Reise in die Südsee gemacht und alles so erlebt, wie man es erleben kann, wenn man es sich vorstellt. Das hat mir gut getan ... weil ich auf ganz andere Gedanken gekommen bin. Man hat in diesem Moment keine Depression mehr.

Prof. Petzold: Eins ist deutlich, daß da ein Hunger ist, und daß man diesen Hunger nie ganz stillen kann. Da ist eine Therapie, da bekommt man etwas, da ißt man ein Stück Brot, aber nach einigen Stunden muß man wieder essen. Und so überlegt man sich, wie sichere ich meinen Lebensunterhalt ... ich bin doch nicht verrückt, die einzige Möglichkeit aufzugeben, mit der ich meinen Hunger befriedigen kann. In der Depression zu verharren ist ein Stückchen Überlebensstrategie.

Frau Baldur: ... so daß es also gefährlich wäre, aus der Depression überhaupt herauszukommen ...

Prof. Petzold: Ganz genau, man muß davor warnen!

Herr Diebach: ... aber wenn man immer in der Depression ist und man denkt, man kommt nicht mehr raus, das ist doch viel schlimmer, als wenn man mal rauskommt und dann mal wieder reingeht. Dann weiß man wenigstens, daß man wieder rauskommt.

Frau Baldur: Ja, es gibt Lichtblicke, sicherlich. Ich bin auch jetzt in der Lage, schneller Zusammenhänge zu erkennen zwischen meinem Unwohlsein und erdrückenden Problemen.

Herr Doktor, ich bin doch nicht nervenkrank!
Peter Helmich

Medizinische Wissenschaft und die praktizierenden Ärzte bestimmen, wer gesund und wer krank ist. Die Beschwerden, Leiden und Nöte der Patienten werden in Krankheiten eingeteilt, entsprechend der Diagnose wird eine Therapie eingeleitet.

Seit mehr als 100 Jahren werden neben den Körpersäften, Viren, Bakterien, defekten Organen und Organsystemen seelisch-geistige Kräfte zunehmend als krankmachende Faktoren erkannt und anerkannt. Insbesondere unbewußte Wünsche, Ängste, Konflikte hindern den Leib, die Seele, den Geist des Menschen, harmonisch zu arbeiten, zu erleben. Fehlendes Wohlbefinden macht aus dem Menschen häufig – zu häufig – einen Patienten.

Was geschieht nun mit dem Patienten beim Arzt?

Medizinische Wissenschaft und der vorgeschriebene Weg in Aus-, Weiter- und Fortbildung zum heilkundigen Arzt suggerieren für die Behandlung Objektivität, standardisiertes ärztliches Handeln und rational begründete Strategien.

Wie sieht die Wirklichkeit aus? Es gibt Somatiker, Psychosomatiker, Psychotherapeuten – alle haben *ihre* Sicht vom Patienten und *ihr* Urteil über ihn. Der Schmerz im rechten Oberbauch hat eine andere „Objektivität" für den Internisten als für den Chirurgen, wobei die sog. „harten Daten" identisch sind. Behandelt der eine Arzt jahrelang den Körper eines Patienten, erkennt der andere nach der ersten Konsultation, daß dies ein Irrweg war und therapiert jahrelang die Psyche dieses Menschen.

Welche von den über 200 Behandlungsmethoden dann in der Psychotherapie angewendet wird, richtet sich weniger nach der Persönlichkeit des Kranken und seinem Leid, sondern nach der Schulung des Therapeuten.

Diese Gegebenheiten sollten uns weder überraschen, verärgern noch verunsichern – es muß so sein! Weder ist der Patient ein Objekt noch der Arzt ein neutraler Wissenschaftler. Arzt und Patient begegnen sich als 2 Subjekte und gestalten gemeinsam eine Wirklichkeit – *ihre* Wirklichkeit. Das Fragen nach Wahrheit und Irrtum ist primär nur sinnhaft im Rahmen des Bezugssystems dieser beiden Persönlichkeiten.

Der Mensch ist Körper – Seele – Geist; alles, was wir voneinander wahrnehmen, messen und prüfen können, ist die Individuation einer Persönlichkeit. Jeder Mensch hat eine genetisch wie biographisch bestimmte Möglichkeit, in der Welt zu sein: sein Erleben, Wohlbefinden und Kranksein sind unverwechselbar geprägt. Je schärfer die Wahrnehmung, je bestimmender die Einmaligkeit des Menschen. Dies gilt auch für die Medizin – alle Regelhaftigkeit, alle generellen Aussagen genügen nur einem groben Raster und der Theorie; es ist die ärztliche Kunst, die für jeden Patienten seine individuelle, mögliche, erforderliche und stimmige Therapie bei Orientierung an der allgemein gültigen Krankheitslehre erarbeitet.

Stimmt man diesen Überlegungen zu, ist der alte Streit in der Medizin über die Priorität von Soma und Psyche überflüssig bis zur Ärgerlichkeit: Gewicht hat allein die möglichst umfassende Wahrnehmung der Persönlichkeit des Kranken, seiner Wünsche, Ängste und Beschwerden und die Suche nach *seiner* Chance, Hilfe zu finden.

Es gilt, eine Strategie im Werte- und Weltbild des Patienten zu bilden, die am Patienten orientierte ärztliche Intervention ermöglicht. Apparative Diagnostik, operativer Eingriff, Pharmakotherapie wie das ärztliche Gespräch sind Beispiele aus der Vielfalt ärztlicher Möglichkeiten, die es jeweils angemessen einzusetzen gilt.

Stimmen wertendes Urteil bei Arzt und Patient überein, ist die therapeutische Konsequenz meist einvernehmlich zu organisieren. Konflikte drohen, wenn Arzt und Patient Kranksein und therapeutische Chance unterschiedlich interpretieren.

Der Hypertoniker hält den Bluthochdruck für harmlos, weil er keine Beschwerden macht, die Tabletten für falsch, weil sie Nebenwirkungen haben, sein Übergewicht für familiär, seinen Bewegungsmangel für berufsbedingt. Und Raucher ist er, weil er so nervös ist und als Nichtraucher noch mehr essen würde. Hier kann der Arzt die Autorität der medizinischen Lehrmeinung wie von der Gesellschaft akzeptierte Vorstellungen gestörter Gesundheit einbringen, wenn er vom Patienten Einsicht, Mitarbeit und Opfer verlangt.

Was erlebt der „Ganzheitsarzt", der sog. Psychosomatiker, besser der „gute Arzt", wenn er organische Beschwerden nicht organisch aufgreift?

Wie reagiert der Vorarbeiter mit Magengeschwür auf den Hinweis des kränkenden Verhaltens vom Meister?

Will die Patientin mit ihren Herzschmerzen hören, daß ihr Herz gesund, ihr Ehemann aber untreu ist?

Möchte die Mutter erfahren, daß ihr Kind keinen Sprachfehler hat, sie aber so viel und so schnell redet, daß ihr Kind schweigt oder stottert?

Wer hätte nicht lieber Schwierigkeiten mit seiner Wirbelsäule als mit der Schwiegermutter; wer ist nicht lieber allergisch auf Hausstaub, Milben und den neuen Teppich, als zu erkennen, daß die Ehefrau überlegen und so „asthmatisch" wirkt, daß man keine Luft mehr bekommt?

Es ist verwunderlich, aber bundesdeutsche Wirklichkeit 1987: Somatische Leiden sind anständig, vorzeigbar, man darf sich dazu bekennen. Psychische Leiden und Psychotherapie sind peinlich, beschämend und geschehen heimlich, so daß sie vor Freunden, Arbeitskollegen oder Arbeitgeber verborgen bleiben. Dieser „Unwert" des Psychischen als krankmachender Faktor ist ubiquitär in unserer Gesellschaft nachweisbar: Die Aus-, Weiter- und Fortbildung der Ärzte ist somatisch orientiert, Krankenhäuser mit 500 Betten haben oft nicht einen qualifizierten Psychotherapeuten unter mehr als 100 Ärzten, 1% der kassenärztlichen Leistungen entfiel 1984 auf psychotherapeutische Behandlungen.

Wie die Ärzte und das Gesundheitswesen sind auch unsere Patienten primär somatisch orientiert, das erste Angebot ist meist somatisch ausgerichtet.

Greift der Arzt das Angebot aus der Sicht des Patienten nicht angemessen auf, zeigt der Patient sich oft ungehalten – mißverstanden: „Sie meinen wohl, ich bilde mir die Schmerzen nur ein! – Herr Doktor, ich merke, Sie glauben mir nicht! – Herr Doktor, Sie meinen wohl, ich spinne! Ich bin doch nicht nervenkrank! Es fehlt nur noch, daß Sie mich zum Psychiater schicken!"

Da war man nun in Heidelberg auf der „Psychobrücke" – durchschaut seinen Patienten – erkennt die Psychogenese der geklagten Beschwerden, und nun dieser renitente, undankbare Patient!

Es gibt viel Literatur zum Widerstand, zum Verdrängen, zur Somatisierung, die ich hier weder vortragen kann noch soll.

Meine Aufgabe liegt mehr in der Darstellung pragmatischer Lösungsansätze dieser Arzt-Patient-Situation. Welche Strategien fördern die Kommunikations- und Interaktionskompetenz des Arztes?

Bewährte Empfehlungen und Einstellungen sind:

– Das somatische Angebot ernsthaft, ehrlich und kompetent aufgreifen; je nach Erfahrung und Kenntnis der Vorgeschichte für Arzt und Patient angemessen eine körperliche Erkrankung ausschließen. Im Regelfall ist nur ein Allgemeinarzt ein Psychosomatiker!
– Der Patient hat ein Recht zu somatisieren, solange er es braucht bzw. niemand ihm hilft, es nicht mehr zu brauchen.
– Der Arzt macht ein Angebot, die körperliche Ebene zu verlassen; er bestimmt nicht, daß es hic et nunc geschehe; er muß akzeptieren, daß manchmal körperliches Leid die Möglichkeit des Patienten ist und bleibt.
– Der Arzt wiederholt sein Angebot und variiert es, wenn der Patient es noch nicht aufgreifen konnte.
– Der Arzt bestätigt die Schwierigkeiten, in denen der Patient sich erlebt – er bagatellisiert die Probleme nicht. Appellative Sprüche hört der Patient mehr als genug außerhalb der Praxis.
– Ärztliche Deutungen und Ratschläge wecken Widerstand, wenn sie vorschnell und nicht an des Patienten Fähigkeit zu Einsicht und Wandel orientiert sind.

- Der Arzt wartet in Geduld auf die Kraft des Patienten, seine Lebenssituation und seine Beschwerden zu hinterfragen.
- Der Arzt spricht vom Beteiligtsein – nicht von einer Schuld der Betroffenen; er zeigt dem Patienten verborgene Kräfte – seine Schwächen kennt er selbst.

Arzt und Patient sollten gemeinsam die aktuelle Wirklichkeit des Patienten erkennen, die zum Arztbesuch geführt hat: Durchfall – Kopfschmerzen – Herzschmerzen – Armschmerzen. Ein Durchfall vor Examen oder nach unbekömmlicher Speise bedarf allemal nur symptomatischer Therapie: der beruhigenden Aufklärung und Verordnung einer Teepause. Kopfschmerzen von bisher unbekannter Qualität und zunehmender Intensität, mit diskreten neurologischen Ausfällen, müssen sofort fachneurologisch und computertomographisch abgeklärt werden; treten die Kopfschmerzen dagegen seit Monaten nach erfragbaren beruflichen Belastungen oder Mißerfolgen auf, mit beschwerdefreiem Intervall während des 3wöchigen Urlaubs, sollte der mögliche Zusammenhang mit dem Patienten angesprochen werden, bevor eine unnötige, kostspielige Dignostik veranlaßt wird. Der Arzt mit psychotherapeutischer Basiskompetenz hat hier eine lohnende Chance, dem Patienten durch hinweisende Gespräche zu helfen:

Sich immer wiederholende berufliche Überforderungen führen stets zu Versagenssituationen; der Patient bringt nicht, was die anderen von ihm und er selbst von sich verlangt. Diese Erkenntnis schmerzt – v. a. im Kopf, wo diese Einsicht nicht erlaubt ist. Dem Patienten seinen Wert vermitteln trotz Mißerfolg, seine Erfolge sichtbar machen und Lösungen erarbeiten, die Überforderungen vermeiden lassen – das ist die sog. kleine Psychotherapie.

2 Beispiele zum Herzschmerz

Der 45jährige Lehrer, 85 kg, als Hypertoniker mit Noncompliance seit Jahren bekannt, kommt 14 Tage nach dem Tod seiner Ehefrau durch Verkehrsunfall wegen Herzschmerzen in die Praxis. Die Schmerzen waren morgens um 5 Uhr im Bett aufgetreten, wurden retrosternal und in den Unterkiefer ausstrahlend angegeben. Der Patient fühlte sich sehr matt und kraftlos. Der Blutdruck war auf 120/90 abgefallen, frühere Werte um 170/110. Welche Rolle der Tod der Ehefrau für diesen Herzschmerz (als Herzleid) bedeuten mag – hier steht der somatische Befund im Vordergrund und bestimmt das Handeln: sofortige Einweisung ins Krankenhaus wegen Verdachts auf Koronarinfarkt.
Der psychische Aspekt des Krankseins wird aufgegriffen, indem der Arzt Ruhe, Sicherheit und Zuversicht ausstrahlt, sachliche Informationen zur Verdachtsdiagnose vermittelt und eine aktuelle somatische Versorgung des Kranken durchführt. Das schwere psychische Trauma ist Arzt und Patient bekannt, beide können es ansprechen, und dennoch gilt zunächst alles Bemühen dem somatischen Geschehen – nur wer den Herzinfarkt überlebt, kann ihn psychisch verarbeiten!

Der 42jährige Mieter Karl mit Familienanschluß bei einem Rentnerehepaar war vor 8 Tagen beim gemeinsamen Fernsehen an einem plötzlichen Herztod verstorben. Nachts um 2 Uhr wird ein Hausbesuch angefordert: „Herr Doktor, kommen Sie sofort, meine Frau hat einen schweren Herzanfall!" Die bisher gesunde, leicht hypochondrische 63jährige Frau war mit „Herzschmerzen im ganzen Brustkorb" und „Kribbeln am ganzen Körper" aufgewacht. Die Patientin weint, ist erregt und sagt spontan während der Untersuchung: „Ich muß sterben wie Karl!" Dieser Hinweis bestärkte mich in meiner Beurteilung der Situation, deren nächtliche Kurzformel war: Keine somatische Herzerkrankung, nichtdurchschaubare Reaktion auf Mieter Karls Tod!

Nächtliche Kurztherapie: Gezielte körperliche Untersuchung, beruhigende, zweifelsfreie Information, daß Herz und Blutdruck normal, 1 Amp. Diazepam i. m., Hinweis, daß Tod von Karl verständlicherweise Nachwirkung hat und Verabredung in die nächste Sprechstunde.

Die Intervention von knapp 15 min war weniger vom psychosomatischen Bedürfnis der Patientin, sondern mehr vom Schlafbedürfnis des Hausarztes bestimmt – auch er hat Bedürfnisse und Rechte. In den folgenden Wochen hat die Patientin keinmal „Psychotherapie" angeboten bekommen, hatte für mich keine Neurose und blieb die hausärztliche Patientin, die sie seit über 20 Jahren war. In mehreren Gesprächen von 15 bis maximal 20 min im Rahmen der normalen Sprechstunde (psychotherapeutische Sitzungen dauern 45–60 min und liegen ausnahmslos außerhalb der Sprechzeiten) wurde ihre Beziehung zum Mieter Karl angesprochen, wobei die Betonung der rein mütterlichen Gefühle für den 42jährigen Karl nicht in Frage gestellt wurde.

Breiten Raum in den Gesprächen nahm die Thematisierung von Angst vor Tod und Sterben ein – ich war bemüht, der Patientin unser aller Sterblichkeit als unumstößliche Gewißheit in versöhnlicher Weise näherzubringen. Der unerwartete, plötzliche Tod von Karl hatte die Möglichkeit von Tod und Sterben des 10 Jahre älteren, kränklichen Ehemannes wie der Patientin selbst in das Bewußtsein gerückt. Es wurde keine körperliche Untersuchung mehr nötig, kein EKG gemacht. Die Patientin hat unter der Führung des Hausarztes eine Somatisierung ihrer Ängste und Konflikte vermieden und über sich und ihr Leben nachdenken können.

Es gilt eine Kompetenz aufzubauen, um den psychischen Aspekt von Kranksein im ärztlichen Alltag wahrzunehmen und angemessen zu bearbeiten.

Diese Basiskompetenz im psychosozialen Bereich befähigt den Arzt gleichermaßen zur Wahrnehmung seiner Kompetenz*grenze*, um schwere Neurosen, Depressionen oder Suizidalität zu diagnostizieren und dem spezialisierten Psychotherapeuten zuzuweisen.

Ein letztes Beispiel soll die Unsicherheit von Arzt und Patient im Umgang mit Beschwerden zeigen – eine Unsicherheit, die wir verkleinern, aber nie ganz verlieren können:

Ein 32jähriger Schlosser ohne besondere Vorkrankheiten, seit 15 Jahren in der Praxis bekannt, kommt nach 2 Jahren erstmals wieder in die Sprechstunde: „Herr Doktor, ich leide an Herzklopfen – ich kann nichts mehr leisten, nach Treppensteigen kommen die Schmerzen, ich kann keinen Kasten Bier mehr tragen ohne Herzklopfen – ich komme mir vor wie nach einer Krankheit oder wie ein alter Mann."

Die Qualität der Beschwerden wie die bisher bekannt gewordene Persönlichkeit des Patienten lassen an eine organische Erkrankung denken.

Jedoch weder körperliche Untersuchung, kleiner Laborstatus noch EKG und Belastungs-EKG zeigen auch nur einen pathologischen Befund.
Eine Mitarbeiterin bemerkt meine Ratlosigkeit und informiert mich über eine in 14 Tagen bevorstehende Hochzeit des Patienten mit einer Freundin, die der Patient erst seit 5 Monaten kennt und die im 3. Schwangerschaftsmonat ist. Die Mitarbeiterin meint abschließend zu mir: „Herr Doktor, ich könnte mir vorstellen, das Ganze ist bei Herrn H. psychisch."
Es ist gut, wenn sich die psychosoziale Kompetenz nicht nur auf den Arzt, sondern auf alle Mitarbeiter erstreckt!
Beim nächsten Termin werden dem Patienten alle guten Befunde mitgeteilt. Weder denke noch sage ich: „. . . also haben Sie nichts!", sondern frage nach Belastungen im Beruf, im Privatleben . . . „Kann es sein, daß Sie etwas bedrückt?" Der Patient reagiert ärgerlich: „Herr Doktor, ich bilde mir das doch nicht ein – da muß doch was hinterstecken! Wenn Sie nix finden, möchte ich eine Überweisung zum Internisten!"
Während ich hier vortrage, kenne ich das Ergebnis der internistischen Untersuchung noch nicht. Mir fällt ein, daß der Patient Leukämie haben kann, die ich mit meinem kleinen Laborstatus nicht erfaßt habe. Mir fällt ein, daß mir manches nicht einfällt, was dem Internisten einfallen wird.
Ich mache mir Mut, daß mein Widerstand gegen die internistische Untersuchung sich als berechtigt herausstellen wird. Ich nehme mir vor, dann aber meine Sieggefühle dem Patienten nicht – oder kaum – zu zeigen, sondern erneut zu versuchen, ihm Mut zu machen, die somatische Ebene in der Sprechstunde zu verlassen, so daß wir beide die Sorge wegen einer versteckten körperlichen Erkrankung erfolgreich überwinden können.

Auch wenn der Internist eine benennbare Krankheit beim Patienten findet – es bleibt die Aufgabe für den Hausarzt bestehen, das Bedrückende, schwach und Herzklopfen Machende für den Patienten aus- und ansprechbar zu machen.

Je größer Bereitschaft und Kompetenz beim Arzt, die verborgenen Sorgen anzusprechen, je größer die Chance, daß der Patient dies Angebot nutzt.

Arzt – Kindheitstraum, Kindertrauma

Waltraut Kruse

Einleitung

Das Anliegen des Heidelberger Arbeitstreffens, „Möglichkeiten, psychosomatisches Denken in allgemeinmedizinisches Handeln umzusetzen", möchte ich aus der Sicht des Kindes, seiner Eltern und des Hausarztes darstellen.

Für den Arzt stellt sich die Frage: Wie ist die konkrete Situation? Schätze ich sie richtig ein? Welche „Lösungsmöglichkeiten" stehen mir zur Verfügung? Ist die erlebte Anamnese u. U. auch hinderlich – die erfragte Anamnese des Spezialisten nicht objektiver? Welches Rüstzeug habe ich und welches kann ich erwerben, um situationsgerecht handeln zu können?

Kindsein heute: einige Aspekte

„Kindsein" bedeutet nicht, eine unbeschwerte Lebensphase zu erleben oder ausschließlich Geborgenheit zu erfahren. Etwa 30 % der Kinder wachsen heute ohne Geschwister auf, erleben damit also Spannungen innerhalb der kleinen Gemeinschaft, innerhalb der Partnerschaft ihrer Eltern intensiver. Lempp (1979) hat sehr gut gesagt: „Wenn das so weitergeht, wissen viele Kinder der kommenden Generation nicht mehr, was ein Onkel oder was eine Tante ist." Dabei kann gerade „das Bewußtwerden der Geschichte der Familie" die eigene Identität stärken und dem Leben Halt und Richtung geben (Willi 1975).

Vielleicht stellen sich manche Eltern die Frage: Bringen Kinder nicht nur Nachteile? Behindern sie die Eltern nicht in ihrer eigenen „Selbstverwirklichung"? Machen sie uns nicht nur Sorge und Arbeit bis ins Erwachsenenalter? Wieviele Ehepaare sagen: „Wir *schaffen* uns ein Kind *an!*"

Meinungsumfragen haben gezeigt, daß es gar nicht die materiellen Nachteile und finanziellen Einschränkungen sind, die für die Entscheidung für oder gegen das Kind eine Rolle spielen, sondern die Einstellung zur Familie, zur eigenen Familie, zur eigenen Biographie.

Wir wissen, daß Kinder nicht nur von uns Liebe, Erziehung und Prägung erfahren, sondern daß im Grunde Liebe und Prägung auch an die Erwachsenen, die mit ihm zusammenleben, zurückgegeben werden. Das hört sich alles sehr schön und optimistisch an. Ist es aber wirklich so? Das „Wunschkind" muß hohe Erwartungen der Eltern erfüllen, die u. U. seine Entwicklung erheblich einengen. Wir kennen die Reaktion der Eltern, wenn ein Intelligenztest oder eine entwicklungsdiagnostische Untersuchung nicht so ausfällt, wie sie gewünscht bzw. für die Erwartungen der Eltern passend ist. Es gilt also, Bilanz zu ziehen und die Situation der Kinder in der heutigen Zeit noch kritischer als bisher zu überdenken. Das ist nicht möglich, ohne die Eltern sowie das veränderte Rollenbild in der Partnerschaft zu sehen. Hier ist der Hausarzt als Familienarzt gefordert; er schafft keine Gegensätze zwischen den Ansprüchen des Kindes auf Selbstbestimmung und Entfaltung und den Ansprüchen der Eltern, die sich umschreiben lassen mit: „Wir wollen keinen Dank, aber wir können den Undank nicht ertragen."

Vielmehr kann der Hausarzt Vermittlerfunktion übernehmen (siehe die von Stierlin (1972) erhobene Forderung nach „Allparteilichkeit" des Arztes). Darüber hinaus ist es unsere Aufgabe, bei der Beurteilung der familiären Situation die „fehlentwickelte Familiengeschichte zu sehen und mitzuhelfen, sie zu korrigieren" (Willi 1975).

Dabei fängt alles so hoffnungsvoll an (Abb. 1).

Und wie sehen Kinder sich selbst?

„Warum ich nicht gerne ein Mädchen bin", sagten mir Anke, die 10jährige, sowie die 11jährige Barbara und die 11jährige Regina (Abb. 2–4).

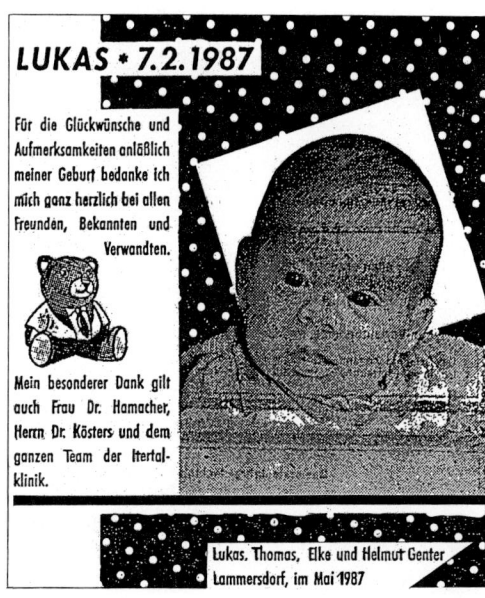

Abb. 1. Danksagung zur Geburt des Kindes Lukas

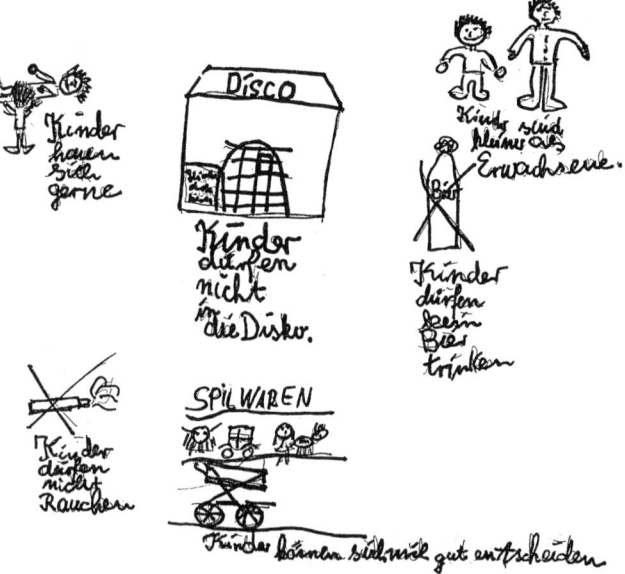

Abb. 2. Zeichnung der 10jährigen Anke

Was ist mit unseren Kindern los, daß sie in einem Alter der Bildungsfähigkeit und der Neugierde, der hohen Aktivität und Lebendigkeit nur so oberflächlich reagieren können?

"Warum ich nicht gern ein ~~Junn~~ Mädchen bin?

- wenn man etwas nicht gut kann lachen die Jungen
- kann nicht gut auf Bäumen klettern weil, dann sonst die Kleidung schmutzig ist.

- habe kurze Haare

- kein nicht mit Autos spielen

- kann nicht in einen Fußballklup gehen.

Abb. 3. Zeichnung der 11jährigen Barbara

Was ist ein Kind?
Kinder müssen früher als Erwachsene ins Bett gehen

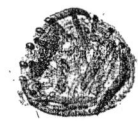
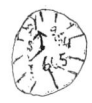
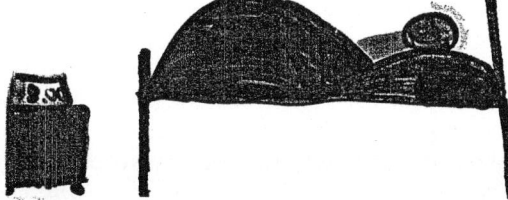

Abb. 4. Zeichnung der 11jährigen Regina

Intervention des Hausarztes

Eine Grundvoraussetzung der Intervention ist, daß wir das Kind in *seiner Welt* (Thomae 1988) verstehen. Auch bei den Gesprächen mit den Eltern und der Familie besteht eine Notwendigkeit für den familienorientierten Arzt, das Kind in *seiner Welt* mitzuerfassen und *seine* Möglichkeiten der Auseinandersetzung zu verstehen.

Kürzlich kam z. B. ein kaum 4jähriger Junge in die Sprechstunde, dessen motorische Entwicklung kontrolliert werden sollte. Er war nicht in der Lage, den Ball aufzufangen, obwohl ich ihm diesen aus nur ganz geringer Entfernung zuwarf. Auf meine Frage an die Mutter, wie Holger denn zu Hause mit einem Ball umgehen würde, konnte ich erfahren, daß es in dieser Familie keinen Ball gibt.

Oder die 19jährige Marina, die beim Hamburg-Wechsler-Intelligenztest auf die Frage: „Wer ist unser Bundeskanzler?" nichts zu antworten wußte.

In dieser Familie war die sprachliche Kommunikation derart dürftig, daß man die aktuelle Situation von Marina nicht mit einer Testbatterie erfahren konnte.

Ich kann das Anliegen des Kindes nur dann recht verstehen, wenn ich unvoreingenommen seine Symbolsprache begreife. Das Kind nimmt die Konflikte seiner Umgebung häufig unbewußt wahr und muß sie auf seine Art und Weise interpretieren. Wir sollten die Möglichkeit des spontanen Sichausdrückens beim Kind durch Malen und Zeichnen auch als Hausarzt viel mehr nutzen; denn Kinder können auf diese Weise sehr viel eher die Situation in der Familie darstellen, weil sie sich sprachlich oftmals überfordert fühlen.

Lassen wir Kinder auf diese Art ihre Probleme ausdrücken, kann das u. U. hilfreicher sein als eine Überinterpretation von Testverfahren in einer aktuellen diagnostischen Situation. Von C. G. Jung wissen wir, daß wir das Symbol als das nehmen, was es ist, und daß wir es nicht einfach standardmäßig interpretieren können (Jung 1976). Konkret gesagt: Ich muß genau beobachten, was das Kind ausdrücken möchte.

„Ansprüche" der Eltern und ihre Auswirkungen auf das Kind

Die Ausdrucksmöglichkeiten beim Kind verkümmern leider immer mehr, weil den Kindern zu wenige Möglichkeiten gegeben werden, durch Kunst, Sprache, Märchen und Spiele auszudrücken, was sie bewegt. Heutzutage werden die Ausdrucksmöglichkeiten viel zu sehr unter Leistungsaspekten dargeboten. Damit fühlen Kinder sich als „kleine Erwachsene", sind es aber nicht. Wir erleben dann in den Familien, daß es zu einem autoaggressiven Verhalten kommt, wenn Kinder so werden wollen, wie sie sein sollen und nicht, wie sie sind. Alice Miller drückt diese Situation sehr eindrucksvoll in ihrem Buch *Das Drama des begabten Kindes* (1979) aus. Wir erleben dann Familiensituationen, wo wir den Vater als *kontrollierendes* Eltern-Ich erleben, die Mutter als *nährendes* Eltern-Ich und das Kind u. U. als Indexpatient, der entweder auf die gestörte Beziehung in der Familie aufmerksam macht oder die Wünsche der Eltern ausagieren muß.

Wie häufig sind dann Konfliktthemen in der Familie, z. B. das „Ständig-unter-Druck-Stehen" oder „Kinder unter starkem Leidensdruck" zu erleben, da sie keine rechte emotionale Beziehung untereinander erfahren und den versteckten Eltern- (oder auch Großeltern)konflikt in ihrem Kranksein ausdrücken.

Eine große Gefahr besteht dann, wenn zuviel Energie außerhalb der Familie eingesetzt wird; damit kommt diese nicht mehr der Familiengemeinschaft zugute: übermäßige sportliche oder Vereinsaktivitäten der einzelnen Familienmitglieder z. B., die untereinander gar nicht entsprechend wahrgenommen oder miterlebt werden können. Wir erleben immer häufiger, daß jeder einzelne sich individualisiert (im Rheinland z. B. sind es die Tanzmariechen der Karnevalsvereine, die – als Ich-Ideal der Mutter – das Ziel deren Wünsche erfüllen sollen).

Sehr eindrucksvoll hat mir die 19jährige Iris – an einer Anorexie erkrankt – geschildert, wie der Vater zwar da, aber in Gedanken immer nur Vorsitzender seines Gartenvereins ist.

Ich glaube, durch die vielen verschiedenen Aktivitäten der einzelnen Mitglieder ist kein Auftanken *innerhalb* der Familie mehr möglich. Darum ist es unsere Aufgabe zu erkennen: Wo sind die Konfliktthemen versteckt? Sind sie überhaupt bewußt? Oder werden sie unbewußt psychosomatisch dargestellt?

Wie häufig zermürbt die Leistungsbezogenheit der Eltern, z. B.
– der Vater: Was kann ich werden?
– die Mutter: Was bin ich noch wert?
  Soll ich nicht doch eine Umschulung riskieren?
– das Kind: Was kann ich machen, damit auch ich anerkannt werde?

Heute ist längst nicht mehr das Kind als Einzelkind das Problem, sondern ebenso das Einzel*enkelkind,* das von allen Seiten geliebt wird, aber an das ebenso immer wieder Erwartungen gestellt werden.

So würde es mir gar nicht schwerfallen, an einer Vielzahl von Beispielen aus der Praxis die Situation der Klein- oder Einzelfamilie darzustellen, der man die Konfliktträchtigkeit grundsätzlich zuschreibt.

Fallbeispiel

Ganz bewußt nehme ich als Beispiel eine Familie mit 4 Kindern: 14 – 10 – 8 – 4 Jahre. Die Eltern hatten sich eine große Familie gewünscht. Dennoch ist es zu starken Konflikten innerhalb der Familie gekommen. Alle sind betroffen: die Kinder als Indexpatienten, der Vater als „Angeklagter", die Mutter schwer somatisch erkrankt.
Ich kenne die Familie sehr gut, weiß um die Problematik und bin als Hausarzt mitten in die konfliktträchtige Situation eingebunden. Nur der Vater hält sich zurück. Keiner

traut sich so recht, etwas zu sagen. Die Mutter schreibt Tagebuch, gibt mir auch die Möglichkeit, hin und wieder an ihren Problemen teilzunehmen. Sie hält sich aber auch zurück, wenn es um die ganz zentralen Fragen ihrer Beziehung geht.

Ich habe alle 4 Kinder aufgefordert, doch einmal die Familie zu zeichnen. Die Ergebnisse sollen hier vorgestellt werden:

Der Älteste, 14 Jahre, läßt Vater und Mutter die Hand haltend beieinander stehen oder – wie er mir sagt: „Wenn das nicht klappen sollte, dann kann man ja den Vater als Fußball aus dem Bild wegtreten" (Abb. 5).

Anders sieht es die 10jährige Anke: Sie sieht Mama als Herz und Papa in einem Bild eingerahmt. Dazu sagt sie: „Papa ist mit seinem Kopf in einem Rahmen drin, ohne richtigen Grund – nur einfach so" (Abb. 6).

Die 8jährige Silke sieht Mutter auch als Herz und den „Papa aber als einen Teufel", der – nicht ganz zur Familie gehörend – abseits steht (Abb. 7).

Was macht Lars, der 4jährige? „Bei uns ist Feuer ausgebrochen, weil einer das Kochen vergessen hatte" (Abb. 8).

Was steckt dahinter?

Der Mutter geht es nicht gut, trotz Kuraufenthalt und vorübergehende Haushaltshilfe fühlt sie sich erschöpft, lustlos, der Situation nicht gewachsen. Sie möchte sich eigentlich von ihrem Mann trennen; kurzzeitig hat diese Trennung auch stattgefunden.

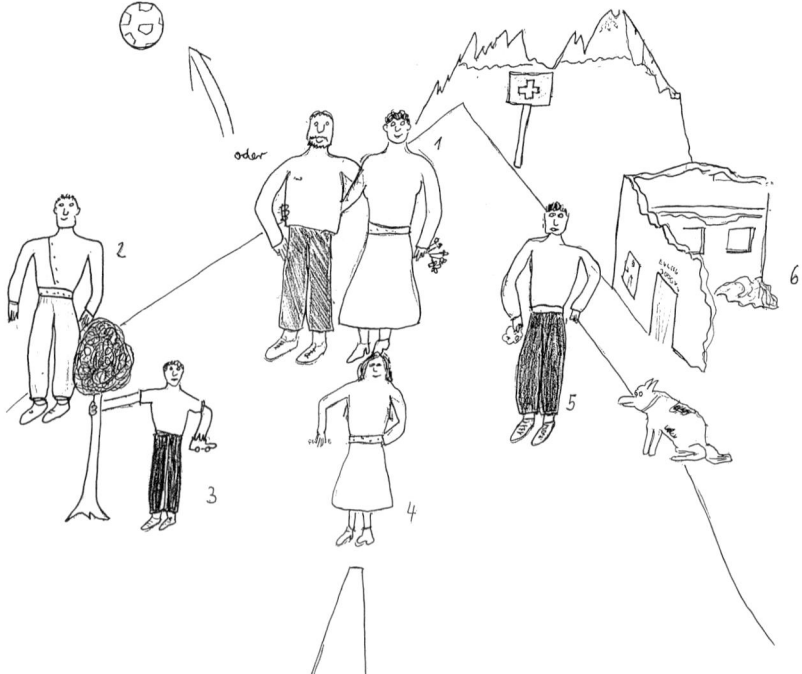

Abb. 5. Zeichnung des 14jährigen Jungen

Arzt – Kindheitstraum, Kindertrauma 99

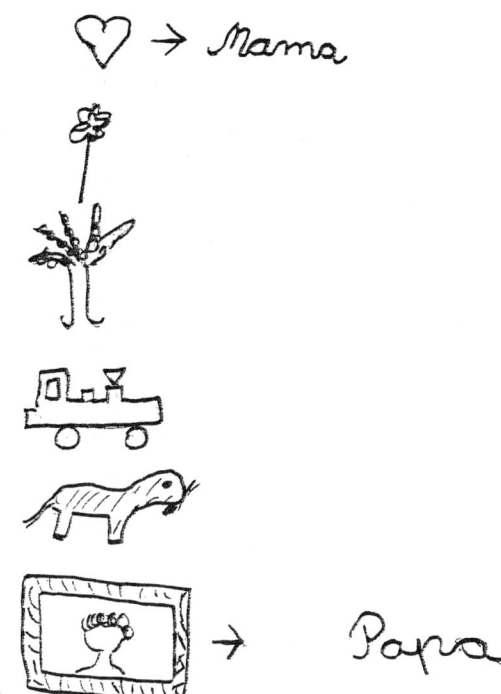

Abb. 6. Zeichnung des 10jährigen Mädchens

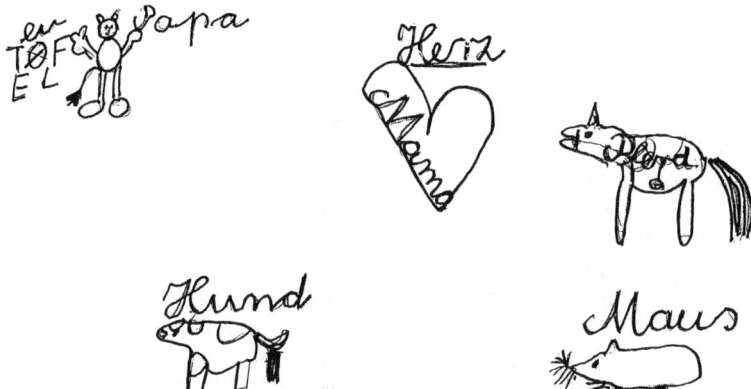

Abb. 7. Zeichnung des 8jährigen Mädchens

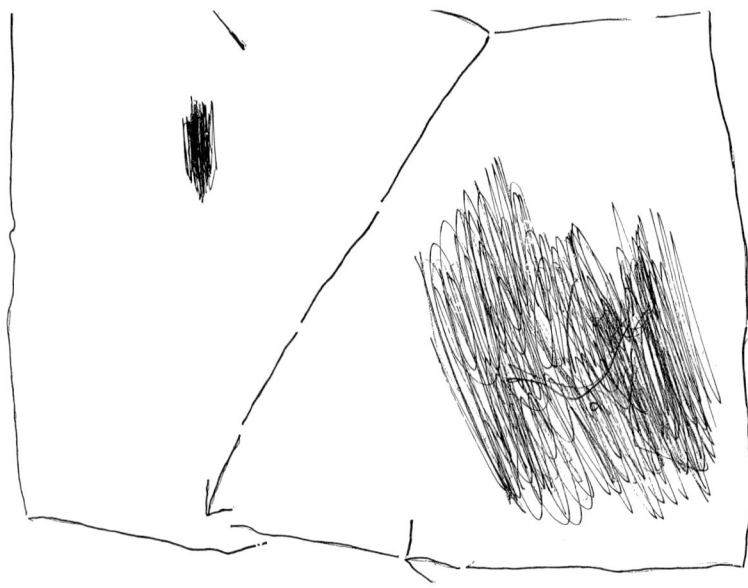

Abb. 8. Zeichnung des 4jährigen Jungen

Was kann ich machen?
Eine gleichzeitig durchgeführte Basisdiagnostik ergab einen positiven Haemocculttest. Vor 14 Tagen kam die 42jährige Mutter aus der Klinik nach einer kolorektalen Resektion zurück; man hatte ein Karzinom im Frühstadium festgestellt.

Diese Geschichte soll keine Sensationsgeschichte sein, sondern wieder einmal aufzeigen, wie sehr der Hausarzt gefordert ist, einmal *somatopsychisch*, ebenso aber auch *psychosomatisch* zu denken! Die Diagnose der schweren Erkrankung der Mutter macht uns sehr betroffen und läßt uns vielleicht vergessen zu diskutieren: „Was steckt hinter der Familienproblematik?" Umgekehrt ist die Gefahr natürlich sehr groß, bei gravierenden Beziehungsstörungen innerhalb der Familie und entsprechenden Verhaltensauffälligkeiten ihrer Mitglieder eine körperliche Erkrankung zu übersehen.

Bei der von mir vorgestellten Familie ist der Vater alkoholabhängig – in einer hohen Position beruflich tätig –, und dadurch bietet sich das Bild einer sogenannten „Fassadenfamilie". In diesem Fall zeigt sich ganz deutlich die Problematik der Suchtkrankendiagnostik: „der Arzt und der Süchtige gehen sich aus dem Weg". So sehe ich es. Keines der Kinder spricht davon, daß der Vater Probleme mit dem Alkohol hat; auch die Mutter nicht, obwohl sie selbst – was die Alkoholproblematik betrifft – sehr gefährdet ist. Die Kinder sind es hier, die nun – nonverbal – durch ihre Zeichnungen Signale geben.

Kinder sind aber auch in einer stark leistungsorientierten Familie in Gefahr, sich immer wieder mit den Wünschen der Eltern zu identifizieren. Unsere Aufgabe als Hausarzt ist es, den Wünschen und Bedürfnissen der Kinder und Jugendlichen mit ihren Problemen in der Familie gerecht zu werden. Das geht aber nur, wenn die ganze Familie in die Diagnostik miteinbezogen wird und wir auf diese Weise erfahren können, was den Indexpatienten bedrückt und welche Symptome einer ganzheitlichen Störung innerhalb der Familie zuzuordnen sind.

Zusammenfassung

Niemand von uns – auch der Hausarzt nicht – wird den Eltern beibringen können, wie sie „richtige" Eltern sind. Immer wird die eigene Kindheit – ob der uns anvertrauten Familien mit ihren Kindern oder unsere eigene Kindheit – von Restgefühlen geprägt sein, wie wir uns in unserer Erlebniswelt auseinandersetzen mußten und müssen. Das Reflektieren dieser Auseinandersetzung zeigt uns aber auch die Möglichkeiten, dem ganzheitlichen Anspruch in der Medizin wieder gerecht zu werden.

Was möchte ich mit meinem Beitrag zum Ausdruck bringen?

Die hausärztliche Tätigkeit zeichnet sich durch die *erlebte* und nicht durch die *erfragte* Anamnese aus. Eine Gefahr unseres Handelns können „blinde Flecke" sein, die dadurch entstehen, daß wir uns zu sehr mit der Familie und ihrem Geschehen identifizieren. Um Familiengespräche diagnostisch und therapeutisch einzusetzen, bedarf es einer Kompetenz, die sich sicher in der Balint-Gruppenarbeit erwerben und erfahren läßt.

Im vergangenen Jahr fand in Aachen der Weltkongreß der Kunstschmiede statt. Allen interessierten Teilnehmern hatte man zuvor die Aufgabe gegeben, ein selbstgeschmiedetes Teil für eine Brücke des Friedens zu diesem Kongreß mitzubringen. Es waren lediglich die Dimensionen des Kunstwerkes vorgegeben, um entsprechend planen zu können.

Diese Brücke der Freundschaft, die jetzt in Aachen vor den Bildungseinrichtungen für Jugend ihren Platz gefunden hat, zeigt, wie harmonisch Künstler auf der ganzen Welt ihren Anteil hierzu gegeben haben, ohne jede Vorgabe, mit der inneren Bereitschaft, eine Brücke zu schlagen zu einer gemeinsamen Idee für ein gemeinsames Ziel.

Möge dieser Kongreß mit den *Brücken von der Allgemeinmedizin zur Psychosomatik* (und umgekehrt) ein in sich so harmonisch gestaltetes Bauwerk werden, wie die *Brücke der Freundschaft* von Kunstschmieden aus aller Welt.

Literatur

Jung CG (Ausg. 1976) Aion – Beiträge zur Symbolik des Selbst. Walter, Olten
Lempp R (1979) Familie in der Krise – aus der Sicht des Kinder- und Jugendpsychiaters. (Öffentlicher Vortrag während des 4. Westdeutschen Psycho-Therapieseminars Aachen, 3. Februar 1979)
Miller A (1979) Das Drama des begabten Kindes. Suhrkamp, Frankfurt am Main
Stierlin H (1972) Von der Psychoanalyse zur Familientherapie. Klett, Stuttgart
Thomae H (^{2}1988) Das Individuum und seine Welt. Hogrefe, Göttingen
Willi J (1975) Die Zweierbeziehung. Rowohlt, Reinbek

Diskussion

Karsten: Ich möchte weniger eine Frage stellen, als eine Erkenntnis schildern, die ich während dieser Vorträge hatte. Ganz kurze Kasuistik eines Patienten, den ich sehr lange kenne – wir kennen auch die Familie sehr gut: Er kam mit Magenbeschwerden, einem Magengeschwür. Ich habe ihn untersucht und behandelt. Ich wußte auch um die Problematik, die er mit seiner Frau und auch seinen Kindern hatte, und ich habe das angesprochen. Er ist sehr gut auf die Brücke gegangen, er hat das Geschwür somatisch behandeln lassen, er hat sich krankschreiben lassen und er ist zu Gesprächen, zu psychotherapeutischen Gesprächen gekommen. Und erst in der 5. Stunde hat er plötzlich gesagt: „Jetzt sehe ich, das habe ich ja gar nicht gewußt. Ich habe geglaubt, ich habe ein Magengeschwür, und ich habe gewußt, daß ich psychische Probleme habe. Ich dachte, Sie behandeln beides. Und jetzt erst erkenne ich, daß Sie wohl glauben, daß ein Zusammenhang da ist." Von diesem Augenblick an ist es ihm sehr viel besser gegangen. Der Flash, den *ich* hatte, war also ganz unwichtig. Der Flash war in dem Moment da, als *der Patient* ihn hatte.

Ripke: Ich weiß nicht, ob es Ihnen auch so geht wie mir, bei dem Vortrag von Herrn Zappe und dem Beispiel Michelis. Man fragt sich, was hättest du selber gemacht, wenn du in der Situation gewesen wärst. Die Frau verlangt quasi von dir, du sollst ihm das Gift verschreiben, das sie ihm dann in die Suppe mischen kann, damit er, der Mann, ruhiger wird. Wie die Situation besser lösen? Sicherlich nicht mit dieser altmodischen Lösung, zu sagen „halt's Maul" und das mit einem Trick zu verbinden: Wenn die Frau das Wasser im Mund hat, kann sie nicht reden, wenn sie nicht reden kann, muß sie zuhören, dann wird das System durchbrochen. Mich würde interessieren, wie Sie als Ärzte ganz persönlich darauf reagieren würden. Was würde passieren, wenn diese Patientin in die Praxis kommt und 2 Dinge will: erstens Verständnis für ihre Wut, ihre Bitterkeit und ihre Verletzung durch den Mann und zweitens eine Hilfe gegen den Mann. Wie also den Widerspruch auflösen zwischen dem einen – ich möchte mit dem Patienten sein, ihn begleiten – und dem anderen – ich soll sein Handwerkszeug sein und ihm damit ganz konkret so helfen, wie er es von mir will.

Petzold: Ich finde, daß Sie das Dilemma sehr genau bezeichnen. Das Dilemma, das jeder Familientherapeut, aber auch im Grunde jeder Arzt hat, wenn er nicht mit einem einzelnen Patienten zu arbeiten hat, sondern mit mehreren in einer Familie, also mit einem System. Und das entscheidend Wichtige ist aus meiner Sicht, daß man sehr genau weiß: ich bin wohl der Arzt von der Frau, aber ich bin auch der Arzt von dem Mann. Und wie kann ich das jetzt 'rüberbringen, was Stierlin oder viele andere „positive Neutralität" nennen. Wie kann ich dies so tun, daß es niemandem schadet, aber allen nützt. In den Arbeitsgruppen werden wir sicher öfter an diese Frage heranreichen, und dann ist klar – das ist mir sehr wichtig –, daß es keine Rezepte geben kann, sondern im Grunde muß man suchen, was die jeweils eleganteste Lösung ist. Ich kann Herrn Zappe nur gratulieren, ein so schönes Beispiel gefunden zu haben.

Zappe: Natürlich, ein Beispiel, das für eine theoretische Abhandlung günstig ist, ist es nicht auch schon für eine praktische. Aber ich frage mich, was ist denn soviel anders, wenn Sie als Arzt irgend eine Handlung ausführen, die im Sinne eines Placeboeffektes wirkt? Das ist letztendlich das gleiche. Insofern ist Ihre Frage eine sehr allgemeine Frage und auch eine sehr schwierige Frage, der ja auch mit allen möglichen Doppelblindversuchen nachgegangen wird, um herauszufinden: Was ist Placebowirkung, was ist wissenschaftlich begründbar? Hier spielt, sagen wir mal, die Überzeugungskraft des Arztes eine große Rolle. Er ist eben Teil dieses Systems, er kann da nicht raus. Er muß irgendwie handeln, und die Frage ist: Wie am günstigsten? Wenn man systemisches Denken oder systemische Beispiele anführt, wird häufig der Vorwurf erhoben, da sei ein Trick. Und es sieht im ersten Moment tatsächlich auch so aus. Aber es ist ja nicht die Frage, wie *ich* das sehe, sondern – wie gerade der erste Diskussionsbeitrag gelautet hat –, es ist wichtig, wie der *Patient* es sieht. Also der Flash muß beim Patienten sein, nicht beim Arzt. Und letztendlich ist es egal, wie der Arzt es selbst sieht, auch wenn er es als Trick ansehen würde. Ich persönlich sehe es gar nicht als Trick, um ehrlich zu sein. Es geht in Wirklichkeit darum, jemandem zu helfen, egal wie.

N.N.: Es ist wohl richtig, wenn man sagt, der Allgemeinarzt hat eine gute Chance. Ich denke aber, diese Chance könnte er dadurch zerstören, indem er das Wort, den Begriff oder das Etikett „Depression" tatsächlich benutzt. Die Möglichkeiten, die dann von gesellschaftlicher Seite auf den Patienten einwirken können, sind sehr viel gewaltiger, als wenn man versucht, das Wort einfach anders auszudrücken. Es mag theoretisch gut sein, daß man zwischen Begriffen differenziert, aber man weiß, daß gerade bei Depression von begrifflicher Seite bedeutende Schwierigkeiten bestehen. Ich habe noch keine einheitliche Definition gelesen, von der ich sagen kann, darunter fasse ich den Begriff Depression. Für die Praxis, denke ich, ist es problematisch.

Mattern: Ja, Herr Kollege, ich glaube, das ist sehr wichtig. Es betrifft übrigens nicht nur den Begriff „Depression", das würde ich auch für „Krebs" sagen, auch für andere Krankheiten. Damit entsteht eine Etikettierung, die sehr gefährlich sein kann. Ich glaube, daß die erfahrenen Kollegen das auch nicht sagen, „hören Sie, Sie haben eine Depression". Dieses Wort fällt eigentlich auf seiten des Patienten. Er fragt, habe ich eine Depression? Und da ist es dann sehr schwierig, wie antwortet man darauf? Denn es gibt ja unendlich viele Formen der Depression, das muß man natürlich wissen. Es ist vielleicht etwas anderes bei der endogenen Depression, da kann man manchmal etwas deutlicher werden, weil der Patient meist schon in einer Spezialbehandlung gewesen war und seine Diagnose mitbekommen hat. Dann muß man natürlich darüber reden. Ansonsten würde ich auch vorsichtig sein.

Helmich: Diese sprachliche Schwierigkeit kann man vielleicht dadurch umgehen, ohne unwahr zu werden, indem man dem Patienten sagt: „Ich merke, Sie sind deprimiert." Das ist kein Etikett, denn deprimiert sind wir alle gelegentlich. Damit kann man als Patient und als Arzt besser umgehen.

N.N.: Mir ist unter den Vorträgen ein Satz aufgefallen: „Du mußt nicht alles wissen, Du darfst denken!" Ich sehe hierfür als Student ein zeitliches Problem. Ich bin während einer Patientenuntersuchung schon der Versuchung erlegen, mich mit dem Patienten zu unterhalten. Mir ist dann am Abend oder die Woche darauf aufgefallen, daß ich den Patienten besser verstanden habe. Dies aber erst im Nachhinein. Als Hausarzt, stelle ich mir jedenfalls vor, wird von mir gefordert, daß ich schnell zu einer praktikablen Entscheidung komme. Jetzt interessiert mich, wie Sie das handhaben. Können Sie sich vorstellen, zu einem Patienten zu sagen: „Das muß ich mir jetzt erst einmal durch den Kopf gehen lassen, kommen Sie nächste Woche wieder."?

Luban-Plozza: Habe ich Sie recht verstanden, daß Sie als Student zu wenig Zeit zum Denken haben? Das wäre ganz schlimm! Denn es ist wahrscheinlich die einzige Zeit, in der wir noch etwas denken können, ich meine, auch phantasieren und ein bißchen weiterkommen können. Balint meinte es so. Ich habe versucht zu lesen und zu lesen. Er hat mir dann gesagt, wenn du lesen willst, lies auf jeden Fall das Buch *Es* von Groddeck und keineswegs mein eigenes Buch. Er meinte, wichtiger sei, zu reflektieren, auch in der Beziehung zum Patienten, natürlich nicht immer in Notfällen und bei Ausnahmesituationen. Aber gerade beim psychosomatisch Kranken scheint es mir wichtig, daß wir sein Angebot sehen und daß wir früh hören, was hinter diesem Angebot stehen könnte. Das meine ich mit Denken. Und das ist schwierig, aber ich bin überzeugt, damit müssen wir so früh wie möglich anfangen. Und gerade bei den Studentengruppen merken wir immer wieder mit Verwunderung, daß Studenten das irgendwie verstehen, wozu wir so lange gebraucht haben, also früher als wir. Es muß doch etwas sein, das nicht nur mit dem Wissen zu tun hat.

Mattern: Kann ich zu dem noch etwas ergänzen. Herr Kollege, ich halte Ihre Einwendung aus der Sicht der Praxis für sehr richtig und auch wichtig. Es stimmt, wir müssen rasch entscheiden. Dennoch finde ich es nicht schlimm, wenn Sie einem Patienten, der vielleicht das erste Mal kommt, Ihnen seine Geschichte erzählt, und Sie versuchen herauszubringen, was er hat, daß Sie ihm sagen: „Wissen Sie, ich muß darüber nachdenken. Vielleicht sehen wir uns morgen noch mal." Warum denn nicht? Warum sollten wir nicht unsere Unsicherheit dem Patienten gegenüber auch deutlich machen. Ich finde das nicht schlimm.

Härter: Meine Patienten begegnen mir mit Befindensstörungen, die ich deuten muß. Dies ist in normalen ärztlichen Gesprächen das Vorgehen für jeden Hausarzt. Ich habe aber den Vorteil, daß ich 90% meiner Patienten sehr lange kenne, so daß die Schwierigkeit der Deutung, wie im Falle des Erstgesprächs nicht jeden Tag und nicht jede Stunde vorkommt. Bei dem Patienten, der neu zu mir kommt, ist die Deutung von Befindensstörungen während des Erstgesprächs schwierig. Denn im Hinterkopf weiß ich, daß 30% der Befindensstörungen im unausgelesenen Krankengut psychisch bedingt sein können. Ich muß also zuerst beurteilen, in welche Gruppe ich glaube, den Patienten einteilen zu können. Habe ich ihn in die Gruppe eingeteilt, rein gefühlsmäßig durch das Gespräch und durch die körperliche Untersuchung, wie es von Luban-Plozza dargestellt wurde, dann ist das am ersten Tag oder in der ersten Sprechstunde beendet. Dies ist für den Patienten schon völlig ausreichend, denn er bekommt eine Handlungsanweisung für das weitere Vorgehen am nächsten Tag mit. – Bei denjenigen, die chronisch krank sind, habe ich ein ganz anderes Problem. Ich möchte den Experten die Frage stellen: Bei allen larvierten Depressionen, die immer wiederkehren, besteht das Problem, klarzumachen, daß es sich wirklich nicht um eine organische Erkrankung handelt. An manchen Tagen ist mir dies leider nicht möglich. Und hier frage ich mich oft, was ich falsch mache, wenn es mir nicht gelingt, jemanden, der eine echte Herzneurose hat und sie gar behalten will, davon abzubringen. Oder nehmen wir als Beispiel den Involutionskopfschmerz, der bei einer großen Zahl meiner älteren Patienten vorkommt. Hier fehlt oft jegliche Verbalisierung. Ich frage Sie, wie reden Sie denn mit den älteren Menschen, die eine Involutionsdepression haben, wenn der ältere Mensch ihre Sprache gar nicht versteht?

v. Uexküll: Das Problem taucht bei all den Konversionssyndromen besonders auf. Da ist die Behandlung erfahrungsgemäß außerordentlich schwierig. Gerade bei Patienten mit psychogenem Schmerzsyndrom ist es wichtig, dem Patienten zunächst einmal klar zu machen, daß man ihm sein Symptom nicht wegnehmen will. Denn das Symptom hat ja eine Bedeutung für den Patienten; es hilft ihm, irgendwelche unbewußten, teilbewußten Schwierigkeiten zu kompensieren. Wenn man ihm sagt, man wäre bereit, mit ihm über sein Problem zu sprechen, und wenn man ihn von Zeit zu Zeit in nicht zu großen Abständen wiedersieht, dann gelingt es zumindest in einigen, wenn nicht in vielen Fällen zu verhindern, daß neue Untersuchungen gemacht werden. Das ist schon sehr viel, wenn man bedenkt, welche Eingriffe, heroischen Eingriffe bei Schmerzpatienten immer wieder gemacht werden, von dem Schmerzpatienten auch z. T. gefordert werden.

Putz: Während und auch nach seiner Ausbildung wird der Arzt dazu veranlaßt, immer aktiv zu sein, immer in irgendeiner Form zu handeln. Aber in dem Falle, wo es um psychosomatische oder psychische Störungen, Befindlichkeitsstörungen oder Schmerzen geht, oder auch wenn ein Patient mit dem Arzt über seine Probleme spricht, dann ist der Arzt doch im Grunde genommen gezwungen, seine Aktivität zurückzustellen und sich auf eine passive Ebene zu begeben. Aber wie lernt er das? Er könnte das wahrscheinlich in einer Balint-Gruppe lernen. Nachdem ich den Film gesehen habe, scheint es aber in der Tat so zu sein, daß diese Aktivität immer im Hinterkopf ist, daß wirklich passives Zuhören manchmal nicht ganz durchkommt. Wie handeln Sie da beispielsweise in der Praxis, wie weit gehen Sie da mit Ihrem passiven Zuhören und wann fangen Sie an und sagen sich, so jetzt muß ich aktiv werden? Das gleiche gilt für Deutungen. Wann darf man, wann darf man nicht?

Petzold: Das ist eine Frage, die mich direkt als Person angeht. Bin ich einer, der aktiv ist, eher zupackt und handeln will, dann werde ich weniger Gewicht auf das Zuhören legen und gucken, was ich mit dem nächsten Eingriff bewirken oder nicht bewirken kann. Ganz anders derjenige, der introvertierter ist, der wird eher die Möglichkeit haben, zurückzukehren. Wichtig für unsere Aus- und unsere Fortbildung – hinter dem Stichwort Balint-Arbeit steht ja mehr – ist dies: ich möchte mich selbst besser kennenlernen: Wer bin ich, daß ich dieses oder jenes tue? Damit ich meine Aktivität auch wirkungsvoll einsetzen kann, und zwar bald einsetzen kann, so wie Herr Häußler das gesagt hat, damit ich aus dieser schrecklichen Redundanz herauskomme. Wenn ich aber eher abwarte, warum denn nicht? Von den Mailändern, die Herr Zappe genannt hat, habe ich sehr wohl gelernt, bei schwierigen Problemen zu sagen: „Okay, jetzt machen wir einen Punkt. Ich muß meinen Kaffee trinken, sehen wir uns in einer Stunde wieder." Der Kern ist, ich muß mich selbst kennen, in welche Richtung gehöre ich? Dann kann ich weitersehen, daß ich meine anderen Fähigkeiten auch weiter ausbilde.

Luban-Plozza: Der Hinterkopf, den Sie angesprochen haben, spielt eine große Rolle. Auch der Mut zur eigenen Dummheit, das Eingeständnis, daß man vielleicht etwas Falsches sagt, das sehen wir immer wieder in den Balint-Gruppen und Seminaren. Das scheint gar nicht so gefährlich zu sein, wie die Tatsache, daß man etwas Falsches tut. Nach soundsovielen Erfahrungen mit Balint-Gruppen können wir nur sagen, daß die Kollegen immer wieder berichten, sie sprechen weniger, bedeutend weniger, sie sprechen gezielter und sie sprechen das körperbezogene Symptom früher an. Das können wir lernen. Das ist wenig, aber vielleicht kann es hilfreich sein.

N.N.: Psychologen sind im Prinzip wesentlich besser als Ärzte dazu ausgebildet, sich mit der psychischen Seite dieser Probleme zu befassen. Wo ziehen Sie die Grenze, wenn Sie mit Psychologen zusammenarbeiten? Wie lange therapieren Sie noch selber an den Patienten?

Petzold: Sie haben mit Recht gefragt. Mein Freund Günther Bergmann sagt, wenn die Psychologen sich in der körperlichen Ausbildung genau derselben Sozialisation unterziehen würden, dann würde es ihnen weit leichter fallen, uns zu verstehen. Wir haben allergrößten Respekt vor der wissenschaftlichen Ausbildung der Psychologen. Das Kernproblem ist – das weiß jeder, der im Felde ist – daß die psychotherapeutische Ausbildung eher nach dem Studium beginnt, sowohl für Sie in der Psychologie, als auch für Sie in der Medizin. Die Psychotherapie beginnt sozusagen erst, wenn man schon mal mittendrin ist. Unsere persönliche Meinung ist die: Wenn Sie sich demselben stellen, wie wir als Mediziner, dann können wir phantastisch mit Ihnen zusammenarbeiten. Und ich persönlich kann nur bestätigen, daß ich von meinem engsten Mitarbeiter, Hans Ferner, der eben ein Psychologe ist, unendlich viel gelernt habe.

Teil IV: Einführung zu den Arbeitsgruppen

Wie in den Vorträgen des vorangegangenen Kapitels mehrmals anklingt, ist ärztliches Handeln wesentlich vom Kontext mitbestimmt. In unserem Zusammenhang ist dieser die Sprechstunde – nach Hansjakob Mattern „die kleinste funktionelle Einheit der praktizierenden Medizin".[1] Nun ist zuzugeben, daß die ärztliche Sprechstunde mit ihrem unbestritten intimen Charakter weder im Hörsaal zum Gegenstand der Lehre, noch im Labor zum Gegenstand der Forschung gemacht werden kann. Eine Gegebenheit, die dazu verleiten kann, der Allgemeinmedizin das Signum der Wissenschaftlichkeit abzusprechen, das von universitären Fakultäten immer wieder gefordert wird. Dem wäre sogar zuzustimmen, wäre da nicht jener Kunstgriff Michael Balints, die Arzt-Patient-Beziehung im Widerspiel von Übertragung und Gegenübertragung zu durchleuchten. Das Werkzeug hierzu ist die nach ihm benannte „Balint-Gruppe". Mit der ihr eigenen Dynamik läßt sich die Pharmakologie der „Droge Arzt"[2] – deren Indikation, Dosierung, Wirkung, Nebenwirkung – erfahrbar und sogar erforschbar machen.

---

[1] Mattern Hj (1984) Dankesrede zur Verleihung der Paracelsus-Medaille. Ärzteblatt Baden-Württemberg 6, Seite 223.
[2] Balint M (1957, ⁶1984) Der Arzt, sein Patient und die Krankheit. Klett-Cotta, Stuttgart, Seite 19.

In ganz ähnlicher Weise wurden auf der hier nachzuzeichnenden Tagung Themen, die für die Praxis von Bedeutung sind, anhand konkreter Beispiele der Arzt-Patient-Interaktion in Arbeitsgruppen besprochen und erlebt. Daß einige der ausgewählten Themen den im allgemeinärztlichen Bereich Tätigen wenn nicht im Magen, so doch auf der Seele liegen, davon kann man sich überzeugen, liest man die Plenumsberichte und Kommentare (s. Teil V). Zur besseren Übersicht seien die Themen an dieser Stelle gemeinsam aufgeführt:

Umgang des Arztes mit

(A) Depression,
(B) Balint-Gruppen,
(C) Fragen der Ethik,
(D) Partnerschaft und Sexualität,
(E) Präventions- und Rehabilitationsgruppen,
(F) Familien,
(G) systemorientierter Allgemeinmedizin.

Jede Arbeitsgruppe wurde im Sinne des „Brückenschlagens" von je einem Vertreter der Allgemeinmedizin und der Psychosomatik gemeinsam geleitet. Der Schwerpunkt der Arbeit lag dabei – gemäß der Zielsetzung der Tagung – auf der Frage, wie psychosomatisches Denken in allgemeinmedizinisches Handeln umzusetzen sei.

Die nun folgenden Beiträge stellen Einführungen einiger Gruppenleiter zu den Themen der Arbeitsgruppen dar. Hinzugefügt wurde die Balint-Preis-Arbeit 1987. Alle Beiträge haben trotz ihrer scheinbaren äußeren Verschiedenheit die oben erwähnte gemeinsame Grundlage. Ihre Zuordnung zu den Themen der Arbeitsgruppen ist aus den Buchstaben A bis G ersichtlich.

Zum Umgang mit Erkrankungen des depressiven Formenkreises (zu A)

Ernst Petzold

Wir unterscheiden Stimmung von Gefühl. Dieses ist kurz und flüchtig, oft spürbar an einer leichten Heiterkeit, jene ist von Dauer und mitunter erkenntlich an schwerer Monotonie und Düsternis. Depression ist die Erkrankung der Stimmung.

Ausgelöst wird sie häufig durch Kränkung. Kränkung aber trifft den Menschen in einer bestimmten Situation. Schlüssel und Schloß passen plötzlich nicht mehr zusammen. Verstehen zerbricht, und die Not beginnt. Eine seelische Not, die in Verzweiflung endet und Einsamkeit, oft auch in Tod, in selbstgewähltem Freitod, dem Suizid.

Wie begegnen wir diesen Menschen als ihnen Nahestehende, als Student und als Arzt? Was können wir tun, ihre Not zu lindern? Fragen an die Arbeitsgruppen „Umgang mit Depression", auf die wir in dieser Einführung nicht eingehen wollen, die aber in dem Film „Gesichter der Depression", der zu Beginn dieser Brückentagung gezeigt wurde, aufgegriffen werden. In dieser Einführung hier wird es nicht darum gehen, das nachzuzeichnen, was unmittelbar zu erleben und zu erfahren ist – und auch zu erlernen. Das gehört in die Arbeitsgruppen und in Workshops. Das gehört zur Balint-Arbeit und Teamsupervision, zur Einzel- und Gruppenselbsterfahrung und auch zur Familienorientierung und -konfrontation. Schuld und Versäumnis gehören benannt und beglichen, nicht schamhaft verdrängt und verleugnet. Heilung geschieht aus Vergebung.

Unser Weg jetzt wird ein mühsamer sein. Gehen wir an die 1. Stufe, die Übersicht über die Nomenklatur und Begrifflichkeit, Voraussetzung für die nächste, die Groborientierung zwischen Individuum und Umwelt. Die 3. Stufe, der Eingang zur Psychotherapie, muß notgedrungen kurz und sparsam sein.

Ein erfahrener Praktiker kennt den Unterschied zwischen einer tiefen und einer normalen Verstimmung. Er stellt die Diagnose der Depression spontan, ohne *kriterio*logisch vorzugehen, also ohne bestimmte Kriterien abzuhaken. Diese gehören der sog. objektivierenden Wissenschaft an, verzichten auf die Subjektivität des Patienten und auch auf die des forschenden Arztes – aus psychosomatischer Sicht ein Reduktionsmodell. Trotzdem ist es sinnvoll, sich auch als Praktiker diese vereinfachenden objektivierenden Kriterien und die sich daraus ergebenden Klassifikationen anzusehen.

Klassifikationsversuche gibt es in der Wissenschaft seit eh und je, in der Naturwissenschaft seit den Tagen Linnes und Darwins. Beide Forscher markieren den direkten Übergang von der Naturforschung früherer Jahrhunderte zur Naturwissenschaft der Neuzeit.

In der Medizin und auch in der Psychiatrie sind Klassifikationen einerseits beliebt, andererseits problematisch. Schwierigkeiten der Klassifikation sind oft methodischer Art. Wir werden uns im folgenden bei der Klassifikation der Depression zunächst der Führung des Züricher Psychiaters J. Angst anvertrauen, der in seiner Einführung in *Psychiatrie der Gegenwart* (1987) die Symptome der depressiven Syndrome beschreibt und weniger Ätiologie und Pathogenese.

Mit diesem Vorgehen erweisen wir dem kartesianischen Denkmodell, das unser Gesundheitswesen noch weitgehend bestimmt, unsere Referenz. Die Operationalisierung durch eine sog. saubere Diagnostik zwingt zu diesem Vorgehen, das ja keineswegs die andere Sicht verleugnet, die durch die Einführung des Begriffs „Subjekt" in die Medizin gegeben ist, wie das v. Krehl und v. Weizsäcker in ihrer Arbeit und ihren Werken nicht müde wurden zu betonen.

Zur Erinnerung

Bei der Einführung des Begriffs „Subjekt" in die Medizin nannte v. Weizsäcker den Begriff „Umgang". Darunter verstand er folgendes: Der Patient steht dem Arzt nicht als Gegenstand der Erkenntnis gegenüber, sondern er steht in einer Beziehung als Subjekt zu einem anderen Subjekt. Diese Beziehung wird durch eine Bewegung eröffnet, und diese Bewegung geht vom Patienten aus. Der Patient läßt den Arzt kommen oder geht zu ihm hin. Er benennt den Grund der Begegnung, in dem er auf das Kranksein hinweist. Mit diesen Aktionen ist er im Umgang derjenige, der dem Arzt etwas gibt. Er hat etwas zu sagen, und der Arzt muß zuhören. Der Patient gibt dem Arzt Informationen, die dieser annimmt, in seinen Erfahrungsbereich einordnet, um erst in einem weiteren Akt dem Patienten seinerseits etwas zu geben. Dieses Geben und Nehmen ist nach v. Weizsäcker ein einheitlicher Akt, der sich dadurch eindeutig gegenüber einer unipolaren naturwissenschaftlichen Betrachtungsweise unterscheidet, daß der Patient nicht länger als Objekt betrachtet wird. Mit diesem Denkschritt wird die Einführung des Subjekts in die Wissenschaft in die Wege geleitet. Subjekt ist dabei aber in gleicher Weise auch der Arzt, der sich in seiner Subjektivität einem Austausch mit dem Patienten zur Verfügung stellt (vgl. Petzold u. Reindell 1980, S. 28).

Bleiben wir jetzt aber bei der versprochenen Referenz.

Unterschieden wird in diesem weiterentwickelten kartesianischen Denkmodell zwischen:

– primärer und sekundärer Depression,
– unipolarer und bipolarer Depression,
– reaktiven und endogenen depressiven Syndromen,
– depressiven und ängstlichen Syndromen.

Des weiteren sind Trauerreaktionen von Depressionen abzugrenzen. Im angelsächsischen Sprachraum unterscheidet man zwischen den „minor" und „major depressions" und spricht sehr viel mehr als in Europa von „affektiven Erkrankungen".

Der Begriff „Depression" geht nach Schmidt-Degenhardt (1983) auf Cullen (1786) zurück. Cullen beschrieb damit eine zentralnervöse Atonie, eine Art Depression der Gehirngefäße, die zu einem Kollaps des gesamten Gehirns führte. In neuerer Zeit war es Kraepelin (1913), der den Begriff Depression gegenüber dem der Melancholie durchsetzte. Im deutschen Sprachraum blieb dieser 2. Begriff aber praktisch mit dem Begriff der endogenen Depression identisch. Symptomatisch stehen hier neben depressiven Verstimmungen und morgendlichen Tiefs starke Antriebsstörung, Gewichtsverlust sowie exzessive Schuldgefühle, In- oder Hypersomnie, psychomotorische Agitation oder Verlangsamung und Interesseverlust. Nach Feighner et al. (1972) gilt diese Diagnose als gesichert bei einer Phasendauer von mindestens 4 Wochen und beim Auftreten von mindestens 5 der unten genannten Symptome. Ähnlich ist die Aussage des amerikanischen diagnostischen Manuals DSM-III: Für depressive Verstimmung gilt eine Phasendauer von mindestens 2 Wochen und 4 von folgenden 8 Symptomen:

- Energieverlust, Müdigkeit,
- Gefühle der Wertlosigkeit und Schuld,
- Gedächtnis- und Konzentrationsschwierigkeiten,
- Todes- oder Suizidgedanken.

Auch wenn diese diagnostischen Kriterien seit langem bekannt sind, so werden sie doch offensichtlich nicht stringent und einheitlich angewendet.

Beispielsweise fanden Dilling et al. (1978) eine sehr geringe Übereinstimmung der Depressionsdiagnosen zwischen Expertengruppen und Praktikern. Von den Patienten aus 18 Allgemeinpraxen wurden 42% als psychisch gestört befunden, 16% davon durch den psychiatrischen Beurteiler, 10% aber nur durch den Allgemeinmediziner. Eine Übereinstimmung fand sich nur bei 16% der insgesamt 42%. Der Schweizer Psychiater Gastpar wies darauf hin, daß die in der Allgemeinmedizin diagnostizierten Depressionen viel unspezifischer waren als die in der Psychiatrie.

Liegt das an einer fehlenden Sprachregelung oder an Schulungsschwierigkeiten? Bei den Arbeitsgruppen während des Brückenbaus von der Allgemeinmedizin zur Psychosomatik wurde versucht, einen Teil dieser Schwierigkeiten zu analysieren. Es sollten aber auch Wege gefunden werden, wie man dem beggnen kann – zum Wohl des Patienten, der ein Recht auf eine klare Diagnostik hat (vgl. Arbeitsgruppenberichte, S. 199 ff.).

Wenn wir zwischen *primären* und *sekundären Depressionen* unterscheiden, meinen wir die zeitliche Abfolge.

Primäre Depression bedeutet: es geht keine andere affektive psychische Erkrankung voraus. *Sekundäre Depression* bedeutet: Voraus ging eine andere nichtaffektive Erkrankung, z. B. Alkohol- und Drogenabhängigkeit, Hysterie, Migräne, Boderlinestörung, Angstneurose, Phobie, Zwangskrankheit, Schizophrenie, Bulimie oder Anorexia nervosa.

Auch schwere körperliche Erkrankungen können der sekundären Depression vorausgehen, beispielsweise Herzinfarkt, Hypertonie, Asthma bronchiale, Hepatitiden, Colitis ulcerosa, M. Crohn, Lupus erythematodes, rheumatoide Arthritis usw. Eine sekundäre Depression ist also eine Zweiterkrankung.

Welchen Sinn und Zweck hat die Unterteilung zwischen sekundärer und primärer Depression? Verlaufsuntersuchungen von 3–4 Jahren zeigten, daß eine primäre Depression eine günstigere Remissionsrate hat als eine sekundäre. Von den Patienten mit primären Depressionen zeigten 76 % einen wellenförmigen Krankheitsverlauf, sekundäre Depressionen dagegen nur in 24 % der Fälle (Akiskal et al. 1978). Das „collaborative program" von Clayton et al. (1983) bestätigte diese Aussage nicht. Bei dieser klinischen Studie wurden an 5 Zentren in USA insgesamt 950 ambulante und stationäre depressive Patienten untersucht und durchaus auch Unterschiede zur Normalbevölkerung herausgefunden, aber keine Differenzen in den nosologischen Gruppen selbst.

Die Unterscheidung zwischen *uni- und bipolaren Depressionen* geht auf die Psychiater Kleist (1953) und Leonhard (1957) zurück. Kleist meinte, Manien und Depressionen seien unterschiedliche Erkrankungen, die sich in bipolarer Form miteinander verbinden. Leonhard dagegen postulierte 2 Erkrankungsformen, nämlich: unipolare Manie und Depression, die er zu dem Bild der monopolaren Erkrankung zusammenfaßte und dieser die Erkrankungsformen der bipolaren Manie und bipolaren Depression gegenüberstellte.

Heute werden unipolare Manien als Artefakte von bipolaren Störungen angesehen. Dies stützt sich vor allen Dingen auf Zwillingsuntersuchungen (Bertelsen 1979; Torgeson 1986). Von 32 eineiigen Zwillingen hatten 25 eine Konkordanz für die Polarität einer affektiven Erkrankung und nur 7 eine Diskordanz. Während der Erkrankungsphase selbst ist der Unterschied zwischen Uni- und Bipolarität unerheblich. Allerdings erscheinen bipolare Depressionen früher zu beginnen als unipolare.

Warum dann die ganze Unterscheidung? Manche Autoren sagen: Der Vorteil liegt in der Aussage über die prämorbide Persönlichkeit (Angst u. Clayton 1986). Unipolar Erkrankte scheinen prämorbid aggressiver zu sein als bipolare. Möglicherweise liegt aber der ganze Vorteil dieser Unterscheidung in der Grundlagenforschung, die sich daraus weitere Erkenntnisse erhofft. Den Praktiker kann diese Unterscheidung manchmal ein bißchen verwirren.

Lange Zeit schien die Unterscheidung zwischen *reaktiven und endogenen depressiven Syndromen* wichtiger – nicht zuletzt wegen der therapeutischen Konsequenzen. Die Indikation zur Psychotherapie ist bei einer reaktiven Depression eher zu stellen als bei einem endogenen depressiven Syndrom, das auf eine antidepressive medikamentöse Therapie besser anspricht, die aber auch grundsätzlich nie ohne Gesprächsmöglichkeiten für den Patienten mit seinem Arzt durchgeführt werden sollte.

Kern dieser Unterscheidung ist die Reaktion auf Umweltereignisse und Situationen. Nach Gillespie (1929) sind reaktiv Depressive sich der Ereignisse, die zur Depression führen, eher bewußt als endogen erkrankte Patienten. Ihre Besorgnis um die eigene Gesundheit ist größer als ihre Einsicht in die eigene Angst.

Um das *endogen-reaktive Konzept* zu validieren, wurden in den 80er Jahren verschiedene Studien durchgeführt (Copeland 1984; Hirschfeld et al. 1985, letztere im Rahmen des oben erwähnten Collaborative Program on Psychobiology of Depressions). Danach unterschieden sich die situativ ausgelösten Depressionen weder im klinischen Bild noch in der familiären Belastung oder in der sozialen Unterstützung von den nichtsituativ ausgelösten Depressionen.

Eine 5-Jahres-Katamnese aus unserem Heidelberger Arbeitskreis die von Sameith und Maroska (1983) zusammen mit Deter erstellt wurde, zeigte bei 46 von insgesamt 74 Patienten, die 1975 erstmals auf der Station für Allgemeine Klinische und Psychosomatische Medizin der Medizinischen Universitätsklinik Heidelberg klinisch-psychosomatisch nach simultantherapeutischen Gesichtspunkten behandelt wurden, u. a. bei der Selbstbeurteilung eine Veränderung auf der Depressivitätsskala im Gießen-Test, die sich signifikant auf dem 0,05%-Niveau in Richtung Normalität verbesserte. Die Fremdbeurteilung ergab bei diesen Patienten 6–8 signifikante Veränderungen in Bezug auf persönliche Integrationen, Anpassungsfähigkeit, Stärke der körperlichen Symptome, gestörte Lebensbezüge, Kompensationsmöglichkeiten und Leidensdruck. Von den Patienten hatten 82,6% eine weitgehende Lösung der individuellen Konflikte erzielt, deretwegen sie seinerzeit erkrankt waren. Das äußerte sich in objektivierbaren Daten wie Reduzierung der Pulsfrequenz im Herz-Kreislauf-Test, Reduzierung der Arbeitsunfähigkeits- und der Krankenhaustage. In bezug auf das untersuchte Krankengut würde man nach den vorausgehenden Unterteilungen am ehesten von einer sekundären Depression sprechen.

Die Untersucher selbst differenzierten dagegen stärker, wie in Tabelle 1 dargestellt ist.

Tabelle 1. Differenzierung der Untersucher

Symptom	[n]	Verringert/ verschwunden [n]	Unverändert/ verstärkt [n]
Herzneurosen	12	9	3
Angstneurosen	6	4	2
Depressive Neurosen	5	1	4
Verschiedene Neurosen	9	4	5
Psychosomatische Magen-Darm-Krankheiten	6	5	1
Anorexia nervosa	4	4	0
Andere Krankheiten	4	4	0

Nach Tabelle 1 gehören die depressiven Neurosen im engeren Sinne zu den am schwersten zu beeinflussenden Krankheitsbildern. Eine von diesen damals als unverändert eingeschätzten Patienten konnte der Referent mit Hilfe einer Sozialarbeiterin über 12 Jahre lang begleiten. Das komplexe depressive Geschehen war trotz großem psychotherapeutischem Einsatz – auch von seiten der Patientin – nicht auflösbar. Allein das hohe Suizidpotential, das sie in die Therapie geführt hatte, konnte bis auf einen Rest reduziert werden, den die Patientin für ihr Zusammenleben mit ihrem in vielerlei Hinsicht unbequemen Mann brauchte und nicht aufgeben zu können glaubte.

Wie steht es mit der Unterscheidung von *depressiven* und *ängstlichen Syndromen*? Dies ist sicher eine ganz zentrale Frage, nicht zuletzt wegen der neueren Entwicklungen, die durch die Psychopharmaka angestoßen wurden.

Lewis nahm bereits 1934 ein Kontinuum zwischen beiden Syndromen an. Dies gilt u. E. sicher auch weitgehend noch heute. Die meisten depressiven Patienten sind ängstlich, und umgekehrt sind die ängstlichen Patienten sehr oft depressiv (vgl. den Film „Gesichter der Angst", der 1987 unter der wissenschaftlichen Leitung von W. Pöldinger und B. Luban-Plozza in Ascona gedreht wurde und ähnlich dem 1986 entstandenen Film „Gesichter der Depression" die fließenden Übergänge aufzeigt).

In anderen Studien wird dagegen eindeutig zwischen den Gruppen unterschieden. J. Angst hebt besonders die Gruppe aus Newcastel unter Roth hervor. Er erwähnt auch Familien- und Verlaufsuntersuchungen, nach denen depressive Patienten eine bessere Prognose hätten als die ängstlichen. Genetische Validierungen deuten auf getrennte Erbgänge hin. Immer wieder aber scheinen es methodische Differenzen zu sein, die auf diese unterschiedlichen Aussagen hinführen. Auf eine Überlappung zwischen ängstlichen und depressiven Syndromen weisen die Studien von Mellinger u. Balter (1981) sowie Zwillingsuntersuchungen aus Australien (Jardine et al. 1984) hin.

Zur Unterscheidung von Trauerreaktion und Depression

Einfache Trauer, heißt es im DSM-III, unterscheide sich von typischen depressiven Episoden trotz gleicher Symptome. Sie ist nicht als psychische Störung anzusehen. Ist die Trauer jedoch ungewöhnlich schwer oder lang, muß die Diagnose einer Depression gestellt werden.

Uns erscheint es außerordentlich wichtig, daß der Arzt die Symptome und die Übergänge richtig erkennt und grundsätzlich jeden Verlust seines Patienten ernst nimmt (aber auch eigene Verluste). Ernstnehmen heißt, sich und anderen Zeit für Trauerarbeit zuzubilligen und nicht einfach zur Tagesordnung überzugehen. Je nachdem, wie fern oder nah einem der andere stand, ist die Zeit der schmerzhaften Trauer unterschiedlich. Erfahrene sprechen selbst bei Scheidungen von 3 Jahren der notwendigen Trauerarbeit!

Der Übergang in ein depressives Syndrom äußert sich in dem Gefühl des Betäubtseins, der Müdigkeit, des Interesseverlustes, der Konzentrationsstörung, in Schuldgefühlen, Hoffnungslosigkeit und auch Todeswünschen; körperlich können sich diese Übergänge in zunehmender Appetitlosigkeit äußern, im Libidoverlust. Gewichtsverlust ist eines der häufigsten Symptome.

Neuere psychoimmunologische Forschung hat auch eine Verringerung der Immunkompetenz ergeben. Wegweisend für diese Aussagen waren die Arbeiten von Bartrop et al. (1977). Sie vergleichen die T-Zellfunktionen von Verwitweten mit denen der Kontrollgruppe. Während 2 Wochen nach dem Tod des Lebenspartners keine Unterschiede zwischen den Gruppen festgestellt wurden, ergaben sich hochsignifikante Unterschiede in der Mitogenstimulierbarkeit nach 8 Wochen. Keine Veränderungen fanden sich in den anderen immunologischen Parametern, wie beispielsweise dem Immunglobulin und den Hormonspiegeln von Kortisol, Prolaktin und Thyroxin. Bartrops Untersuchungen wurden durch Schleifer et al. wiederholt und bestätigt. Sie fanden allerdings schon eine deutlich eingeschränkte T-Zellfunktion im 1. Monat nach dem Tod des Partners. Der Verlust des Lebenspartners ging in dieser Untersuchung einher mit einem erhöhten Depressionsindex (zit. nach v. Kerekjarto 1987).

Zur Unterscheidung von „minor" und „major depression", zu den Begriffen der affektiven Störung und larvierten Depression

Der Begriff „affektive Störung" ist historisch. Er ist recht unscharf und weit gefaßt; er meint die Beeinträchtigung der Stimmung und wird oft für den psychiatrischen Bereich reserviert und dort weiter differenziert.

Für die milderen („minor") Depressionssyndrome gibt es viele Bezeichnungen, nämlich: „atypisch", „dysphorisch", „reaktiv" und „neurotisch". Die Patienten mit diesen milderen Depressionsformen kommen meist gar nicht zum Psychiater. Sie werden in der Regel von den Allgemeinmedizinern unter dem Stichwort „larvierte Depression" behandelt. Dieser Ausdruck geht auf Karl Bonhöffer zurück, der den Ausdruck „larvierte Depression" 1912 für Patienten benutzte, die dem Arzt ausschließlich körperliche Klagen vorbrachten und die depressiven Symptome in Abrede stellten. Nicht zuletzt deswegen ist diese rein phänomenologisch begründete Diagnose in der Allgemeinmedizin, aber auch in der Inneren Medizin so beliebt. Im Jahre 1973 definierte die WHO:

> Depressive Zustandsbilder jeder Genese, bei denen die somatischen Symptome so stark im Vordergrund stehen, daß sie das depressive Geschehen vollständig überdecken, werden als larvierte Depressionen bezeichnet.

Demgegenüber beschreibt der Begriff „major depression" eine typische depressive Episode, deren Hauptmerkmal entweder eine dysphorische Verstimmung, also eine gewöhnliche Depression, oder der Verlust von Interesse und Freude an allen oder fast allen gewohnten Tätigkeiten und Hobbys ist. Diese Beeinträchtigung ist auffallend anhaltend und geht mit anderen Symptomen des depressiven Syndroms einher, nämlich mit Appetitlosigkeit, Gewichtsveränderung, Schlafstörung, psychomotorischer Erregung oder Hemmung, verminderter Energie, Gefühl der Wertlosigkeit oder der Schuld, Schwierigkeiten beim Konzentrieren oder Denken und Gedanken an den Tod, Suizid oder Suizidversuchen (vgl. DSM-III, S. 220).

Soweit die semantische Einführung in die Nomenklatur und Begrifflichkeit für den nosologisch Interessierten.

Zum rollendynamischen Aspekt der depressiv Kranken

Für den Umgang mit depressiv Kranken soll im folgenden auf einen hochinteressanten, aber in der allgemeinen Diskussion oft unberücksichtigt gebliebenen Aspekt eingegangen werden, nämlich auf den *rollendynamischen Aspekt bei manisch depressiven Patienten*. Diese Perspektive ist besonders aus familientherapeutischer Sicht wichtig. Dafür stehen in dem Film „Gesichter der Depression" ein Ehepaar und eine Mutter mit ihrem Sohn. Mit diesem Aspekt hat sich im allgemeineren Sinn der Heidelberger Psychiater A. Kraus (1987) besonders befaßt. Er bezieht sich dabei auf die Sozialwissenschaften, insbesondere auf Linton und Parsons und auf die interaktionistischen Rollentheorien von Mead bis Krappmann. Hier wird zwischen einem dynamischen Rollenbegriff und einem statischen Positionsbegriff unterschieden. Die Rolle ist weniger eindeutig als die Position. Sie wird durch Normen und Erwartungen an den Rollenträger beeinflußt und kompliziert, mitunter so sehr, daß sich ein großes Konfliktpotential aufbaut.

Kraus betont die enge Verbindung von Rolle und Identität. Nur wer seine Rolle gefunden hat, hat auch seine Identität. Das ist aber wohl nur die eine Seite, die andere erfordert eine Distanz des Subjekts zu seiner Rolle. Rollendistanz gilt gleichsam als ein Zeichen für seelische Gesundheit, als eine besondere Fähigkeit des Ich, also als eine Ich-Leistung. Bei psychiatrisch erkrankten Menschen erscheint diese Distanzierungsmöglichkeit geringer, ihnen fehlt sozusagen der spielerische Umgang mit der Rolle. In ihrer Abhängigkeit, Unterdrückung und Beschränktheit scheinen sie sich mitunter so ernst zu nehmen, daß eine Distanzierung ausgeschlossen erscheint. Das gilt ganz besonders für den depressiven Patienten. Warum? Der Lehrer von Kraus, Tellenbach, hat sich sehr intensiv mit der Persönlichkeit des Melancholikers befaßt und dessen hohe Ansprüche an das eigene Leistungsvermögen herausgearbeitet, seine Ordentlichkeit, Genauigkeit, Gewissenhaftigkeit. Diese Eigenschaften befähigen zur Übernahme bestimmter Rollen und Positionen. Tellenbach spricht von „Genauigkeitsberufen", in denen es eine Häufung monopolar depressiver Patienten gäbe.

Ganz wichtig für den Umgang mit depressiven Patienten ist die Einsicht in die *familiäre Rollendynamik*. Diese wird durch eine hohe Anpassungsbereitschaft der Eltern des Depressiven an die Umgebung bestimmt – ein Konformitätsdruck, der auch in der Anorexia-nervosa-Forschung von großer Bedeutung ist (vgl. Sperling 1974). Natürlich spielt dabei auch das Streben nach einem höheren Sozialprestige eine wichtige Rolle.

Stierlin et al. (1986) haben die Verhaltensgegensätzlichkeiten der Eltern von manisch depressiven Patienten bei insgesamt 33 Familien untersucht. Eine offene oder verdeckte elterliche Komplementarität war in etwa ⅔ der untersuchten Familien festzustellen. Diese Konstellationen führten bei den designierten Patienten entweder dazu, sich ganz schlecht, schuldig und eingeschränkt oder vollkommen gut, schuldfrei und uneingeschränkt zu fühlen. Neben einem hohen Konformitätsdruck fanden sich besonders autoritäre und symbiotische Tendenzen. Die Rollendynamik dieser Familien wirkte sich ungünstig auf eine Entwicklung einer flexiblen Rollendistanz aus.

Für das Thema „Umgang mit Depressiven" ist auch die Frage der Geschlechtsverteilung wichtig. Die Hypothese, daß mehr Frauen bei den monopolar Depressiven zu finden sind, gilt nicht für alle Länder dieser Welt. In Finnland und Norwegen ist die Geschlechtsverteilung gleich, in Indien und Neuguinea umgekehrt.

Partnerschaft

Männer haben von der Ehe möglicherweise einen größeren Vorteil als Frauen – zumindest in bezug auf die Depression. Frauen sind durch die Ehe vor einer Depression weniger geschützt als Männer. Hängt das mit den besonderen Frustrationen des Berufs einer Hausfrau zusammen, der relativ größeren Abhängigkeit, zu der angeblich Mädchen mehr erzogen werden als Jungen (Radloff 1975)?

Gibt es bestimmte Berufe, die sich negativ auf das depressive Geschehen auswirken?

Weissman u. Paykel (1974) unterscheiden zwischen expressiver und instrumenteller Arbeit. „Expressiv" bedeutet hier, daß es um integrative und affektive Funktionen geht, instrumentelle Arbeit dagegen bedeutet eine mit operationalisierten Funktionen. Das Ergebnis dieser Untersuchung war, daß depressive Frauen mit instrumentellen Funktionen weit weniger beeinträchtigt waren als solche mit expressiven. Mit anderen Worten: Bei der Arbeit außer Haus ging es diesen Frauen weit besser als in ihrem häuslichen Bereich. Emotionale und expressive Rollenfunktionen zu Hause scheinen belastender zu sein.

Zur Prognose: Wie reagiert die Umwelt auf die Erkrankten?

Zum Zeitpunkt der Erstmanifestation sind manisch-depressive im Gegensatz zu schizophrenen Patienten meist verheiratet und berufstätig. Es gelingt ihnen nach ihrer Erkrankung oft, zurück zur restituto ad integrum zu kommen, zumindest während der Zeit ihrer Berufstätigkeit (Baer 1975). Im höheren Lebensalter scheint es dagegen schwieriger, neue Rollen zu erlernen. Damit besteht die Gefahr der Chronifizierung. Die Prognose ist weniger gut, wenn jeglicher Rückhalt fehlt. Rollen aber geben Rückhalt.

Bei akuten Depressionen führt die Erkrankung eher zur verstärkten Zuwendung; bei häufigen Rezidiven dagegen wird die Umgebung reservierter und distanzierter (Baer 1975). Paradoxerweise werden die Patienten mit schweren Depressionen oft weniger freundlich und weniger geduldig von ihren Angehörigen behandelt als solche mit leichten Störungen (vgl. Arbeitsgruppe „Depression", S. 201). Das Ausmaß der Kränkbarkeiten mag sich in der Scheidungsrate ausdrücken. Nach Brodie u. Leff (1971) haben Patienten mit bipolaren Störungen eine deutlich höhere Scheidungsrate als solche mit unipolaren (57% vs. 8%).

Psychotherapie

Dieser Teil meiner Einführung, der notgedrungen kurz und knapp sein muß, verläßt das kartesianische Denkmodell. Er steht für das „neue Denken" (Capra 1987), zu dem auch diese Einführung Brücken bauen will.

Die Grenzen zwischen endogenen und psychoreaktiven Leiden gelten für den Psychotherapeuten etwas weniger als für den Kliniker. Der Praktiker wird sich je nach Ausbildungsstand mehr auf die eine oder andere Seite stellen.

Der Psychotherapeut, der mehr die psychodynamische Entwicklung kennt, sieht diese nicht unabhängig von der Konstitution, von dem „somatischen Entgegenkommen", wie Freud es genannt hat. Die biologischen Anlagen, Erbmodi und Neurotransmitter, auf die wir hier nicht weiter eingegangen sind, werden erst im Zusammenhang mit der Lebensgeschichte (der Psycho- und der Rollendynamik) eines Menschen pathologisch. Die Konstitution veranlaßt den Psychotherapeuten nicht gleich zur Resignation. Er weiß von den besonderen Bedingungen des depressiven Konfliktpotentials. Er weiß, daß interaktionelle Rollenkonflikte von intrapsychischen Programmen zu unterscheiden sind. Er weiß um die Zeit, die oft nötig ist, um heilend zu wirken. Er weiß, daß gerade in der Psychotherapie dieser Patienten oft eine *Probebehandlung* notwendig ist, um die Prognose abzuschätzen – also jene Fragen zu klären, ob das Gesundungspotential vorhanden ist oder nicht. Mitunter ist seine Hilfe gerade dann gefordert, wenn kein Gesundungspotential mehr vorhanden zu sein scheint. Dafür mag die oben genannte 12jährige Psychotherapie mit der scheinbar veränderungsunfähigen Patientin stehen; dafür mag auch das Beispiel Matterns in dem Film „Gesichter der Depression" stehen. Beide Beispiele zeigen das Dilemma zwischen einer Therapie, die auf Veränderung zielt, und einer, die einzig und allein die Aufgabe hat zu bewahren.

Wir kommen zu der psychoanalytischen Theorienbildung der reaktiven Psychose. Während die einen (Abraham 1912; Freud 1917) die schwere ambivalente Beziehungsstörung des Ich oder Selbst zu einem intrapsychischen Objekt im Vordergrund sehen (beispielsweise Kafka zu seinem Vater), sehen die anderen (Sandler u. Joffe 1965; Battegay 1985) mehr den narzißtisch gestörten Ich-Zustand – also den Verlust der Selbstachtung und Verarmung des Ich an narzißtischer Libido (beispielsweise Judas Ischarioth).

Der Übergang ist natürlich fließend. Während die einen die Aggressionen des Ich gegen das sich mit ihm identifizierten intrapsychische Objekt sehen – das kann in der Therapie durchaus auch der behandelnde Arzt sein –, sehen die anderen mehr die erlernte Hilflosigkeit, die sich an das Tiermodell von Seligmann anlehnen. Dieses scheint in der Depressionsauffassung der modernen Verhaltensmedizin eine wichtige Rolle zu spielen.

Die psychoanalytische Theorienbildung sieht statt dessen im Zentrum der Selbstwahrnehmung das extrem gehemmte negative Selbstkonzept. Der Patient wird von der Intensität des negativen Selbstbildes praktisch erdrückt (de-primiert).

Auf dem Familienbrett – einem methodischen Hilfsmittel der Familientherapie – stellte ein Patient sich in den Mittelpunkt einer großen Familie. Den kritischen Teil seiner Verwandten hatte er im Rücken, so daß er „dem Feind nicht in die Augen sehen konnte" – entsprechend war das Symptom, das ihn in die Therapie führte, eine Lumbalgie. Das Problematische und zutiefst Deprimierende war: Er selbst gab sich die Schuld an diesem feindlichen Verhalten der anderen.

Die Hauptfaktoren der affekten Psychose beschreibt der Basler Psychotherapeut Benedetti (1987) wie folgt:

1) Depressive Menschen leiden oft unter der Diskrepanz zwischen großen, von ihnen nicht selten verkannten Ansprüchen, die lange enttäuscht wurden, und der allgemeinen Unfähigkeit, sie zu erfüllen bzw. sich durchzusetzen. Es fehlt ihnen sozusagen an einem aggressiven Durchsetzungspotential im positiven Sinne.

2) Das destruktive Moment der Erkrankung kann sich in einem sadistischen Über-Ich zeigen, das an dem ganzen Menschen nichts Gutes läßt und ihn auch unfähig macht, andere zu lieben.

Benedetti schreibt: „Wichtig für die Psychotherapie ist aber, daß wir den Patienten mit seiner Negativitätssucht konfrontieren können, ohne jedoch Schuldgefühle und vernichtende Selbstverurteilung zu stimulieren."

Bei den Dreharbeiten zu dem oben erwähnten Film „Gesichter der Angst" erwies sich dies als eine der Hauptschwierigkeiten in dem offenen Gespräch zwischen den Patienten und ihren Ärzten. Die Kränkungsbereitschaft – gruppendynamisch verstärkt – sucht und findet ihr Opfer. Die Balance zu finden, das Gleichgewicht zu wahren, erwies sich als Hauptaufgabe *aller Beteiligten*.

Der 3. Hauptfaktor der depressiven Dynamik ist die *gestörte Idealbildung*. Die Unfähigkeit, einfachste Aufgaben zu erfüllen, kontrastiert mit Visionen von großartigen Leistungen, die mitunter schon in früher Jugend konzipiert wurden.

Die Faktoren *Hemmung, Abhängigkeit, Selbstaggressivität* und gestörte Idealbildung kommen bei praktisch jedem schwer depressiven Kranken vor, allerdings in unterschiedlicher Ausprägung. Diese Hemmung zwingt sie zur Anpassung fast um jeden Preis, besonders an Nahestehende, die dadurch leicht getäuscht werden und sich in Illusionen über ihre Dominanz wiegen. Ein systemisch denkender Arzt sollte das wissen und zumindest innerlich offen für die Umkehrung der Dominanz bei seinem depressiven Patienten sein.

Benedetti faßt seine Erfahrung folgendermaßen zusammen:

> Die Depression ist durch eine Unsumme von lebenslänglichen Mikroerschütterungen bedingt, von denen sich der Patient oft jahrelang keine Rechenschaft gegeben hat. Im Versuch, der Lebenssituation gewachsen zu sein, hat er unangenehme Emotionen verdrängt, ihn treffende Enttäuschungen nicht realisiert, sich also in einer Weise zusammengenommen, die für Trauerarbeit, Selbstgefühl, Kommunikation des Leidens keinen Raum und keine Zeit mehr übrig ließ. Der Patient war oft lange, bevor er krank wurde, ein unglücklicher Mensch, ohne es zu wissen. Ihm nun zu zeigen, wie er unwissentlich gelitten hat, mit ihm und seiner nun erwachenden Erinnerung durch seine Lebensgeschichte hindurchzugehen, kann für ihn heilsam sein, besonders wenn der Arzt bei einer solchen symbolischen Mitwanderung es versteht, an *der Stelle seines Patienten die Gefühle der Trauer, der Hilflosigkeit, der ohnmächtigen Rebellion, die dieser nicht haben konnte, mitzufühlen*. Der Kranke erkennt sich im Spiegel seines Arztes, und die Psychotherapie wird ihm zu einer schmerzlichen, aber heilsamen Einkehr.
>
> Mancher Patient realisiert erst in der Psychotherapie, daß er in seiner Familie eine Rolle mitgespielt hat, welche ihm für das Wohlsein der anderen unentbehrlich schien und die doch ein fortwährender Selbstverrat war; eine Rolle, die er nicht aufgeben konnte, sei es, daß diese ihm doch eine gewisse narzißtische Befriedigung brachte, sei es, weil er sich vorstellte, die nahen Mitmenschen könnten ohne ihn und seine Hingabe überhaupt nicht existieren.

Diese Worte Benedettis mögen einen Eindruck von dem wiedergeben, worum es in der Psychotherapie depressiver Kranker geht. Sie mögen auch einen Eindruck von dem Einsatz des Arztes geben, der den Brückenschlag von der Allgemeinmedizin zur Psychosomatik für sich persönlich schlagen will. Es ist nicht ganz leicht.

Helfen mag das Wort eines Dichters, dem diese Krankheit nicht fremd war:

Was ich traure weiß ich nicht,
Es ist unbekanntes Wehe;
Immerdar durch Tränen sehe
Ich der Sonne liebes Licht.
Eduard Mörike, aus „Verborgenheit" (1838)

Literatur

Abraham K (1912) Ansätze zur psychoanalytischen Erforschung und Behandlung des manisch-depressiven Irreseins und verwandter Zustände. Zentralbl Psychoanal Psychother 2: 302–315

Akiskal HS, Bitar AH, Puzantian VR, Rosenthal TL, Walker PW (1978) The nosological status of neurotic depression. A prospective three-to four-year follow-up examination in light of the primary-secondary and unipolar-bipolar dichotomies. Arch Gen Psychiatry 35: 756

Angst J (1987) Begriff der affektiven Erkrankungen. In: Kisker KP, Lauter H, Meyer J-E, Müller C, Strömgren E (Hrsg) Affektive Psychosen. Springer, Berlin Heidelberg New York London Paris Tokyo (Psychiatrie der Gegenwart Bd 5)

Angst J, Clayton PJ (1986) Premorbid personality of depressive bipolar, and schizophrenic patients with special reference to suicidal issues. Compr Psychiatry 27: 511–532

Baer R (1975) Die sozialpsychiatrische Prognose der zyklothymen Depression. Thieme, Stuttgart

Bartrop RW, Lazarus L, Lockhurst E, Kilok L-G, Penny R (1977) Depressed lymphocyte function after bereavement. Lancet I: 834–836

Battegay R (1985) Depression. Psychophysische und soziale Dimension. Huber, Bern Stuttgart Toronto

Benedetti G (1987) Analytische Psychotherapie der affektiven Psychosen. In: Kisker KP, Lauter H, Meyer J-E, Müller C, Strömgren E (Hrsg) Affektive Psychosen. Springer, Berlin Heidelberg New York London Paris Tokyo (Psychiatrie der Gegenwart Bd 5)

Bertelsen A (1979) A Danish twin study of manic-depressive disorders. In: Schou M, Strömgren E (eds) Origin, prevention and treatment of affective disorders. Academic Press, London New York San Francisco, pp 227–239

Brodie HKH, Leff MJ (1971) Bipolar depression – a comparative study of patients characteristics. Am J Psychiatry 127: 126–130

Capra F (1987) Das Neue Denken. Scherz, München

Clayton PJ (1983) A further look at secondary depression. In: Clayton PJ, Barrett JE (eds) Treatment of depression: Old controversies and new approaches. Raven, New York, pp 169–191 (American Psychopathological Association Series)

Copeland JRM (1984) Reactive and endogenous depressive illness and five-year outcome. J Affective Disord 6: 153–162

Cullen W (1786) Kurzer Begriff der medicinischen Nosologie. Leipzig

Dilling H, Weyerer S, Enders J (1978) Patienten mit psychischen Störungen in der Allgemeinpraxis und ihre psychiatrische Überweisungsbedürftigkeit. In: Häfner H (Hrsg) Psychiatrische Epidemiologie. Geschichte, Einführung und ausgewählte Forschungsergebnisse. Springer, Berlin Heidelberg New York, S 135–160

DSM III (1984) Diagnostisches und Statistisches Manual Psychischer Störungen. Beltz, Weinheim

Freud S (1917, Ausg. 1946) Trauer und Melancholie. Gesammelte Werke, Bd 10. Imago, London, S 428–446
Gastpar M (1979) Diagnose und Therapie depressiver Patienten in der Praxis. Eine Untersuchung mit spezieller Berücksichtigung von Symptomatologie und Epidemiologie. Habilitationsschrift, Universität Basel
Gillespie RD (1929) The clinical differentiation of types of depression. Guy's Hosp Rep 9: 306–344
Hirschfeld RMA, Klerman GL, Andreasen NC, Clayton PJ, Keller MB (1985) Situational major depressive disorder. Arch Gen Psychiatry 42: 1109–1114
Jardine R, Martin NG, Henderson AS (1984) Genetic covariance between neuroticism and the symptoms of anxiety and depression. Genet Epidemiol 1: 89–107
Kerekjarto M von (1987) Psychoneuroimmunologische Grundzüge eines neuen Verständnisses der Beziehung zwischen Psyche und Soma. Sandorama 4: 4–13
Kleist K (1953) Die Gliederung der neuropsychischen Erkrankungen. Monatsschr Psychiatr Neurol 125: 526–554
Kraepelin E (1913) Das manisch-depressive Irresein. In: Psychiatrie. Ein Lehrbuch für Studierende und Ärzte, 8. Aufl Bd III/II. Teil. Barth, Leipzig, S 1183–1395
Kraus A (1987) Rollendynamische Aspekte bei Manisch-Depressiven. In: Kisker KP, Lauter H, Meyer J-E, Müller C, Strömgren E (Hrsg) Affektive Psychosen. Springer, Berlin Heidelberg New York London Paris Tokyo (Psychiatrie der Gegenwart Bd 5)
Leonhard K (1957) Aufteilung der endogenen Psychosen. Akademie-Verlag, Berlin
Lewis AJ (1934) Melancholia: a clinical survey of depressive states. A historical review. J Ment Sci 80: 1–42, 277–378, 488–558
Mellinger GD, Balter MB (1981) Prevalence and patterns of use of psychotherapeutic drugs: results from a 1979 National Survey of American adults. In: Tognoni G, Bellantuono C, Lader M (eds) Epidemiological impact of psychotropic drugs. Proceedings of the International Seminar on the Impact of Psychotropic drugs. North-Holland, Amsterdam, pp 117–135
Petzold E, Reindell A (1980) Klinische Psychosomatik. Quelle & Mayer, Wiesbaden Heidelberg, UTB Bd Nr. 981, S 28
Radloff L (1975) Sex differences in depression: the effects of occupation and marital status. Sex Roles 1: 249–269
Sameith W, Maroska U (1983) Ergebnisse einer 5-Jahres-Katamnese. Klinisch-psychosomatische Patienten des Jahres 1975. Inauguraldissertation, Universität Heidelberg
Sandler J, Joffe WG (1965) Notes on Childhood Depression. Int J Psychoanal 46: S 88–96
Schmidt-Degenhard M (1983) Melancholie und Depression. Zur Problemgeschichte der depressiven Erkrankungen seit Beginn des 19. Jahrhunderts. Kohlhammer, Stuttgart
Sperling E (1974) Ehe- und Familienbehandlung von Magersuchtsfamilien. (Vortrag Lindauer Psychotherapiewoche)
Stierlin H, Weber G, Schmidt G, Simon F (1986) Features of families with major affective disorders. Family Process 25: 325–336
Tellenbach H (1965) Zur situationspsychologischen Analyse des Vorfeldes endogener Manien. Jb Psychol Psychother Med Anthropol 12: 174
Torgeson S (1986) Genetics of somatoform disorders. Arch Gen Psychiatry 43: 502–505
Weissman MM, Paykel ES (1974) The depressed woman: a study of social relationships. University of Chicago Press, Chicago
Den Hinweis auf das Gedicht von E. Mörike verdanke ich W. Pöldinger und der Galerie Duphar (1986)

Balint-Arbeit als Brücke von der Allgemeinmedizin zur Psychosomatik? (zu B)

Wolfgang Kämmerer

Aufgabe der Hausärzte ist es, die Hilfe anzubieten, die nötig ist: somatische, wo körperliches Leiden vorliegt, psychische, wo es um seelisches Leiden geht. Die Gefühle, die ein Patient in uns anregt, gehören zu seinem Leiden genauso wie die Worte, die er uns sagt, und das körperliche Verhalten, das er uns zeigt. Die Technik der Beobachtung der eigenen Gefühle hat Balint von der Psychoanalyse übernommen. Handelt man aber nach den Gefühlen, die ein Patient in uns anregt, erfüllt man, ohne es zu wollen, neurotische Bedürfnisse, agiert mit der Neurose mit und erhält so das Leiden, anstatt es zu bekämpfen. In der Arzt-Patienten-Beziehung spiegelt sich stets die Not des Patienten. Beziehungsdiagnostik ist daher das Ziel der Arbeit in Balint-Gruppen. Balint gelangte zu der Erkenntnis, daß es nicht die zu geringen Informationen sind, die in den 5–6 Minuten des Sprechstundenkontaktes erhoben werden können, die den Arzt daran hindern, den Patienten zu verstehen, sondern eine „gewisse Taubheit" für das, was sich zwischen ihm und seinem Patienten abspielt. In der Balint-Gruppe lernt der Arzt, seine persönlichen Anteile an den Beziehungen ebenso wie die Anteile des Patienten zu sehen und für die weitere Behandlung nutzbar zu machen. Die Situation während eines normalen 5minütigen Gespräches im Laufe einer Konsultation untersuchte Balint über 20 Jahre bis zu seinem Tode 1970 zusammen mit praktischen Ärzten. Die Ergebnisse sind in den Büchern *Fünf Minuten pro Patient* (Balint E. u. Norell 1975) und *Der Arzt, sein Patient und die Krankheit* (Balint 1957) niedergelegt.

Balint wollte im eigentlichen Sinne keine „Schule" gründen, obwohl sich sein Ansatz mittlerweile weltweit verbreitet hat und ihr in der praktischen Patientenversorgung eine eminente Bedeutung zukommt, indem sie die Erkenntnisse der Psychoanalyse für den Alltag des nicht psychotherapeutisch tätigen Arztes durch die Sensibilisierung für die Besonderheiten der Arzt-Patient-Beziehung nutzbar macht.

Ausgangspunkt ist stets die gewöhnliche und alltägliche Begegnung von Patient und Arzt im Sprechzimmer, bei Hausbesuchen oder in der Klinik. Die Summe der averbalen Mitteilungen des Patienten, also seine Mimik, Gestik, Pausen, die gesamte Stimmung, der unmittelbare Umgang mit seinem Arzt, wird als „Szene" bezeichnet. Zunächst und unmittelbar wird der Arzt oft empfinden, in diese Szene ungewollt hineingeraten zu sein, oder in etwas hineingezogen zu werden, ohne zu wissen, wie er herauskommen könnte. In der Balint-Gruppe kann er erfahren, wie er diese Begegnungen mit den Patienten quasi von einer „dritten Warte" betrachten und unter Einbeziehung seiner Anteile analysieren kann.

Als die 3 wesentlichen Arbeitsrichtlinien des Arztes formulierte E. Balint 1975:

1) Der Arzt sollte seine Fragen nicht durch eine vorformulierte Theorie bestimmen lassen, er sollte überhaupt keine vorrangigen Fragen haben. „Wer Fragen stellt, bekommt Antworten – aber weiter auch nichts" (Balint M. 1972). Es ist nicht primär Aufgabe des Arztes, nach dem „Warum" zu fragen, sondern er sollte sich für das „Wie" interessieren, auf welche Weise dem Patienten etwas Schmerzen bereitet.
2) Er sollte Folgerungen immer nur gemeinsam mit dem Patienten ziehen.
3) Er sollte dem Patienten jederzeit das Recht auf Geheimnisse zugestehen, ihm aber gleichzeitig die Möglichkeit geben, sich mitzuteilen.

Ein Beispiel

Wenn der Zustand eines Patienten sich verschlechtert, läßt sich das oft darauf zurückführen, daß der Arzt es versäumt hat, den Patienten in die Lage zu versetzen, gegen den Arzt aufkommende negative Gefühle in Worte zu fassen. Das verlangt dann von der Balint-Gruppe, erst einmal den Widerstand des Arztes dagegen zu lösen, daß sein Patient solche Gefühle gegen ihn hat und dem Arzt zu helfen, dies zu akzeptieren. Am effektivsten geschieht dies, wenn man zunächst den Widerstand dagegen auflöst, daß der Gruppenteilnehmer seine Enttäuschung und Unzufriedenheit gegenüber der Balint-Gruppe und dem Leiter bei sich erspürt und ausspricht. Ein wirksamer Ansatz zur Auflösung dieses Widerstandes ist es, mit dem Teilnehmer zu besprechen, daß an der Gruppenarbeit wohl etwas falsch sein muß, wenn es seinem Patienten immer schlechter geht. Wenn die Balint-Gruppe selbst ihren Widerstand aufgibt und anerkennen kann, daß die Supervision dem betroffenen Arzt nicht immer nur geholfen hat, ist dieser nun endlich in einer guten Ausgangslage. Dies kann dann einen Prozeß in Gang setzen, der dazu führt, daß der Arzt nun seinem Patienten helfen kann, Enttäuschungen über ihn zu erspüren und auch mitzuteilen – so wie dieser vielleicht immer wieder von seinen Eltern enttäuscht gewesen sein mag. Dadurch verwandelt der Arzt eine passiv-aggressive, der Behandlung schadende negative Reaktion in eine offene und direkte Äußerung von Unzufriedenheit und Enttäuschung, die Klarheit und den festgefahrenen Prozeß wieder in Bewegung bringt. Die beste Möglichkeit für den Arzt, seine Patienten vor schädlichen Wirkungen seiner eigenen negativen (Gegenübertragungs)gefühle zu schützen ist es, sich selbst voll mit ihnen zu konfrontieren und sie sich offen einzugestehen. Wenn der Arzt darüber klagt, daß er sich hilflos und schwach fühlt, wird die Gruppe ihn vielleicht fragen, warum er sich dagegen sperrt, solche Gefühle zu haben. Man kann solche Gefühle dann mit dem Wetter vergleichen: Man kann gegen schlechtes Wetter nichts tun, außer abwarten, bis es über das Land hinweggezogen ist (Epstein 1985).

In der Balint-Gruppe lernen die Teilnehmer also letzten Endes, ihre Gefühle zu schätzen und zu akzeptieren, welcher Art sie auch sein mögen; sie lernen zu verstehen, daß es auch für den Patienten eine reifungsfördernde Funktion hat, wenn der Arzt selbst seine eigenen Gefühle annimmt, ohne sich jedoch unmittelbar von ihnen leiten zu lassen. Im Endeffekt gelingt es dadurch, einen lebenslangen, zwangsläufig wiederholten zwischenmenschlichen Circulus vitiosus von Projektion und Gegenprojektion der Übertragungen zu durchbrechen, der diesen Patienten in seinem Entwicklungsstillstand fixiert hat. Hat der Arzt erst einmal gelernt, seine Gefühle in der therapeutischen Interaktion wertzuschätzen, wird er besser ihre Bedeutung und ihre Funktion verstehen und sich klarmachen können, wie er mit solchen Gefühlen zum Nutzen seiner Patienten umgehen kann.

Aus dem Genannten wird deutlich, welche empfindlichen Einflüsse Abhängigkeitsbeziehungen der Gruppenteilnehmer untereinander auf den Prozeß in einer Balint-Gruppe haben müssen. So ist bei einer Gruppe, die etwa aus Ärzten einer Klinik besteht, anzunehmen, daß die unbewußte Dynamik der Institution den Gruppenprozeß und damit auch die Phantasien in bezug auf den Leiter weitgehend mitbestimmt. Stehen die Teilnehmer zum Leiter in einem wie auch immer gearteten institutionellen oder sonstigen Abhängigkeitsverhältnis, sollte man im eigentlichen Sinne auch nicht mehr von Balint-Gruppe sprechen, da diese Teilnehmer dann kaum noch die „Grundregel" der Balint-Gruppenarbeit befolgen können, alles offen über eine Beziehung zu einem Patienten mitzuteilen. Man kann regelhaft 3 Stadien im Verlauf von Balint-Gruppen beobachten, die nach Paar u. Diercks (1985) in Analogie zu der phasenhaften Entwicklung von Psychotherapiegruppen mitsamt ihren Krisen gesehen werden können, auch wenn sie sich von diesen durch eine thematische Beschränkung und eine andere Zielvorstellung unterscheiden.

1) Zu Beginn steht die Entwicklung zunehmender Sensibilität für die Beziehung von Arzt und Patient. Diese Phase ist durch idealisierende Erwartungen an die Gruppe und den Leiter gekennzeichnet.
2) Während der Zeit unvermeidlicher Frustration dieser hohen Erwartungen springen erfahrungsgemäß einige Teilnehmer ab. Danach gelingt es gewöhnlich, sich auf kontinuierliche und therapeutisch besser zugängliche Fälle zu konzentrieren, bis sich
3) im weiteren die Diskussion zunehmend darauf konzentriert, wie die Arzt-Patient-Beziehung für das Verständnis des Patienten herausgearbeitet werden kann.

Die Beziehungsdiagnostik wird durch die Auswertung der aktuellen Dynamik in der Gruppe erweitert. Drees (1984) beschreibt eine weitere Modifikation: Während sich „klassische" Balint-Gruppen üblicherweise auf die „familiären Übertragungsmuster" der Arzt-Patienten-Beziehung konzentrieren, legt er besonderes Gewicht darauf, daß die Teilnehmer Gestimmtheiten und körperliche Befindlichkeiten wahrnehmen. Diese gewinnen erst allmählich eine sprachlich faßbare Gestalt in Form von Phantasien und Bildern. Häufig – und insbesondere bei Patienten mit organpathologisch wenig greifbaren Störungen – ist jedoch das Erarbeiten dieser diffusen Gestimmtheiten und körperlichen Befindlichkeiten in der Balint-Gruppe von großer Wichtigkeit, weil sie sehr rasch – man muß nicht erst alles über einen Patienten „wissen" – zu einem vertieften Verständnis des Patienten führt. Dies setzt jedoch eine gewisse Sicherheit innerhalb der Balint-Gruppe voraus, da Mitteilungen über unmittelbar in der Stunde auftretende Körpersensationen zunächst ungewohnt sind und es einer gewissen intimen Vertrautheit der Gruppenteilnehmer bedarf. Die Bedeutung der Balint-Gruppe – dies wurde inzwischen deutlich – besteht in der Vermittlung von Fähigkeiten in „fachgerechter Menschenführung", wie Michael Balint (1957) es nannte.

Das Erlernen des Umgangs mit der emotionalen Dimension kann als „berufsbezogene Selbsterfahrung" der Teilnehmer aufgefaßt werden, Neraal (1984). Das begrenzte Ziel dieser Selbsterfahrung ist eine allmähliche Korrektur des Verhaltens der Teilnehmer in ihren *Rollen als Ärzte,* die ohne die partielle Aufarbeitung der unbewußten Identifikationen mit den Patienten nicht möglich wäre. Diese Art der fallbezogenen Selbsterfahrung ist strikt abzugrenzen gegenüber Therapie- oder Selbsterfahrungsgruppen, die eine Bearbeitung von Konflikten auf dem biographischen Hintergrund des einzelnen Teilnehmers zum Ziel haben.

Natürlich ist zu erwarten, daß mehr Persönliches eingebracht werden kann, je länger eine Balint-Gruppe zusammenarbeitet und damit die Vertrautheit untereinander zunimmt. Die Aufgabe des Leiters muß es jedoch sein, der Gruppe ihre Balint-Orientierung, d. h. ihre strenge Fokussierung auf die Arzt-Patienten-Beziehung, zu erhalten. Die diagnostisch und therapeutisch eminente Möglichkeit, im reaktiven Verhalten des Arztes die Gefühlsanteile des Patienten zu entdecken, würde sonst versäumt und bliebe ungenutzt.

Die spezifische Arbeitsweise der Balint-Gruppen kann somit von anderen Arbeitsformen in Gruppen differenziert werden:

1) In wissenschaftlichen Fallseminaren stehen Fakten und Theorien, der Austausch von Wissen, also kognitive Prozesse, im Zentrum. Gefühlsäußerungen werden hier nur störend erlebt.
2) Teamberatung: Sie dient der Konfliktlösung in emotionell belastenden Arbeitsbereichen, z. B. im Krankenhaus auf Sucht-, Intensiv-, Dialyse- und onkologischen Stationen. Grundsätzlich sind solche Teamberatungen mittlerweile in alle Bereiche vorgedrungen, in denen Menschen als Team zusammenarbeiten müssen. Der Schwerpunkt liegt hier in der

Aufdeckung, Bearbeitung und dem Abbau hierarchischer Rollenkonflikte.
Die Übergänge zur Balint-Gruppe sind dort fließend, wo Teamberatung stattfindet, deren Mitarbeiter mit Problempatienten (etwa in Dialyseeinrichtungen) zu tun haben. Dennoch ist es wichtig, die Teamberatung klar von einer Balint-Gruppe abzugrenzen, ggf. beides hintereinander durchzuführen.
3) Die analytisch orientierte Gruppenkontrolle ist in ihrer Arbeitsweise noch am ehesten der Balint-Gruppe vergleichbar. Sie dient der Supervision von Behandlungsfällen während der psychoanalytischen Ausbildung.
4) Ein ähnliches Vorgehen kann mit gutem Erfolg auch im Studentenunterricht, vorzüglich im psychosomatischen Praktikum, in Anamnesegruppen etc. eingesetzt werden.

Der Unterschied zur klassischen Balint-Arbeit besteht in diesen Gruppen darin, daß die Probleme der Arzt-Patienten-Beziehung nur insoweit untersucht werden, als sie der Vermittlung des Behandlungsverfahrens oder der diagnostischen Fertigkeiten dienen sollen.

Worin besteht nun das Besondere der Arbeit in Balint-Gruppen? Dazu vorweg einige theoretische Anmerkungen über die Bedingungsmerkmale (alltäglicher) Arzt-Patienten-Beziehungen:

Lorenzer (1970) und Argelander (1970) sprechen von „szenischer Reproduktion", d. h. der entwicklungsgeschichtlichen Verankerung von Beziehungssituationen in einem aktuellen szenischen Arrangement gemäß dem Wiederholungszwang. Dieses Konzept geht davon aus, daß jeder Mensch in jeder möglichen Situation unbewußt die für ihn konflikthaften Beziehungen inszeniert, um sie endlich einer Lösung zuführen zu können. Dies gilt insbesondere für Patienten, die unter dem Leidensdruck spontan pathologische Beziehungsmuster (unter denen sie leiden) darstellen. Diese Patienten gelten gewöhnlich als sog. „Problempatienten", da sie – eben aufgrund ihrer neurotischen Fehlhaltung – sehr viel weniger als andere Patienten einer rationalen Argumentation von seiten ihres behandelnden Arztes zugänglich sind. Statt dessen stellen sie diesen vor unauflösliche Beziehungskonflikte. Unauflöslich deshalb, weil der Arzt selbstverständlich zunächst einmal nicht von einer anderen als von einer sachlichen Arbeitsbeziehung, die er mit dem Patienten eingehen möchte, ausgeht.

Übertragung läßt sich verstehen als die szenische Darstellung intrapsychischer Strukturen und Erlebnisinhalte des Patienten, die sich in der Beziehung zu seinem Arzt entfalten können. Vereinfacht kann man alles, was sich an Gefühlen, Stimmungen, Phantasien, Einfällen und Empfindungen im Arzt ausbreitet, als dem Übertragungsfeld des Patienten zugehörig beschreiben. Auch die Gegenübertragung, d. h. die gefühlshafte Antwort des Arztes darauf kann, wenn sie kontrolliert und auf den Patienten fokussiert ist, als von diesem ausgelöst verstanden werden. Obwohl die ganze Vielfalt bewußter und unbewußter Erlebnisinhalte übertragen werden kann, wird in der Regel in der Balint-Gruppe angestrebt, nur eine bestimmte Übertragungsebene, nämlich die Gefühlsbeziehung zwischen Arzt und Patienten, in den Blick zu bekommen. Während der Arbeit in Balint-Gruppen stellt sich dabei das „familiäre Muster" als Übertragung mit ihrem entsprechenden Gefühlsszenarium ein.

Die Gruppe, einschließlich des Leiters, trägt durch Fragen und eigene Einfälle zu einer Aufschlüsselung der Arzt-Patienten-Beziehung bei. Dabei stehen „Widerstände" des Patienten im Zentrum des Interesses. Das Aufdecken und Verstehen solcher Widerstände ermöglicht es, den Patienten von dem Wiederholungszwang zu befreien, der auch die Beziehung zum Arzt pathologisch strukturiert hat. Die Gruppenteilnehmer lernen die „heilende Wirkung" derart reflektierter Arzt-Patient-Beziehungen (Loch 1975) sehr rasch schätzen.

Die alltägliche Konfrontation mit dem Patienten löst im Arzt regelhafte gefühls- und verhaltensmäßige Reaktionen aus, die teils bewußt, teils unbewußt ablaufen. In der Balint-Gruppe reproduziert der Arzt das ihm noch unverständliche Beziehungsgeschehen und stellt es aufgrund der eigenen unbewußten Beziehungsdynamik teilweise szenisch dar.

Er „wiederholt es, ohne natürlich zu wissen, daß er es wiederholt" (Freud 1914). Die teilnehmende Gruppe bekommt so unmittelbar die Gelegenheit, die Übertragungs- und Gegenübertragungsgefühle der Arzt-Patienten-Beziehung identifikatorisch zu erleben.

Bedingt durch die individuell unterschiedlichen Abwehrstrukturen der Teilnehmer werden Motive und Phantasien geäußert, die von anderen Teilnehmern aufgrund ihrer psychischen Struktur vielleicht eher abgewehrt werden. Auf diese Weise wird selten völlige Übereinstimmung in einer solchen Gruppe erzielt werden können. Was für ihn wichtig ist, entscheidet der Arzt, der berichtet hat. Voraussetzung für eine solche Arbeit ist es, daß der Leiter durch seinen Umgang mit den Einfällen und Phantasien eine tolerante Atmosphäre schafft, die eine möglichst freie Äußerung von Einfällen ermöglicht.

Balint (1957) betrachtete den in der Gruppe ablaufenden Bearbeitungsprozeß in Analogie zur Traumanalyse: der Fallbericht entspricht dem manifesten Traum, die Einfälle der Teilnehmer den Assoziationen des Träumers, wodurch die unbewußte Beziehungsdynamik aufgedeckt werden soll.

Denn es gilt als „Grundregel" der Balint-Gruppenarbeit, die Teilnehmer aufzufordern und zu ermuntern, alles in der Gruppe zu äußern, was der Bericht eines Kollegen an Gedanken, Gefühlen und Empfindungen ausgelöst hat. Dabei soll nach Möglichkeit nichts zurückgehalten werden, auch wenn es als unwesentlich, dumm, nicht dazugehörig oder peinlich erscheint, bis hin zu unvermittelten körperlichen oder Befindlichkeitsstörungen.

Die Berichte sollten deshalb auch nicht besonders gut vorbereitet, sondern möglichst spontan und aus der unmittelbar verfügbaren Erinnerung mitgeteilt werden. Dieser „Mut zur eigenen Dummheit" (Balint 1957) stellt eine direkte Aufforderung zu einer vorübergehenden Regression dar. Durch sie wird die in der alltäglichen und besonders in der berufsspezifischen, fachlichen Kommunikation wirksame innerpsychische Zensur möglichst weitgehend aufgegeben, um damit dem in der Gruppe angeregten unbewußten Seelenerleben und Körperempfinden sprachliche Ausdrucksmöglichkeiten zu verschaffen. Die Bedeutung des Leiters für das Zustandekommen eines derartigen regressiven Prozesses erhellt sich unmittelbar und ist kaum zu unterschätzen. Diese in der Balint-Gruppe thematisierte Beziehungsdynamik zwischen Arzt und Patient interferiert jedoch zugleich mit den unbewußten eigenen Konflikten der Gruppenteilnehmer und der Gruppe als Ganzem. Die Auswahl der Patienten, die vorgestellt werden, zeigt dies. Konvention der Balint-Gruppen ist es, nur von den Konflikten des Patienten zu sprechen, d. h. alles in der Gruppe Geäußerte nur auf den Patienten zu beziehen, also selbst nur als Spiegel des Patienten wahrzunehmen. Doch wenn nicht Teile der eigenen, konflikthaften (verinnerlichten) Objektbeziehungen in das zu bearbeitende Material einflössen, gäbe es für die Gruppenteilnehmer keinen psychodynamischen Zugang und auch keine „begrenzte Persönlichkeitsveränderung". Dann würde die Arzt-Patienten-Beziehung nur rational betrachtet und nicht gefühlshaft verstanden werden können. Durch die „Veröffentlichung" der unterschiedlichen individuellen Phantasien in der Gruppe kommt es zu einer Erweiterung der inneren Wahrnehmung des Arztes gegenüber den bis dahin abgewehrten psychischen Inhalten, d. h. den Aspekten beim Patienten, die ihm die Schwierigkeiten, von denen er berichtet hatte, gebracht haben.

Im weiteren Verlauf des Prozesses wird den Teilnehmern durch die Intervention des Leiters und ihre eigenen Einfälle zunehmend bewußt, mit welchen spezifischen psychischen Anteilen des Patienten sie sich jeweils identifiziert haben und welche anderen sie bislang abwehren mußten. In der Gruppe entsteht schließlich ein den Mitgliedern bewußter Sinnzusammenhang zwischen den zunächst beziehungslos nebeneinanderstehenden Einfällen. Die Gruppe als Ganzes entwickelt eine wohltuende synthetisierende Funktion. Ohlmeyer (1976) spricht daher von den „Gruppeneigenschaften des psychischen Apparates", ohne die eine erfolgreiche Arbeit in einer Balint-Gruppe in der Tat nicht vorstellbar wäre.

Als Ergebnis dieser Arbeit kann es im unmittelbaren Umgang mit dem Patienten (nach einer Phase des „Sich-Einstimmens" und der Wahrnehmung von Übertragung und Gegenübertragung) gelingen, ein neues Verhältnis für die aktuelle Szene und damit des unbewußt mitgeteilten Konfliktes zu gewinnen und ad hoc aus der „dritten Warte" als „erlebte Einsicht" in die Sprache zu heben. Derartiges wird als Flash, als „blitzartige" Einsicht in der Übereinstimmung, bezeichnet.

Die Hauptzüge sog. „flashs" charakterisierte E. Balint (1975) als:

1) eine besondere Intensität des Kontaktes;
2) die Freiheit des Patienten, sich den Arzt auf seine Weise nützlich zu machen;

3) die Freiheit des Arztes, seine eigenen Beobachtungen zu machen;
4) die Freiheit des Arztes, sich benutzen zu lassen ohne Angst, daß der Patient seine Zeit mißbrauchen könnte;
5) die Disziplin, die sich der Arzt während der kurzen Kontakte auferlegen muß, gleichzeitig den Patienten und seine eigenen Gedanken und Gefühle der gesamten Szene zu beobachten.

Dadurch kann es einem Patienten möglich werden, eine neue Ausgangslage für seine Befindlichkeit, Erleben und Konflikte zu finden, oder wie M. Balint (1961) sagte, „eine schöpferische Erfahrung" zu machen. Der Arzt kann dieses momentane Konzentrat des gemeinsamen Erlebens zusammen mit dem Patienten zu formulieren suchen und dabei evtl. auch Parallelen zur Biographie aus der szenischen Dynamik ziehen. Das umfassende Durcharbeiten der analytischen Psychotherapie ist hierbei nicht erforderlich. Durch diese Erfahrung wird es dem Patienten möglich, endlich eine neue „Antwort" in seinem Konflikt zu erhalten, wodurch sich im Idealfall auch einmal eine verfestigte und der Psychotherapie scheinbar unzugänglichen Symptomatik verändern läßt.

In den letzten Jahren wurde diese Art der Betrachtung von Beziehungen nicht nur auf alle Personengruppen ausgeweitet, die mit Patienten zu tun haben, sondern darüber hinaus auch mit gutem Erfolg Lehrern, Erziehern und Theologen zur Verfügung gestellt.

Zusammenfassend läßt sich feststellen, daß Balint-Gruppen sich primär mit der Aufdeckung unbewußter Determinanten der Arzt-Patienten-Beziehung beschäftigen. Der Erfolg des ärztlichen Handelns ist in hohem Maße von der bewußten Gestaltung dieser Beziehung durch den Arzt abhängig. Durch die Gruppenarbeit wird ein reflektierter, die höchst wirksame emotionale Komponente einschließender Zugang zum Patienten ermöglicht, der beide Partner als „ganze", d. h. erlebende, denkende und fühlende Personen einbezieht. Die Beziehungsdiagnostik, welche die Gruppe unter der Anleitung eines psychodynamisch besonders geschulten Leiters leistet, dient v. a. der Aufdeckung unbewußter Übertragungs- und Gegenübertragungsprozesse. Ziel der Arbeit ist eine veränderte Wahrnehmungseinstellung sowie die Vermittlung eines umfassenderen Verständnisses individueller professioneller Beziehungen. Im Verlauf der Gruppe verändert sich die berufliche Praxis der Teilnehmer durch eine „umschriebene Persönlichkeitsveränderung". Die beim Patienten intendierten Veränderungen sollen seine Möglichkeiten im Umgang mit anderen Menschen erweitern und bislang nicht durchschaute Zwänge abbauen, um – wie es Balint (1957) formulierte – „den Wert seines Lebens zu mehren".

Aus dem Gesagten erhellt sich, daß die Teilnahme an einer Balint-Gruppe wie kaum eine andere Maßnahme den Allgemeinmediziner in die Lage versetzen kann, die Brücke zur Psychosomatik zu beschreiten, um simultan, d. h. gleichzeitig und gleichrangig, körperliche, soziale und erlebnismäßigbiographische Einflüsse, eben das psycho-sozio-somatische Bedingungsgefüge, in ihrer individuellen Bedeutung für den einzelnen Patienten zu betrachten. Eine zunächst sehr aufwendige Methode, die langfristig viel Zeit und dem Patienten durch die Konzentration auf das Wesentliche diagnostische und therapeutische Irrwege erspart, steht allen interessierten Ärzten und in vielen Bereichen bereits Medizinstudenten, mit einer mehr als 30jährigen Tradition in zunehmendem Maß zur Verfügung.

Literatur

Argelander H (1970) Das Erstinterview in der Psychotherapie. Wissenschaftliche Buchgesellschaft, Darmstadt
Balint E (1975) Die „Flash"-Technik. In: Balint E, Norell JS (Hrsg) Fünf Minuten pro Patient. Suhrkamp, Frankfurt/M
Balint E, Norell JS (Hrsg) (1975) Fünf Minuten pro Patient. Suhrkamp, Frankfurt/M
Balint M (1957) Der Arzt, sein Patient und die Krankheit. Dtsch. 3. Aufl (1965), Klett, Stuttgart
Balint M (1972) Psychotherapeutische Forschung und ihre Bedeutung für die Psychoanalyse. Psyche 26: 1–19
Balint M, Balint E (1961) Psychotherapeutische Techniken in der Medizin. Tavistock Publications, London. Dtsch. (1963) Huber/Klett, Bern/Stuttgart
Drees A (1984) Balintgruppen in Institutionen. Gruppenpsychother Gruppendynamik 20: 76–86
Epstein L (1985) Der reziproke Parallelprozeß. Forum Psychoanal 1: 131–142
Freud S (1914) Erinnern, Wiederholen, Durcharbeiten. Ges. Werke Bd 10. Fischer, Frankfurt/M
Loch W (1975) Über Begriffe und Methoden der Psychoanalyse. Huber, Bern
Lorenzer A (1970) Sprachzerstörung und Rekonstruktion. Suhrkamp, Frankfurt/M
Neraal T (1984) Spiegelungsphänomene und spezielle Gegenübertragungsprobleme in der Balintgruppenarbeit mit Kinderärzten. Gruppenpsychother Gruppendynamik 20: 57–67
Ohlmeyer D (1976) Gruppeneigenschaften des psychischen Apparates. In: Eicke S (Hrsg) Die Psychologie des XX. Jahrhunderts. Bd 2. Kindler, Zürich, S 396–407
Paar GH, Diercks M (1985) Die Balintgruppe als Gruppenüberlegungen zum psychodynamischen Prozeß. Psychother Med Psychol 35: 253–259

Balint-Preisarbeit 1987

Karen Borgards

Im folgenden möchte ich über meine Erfahrungen im Praktikum der Inneren Medizin des 7. Semesters berichten. Der Bericht beinhaltet eine Beschreibung und Reflexion der Interaktionen und Konflikte, die sich primär in der Betreuung von 2 Patientinnen entwickelten, die jedoch mehr und mehr die gesamte Stations- und Ausbildungssituation miteinbeziehen sollten.

Es geht um Probleme des „Sicheinlassens" auf die Medizin und die Gesamtpersönlichkeit des kranken Menschen und um Probleme des „Sichabgrenzens" gegen die verschiedenen Ansprüche, die Patienten, Ärzte, Pflegegruppe und nicht zuletzt das Konzept einer patienten- und praxisorientierten Ausbildung an den Studenten stellen. Es geht auch um die besondere Rolle des Studenten, der sich für einen begrenzten Zeitraum in eine vorgegebene Stationsordnung begibt und deren Regeln er unterliegt.

Besonderes Interesse werde ich der Frage widmen, inwieweit wir als Studenten Symptomträger von latenten Gruppenprozessen werden. Mittelpunkt und Ausgangspunkt der Betrachtung soll die *therapeutische Beziehung* sein – eine *Dreiecks*beziehung, denn als Zimmernachbarinnen stehen die von mir betreuten Patientinnen auch zueinander in Beziehung.

Um die Komplexität der Stationssituation zu beschreiben, werde ich im folgenden einige Teilbereiche herausgreifen:

- Beschreibung des Ausbildungsmodells der Universität Witten-Herdecke,
- Beschreibung und Analyse der Patientenbetreuung (Krankenvorgeschichte und aktuelle Geschichte beider Patientinnen, chronologische Beschreibung der sich entwickelnden Konstellationen, Dreiecksbeziehung, „Geschwisterrivalität"...),
- Reflexion in der Balint-Gruppe (u. a. meine Reaktion auf depressives Verhalten),
- Versuch einer Umstrukturierung der Beziehung (Abgrenzung, Rückkehr von der Triade zur Dyade...),
- Zusammenarbeit im Team von Pflegegruppe und Ärzten (u. a. unterbrochene Kommunikation, Projektion von Gruppenprozessen auf den Studenten...),
- Anspruch und Wirklichkeit der psychosomatischen Betreuung.

Im Anschluß daran werde ich zu einer Auswertung der Erfahrungen anhand eines Kommunikationsmodells unter Hinweis auf systemtheoretische Aspekte kommen.

Konzept einer patientenorientierten Ausbildung

Das Modell der Universität Witten-Herdecke unterscheidet sich in mancherlei Hinsicht von dem Modell einer herkömmlichen medizinischen Hochschule. So ist der 2. klinische Abschnitt[1] in ein Blocksystem unterteilt, das in den klinischen Fächern auf Vorlesungen fast vollständig verzichtet. Das Konzept sieht folgendermaßen aus:

Praxis- und patientenorientiertes Lernen, Arbeit in Kleingruppen zu 3–4 Personen und Aufarbeitung der Theorie anhand der untersuchten Krankengeschichten in Seminaren. Jeder Student wird dazu für jeweils 4 Wochen einer Station und einem Stationsarzt zugeteilt; 2mal wöchentlich trifft sich die Kleingruppe zum Seminar, in dem jeweils ein Student einen seiner Patienten vorstellen soll. Dabei ist zu beachten, daß dies nur Richtlinien für eine patientenorientierte Ausbildung sind, wie sie in dem fast 4jährigen Bestehen dieser Universität in einem intensiven Austausch zwischen Lehrenden und Lernenden entwickelt worden sind.

Dieser kurze Abriß soll eine Vorstellung von der studentischen Tätigkeit und der Art der Patientenbetreuung vermitteln.

Stationsalltag

Der erste Morgen auf der Station X: ich mache mich mit der Pflegegruppe bekannt und werde sehr freundlich aufgenommen. Es folgt die Visite mit Stationsarzt und Facharzt – für mich eine gute Gelegenheit, mir einen Überblick über die Krankheitsbilder zu verschaffen. Die Atmosphäre ist angenehm und aufgeschlossen, Fragen meinerseits sind erwünscht und werden von den Ärzten bereitwillig beantwortet. So fühle ich mich schon etwas der Station zugehörig, auf der ich nun anders als in früheren Kursen einen Großteil meines Studientages verbringen soll.

Mein Aufgabenbereich soll sich jedoch nicht auf die ganze Station erstrecken, sondern primär auf ein einziges Krankenzweibettzimmer. Die Idee ist, daß ich für 2 Patienten die Bezugsperson bin, daß ich mich in ihre Kranken-

---

[1] Die traditionelle Einteilung in Vorklinik und Klinik ist für uns eigentlich bedeutungslos, da wir vom ersten Tag unserer Ausbildung an in der Klinik sind und Patienten sehen.

geschichten einarbeite, Vorschläge zu Diagnostik und Therapie mache, mich also mitverantwortlich zeige.

Da mein Schwerpunktthema für die Seminararbeit die Kardiologie sein soll, scheint sich ein Patientenzimmer anzubieten: 2 Patientinnen im Alter von 27 und 70 Jahren, beide mit Herzrhythmusstörungen und zusätzlicher Schilddrüsenproblematik.

Nach Ansicht meines Stationsarztes sei es günstig, *beide* Patientinnen zu betreuen: zum einen wegen der Ähnlichkeit ihrer Erkrankungen und zum anderen, um zu verhindern, daß sich eine der beiden Frauen zurückgesetzt fühlen könnte. Beide Argumente erscheinen mir einleuchtend, und ich fasse den Entschluß, mich beiden Frauen gleichermaßen zu widmen.

Der erste Patientenkontakt

Der erste Kontakt zu meinen Patientinnen kommt während der Visite zustande. Auffällig ist, daß die jüngere Frau B. durch die Schilderung zahlreicher Symptome und durch Fragen zum Behandlungsablauf entschieden mehr Zeit und Aufmerksamkeit der beiden Ärzte beansprucht als die ältere Frau D., die ihre Bedürfnisse anscheinend nicht so direkt äußern kann. Ich wundere mich über diese unterschiedliche Behandlungsweise und spüre, daß Frau D., deren Fragen nur knapp und fast abwehrend beantwortet werden, den Unterschied registriert.

Im Anschluß an die Visite erklärt der Stationsarzt den Frauen, die beide seit einigen Tagen stationär sind, meine Rolle: ab sofort seien alle Fragen und Probleme mit mir zu besprechen, da ich ausschließlich für sie zuständig sei und in Rückkopplung mit ihm (dem Stationsarzt) auch die Therapie bestimme. Etwas Ähnliches wird auch der Pflegegruppe mitgeteilt: „Besprechen Sie alles mit der Studentin." Insgesamt freue ich mich über dieses Angebot, wirklichen Handlungsspielraum zu haben, frage mich nur ganz leise, ob ich dieser Aufgabe auch gewachsen sein werde.

Ein erstes Anamnesegespräch

Es ist vielleicht kein Zufall, daß ich die als zurückgesetzt erlebte Patientin zuerst zu einem Anamnesegespräch bitte. Später habe ich mich gefragt, ob ich mich besonders um diese Patientin kümmern *mußte*, um eine innere Abwehr zu kompensieren, die gleiche Abwehr, die ich auch bei den beiden Ärzten registriert zu haben glaube und die durch die latente und deshalb bedrohliche Anspruchs- und Vorwurfshaltung der Patientin bedingt sein könnte.

Es handelt sich um eine 70jährige mittelgroße, etwas adipöse Frau mit rundlichem Gesicht und kurzem blondem Haar. Sowohl ihr Körperbau als auch die langsame und unmodulierte Sprache drücken etwas Schweres und

Niedergedrücktes aus. Dagegen nehmen die Augen der Patientin bei direkter Ansprache einen lebhaften, fast jugendlichen Ausdruck an.

Frau D. beginnt das Gespräch mit einer Beschwerde über die jüngere Zimmernachbarin, die sich ihr gegenüber laut und rücksichtslos verhalte und zudem pausenlos von ihren verschiedenen Symptomen erzähle. Sie selbst dagegen, „wirklich krank", könne und wolle sich nicht auf diese Weise in den Vordergrund stellen. Zu Hause habe sie einen Ehemann, der sich ihr gegenüber genauso laut und rücksichtslos verhalte; gegen diese Art habe sie sich nie durchsetzen können, dürfe aber doch zumindest im Krankenhaus Ruhe und Rücksichtnahme erwarten.

Es ist offensichtlich, daß es der Patientin Probleme bereitet, sich gegen aggressives und vielleicht auch rücksichtsloses Verhalten ihrer Mitmenschen *offen* zur Wehr zu setzen. Da ich spüre, daß diese Grundproblematik auch im Zusammenhang mit ihren somatischen Beschwerden – Herzrhythmusstörungen und Bluthochdruck – stehen könnte, bin ich gerne bereit, darauf einzugehen und ihr damit die Kontrolle über den Gesprächsverlauf vorläufig zu überlassen.

Eine ausführliche Anamnese mit Einbeziehung der psychosozialen Hintergründe ist mir ein besonderes Anliegen, denn Krankheitsgeschehen hat nach meiner festen Überzeugung immer etwas mit biographischem Geschehen zu tun! Mit zunehmender Erkenntnis, daß die eigentlichen Probleme der Patientin im psychosozialen Bereich liegen, wächst jedoch mein Interesse, mich ihren *körperlichen* Beschwerden zuzuwenden. Die fortgeschrittene Zeit ist ein willkommener Anlaß, eine Trennung zwischen Psyche und Soma zu erzwingen, die Patientin zu mehr Konkretheit zu ermahnen.

Aus unerklärlichen Gründen macht mich die Patientin aggressiv. Wir verabschieden uns, und Frau D. geht, nicht ohne mir zuvor versichert zu haben, wie gut ihr dieses erste Gespräch getan habe. Ich frage mich, warum ich mich so ausgesaugt fühle. Erst viel später ist mir aufgefallen, daß die in ihrem sozialen Umfeld verstummte Patientin mich zum Zuhören gezwungen hat und mir damit gleichzeitig die Kontrolle über das therapeutische Gespräch genommen hat.

Der restliche Tag vergeht mit der Einarbeitung in die Krankengeschichte, die zusammengefaßt folgendes beinhaltet:

- Herzrhythmusstörungen (ventrikuläre Arrhythmie),
- strahleninduzierte Hypothyreose,
- gastrointestinale Beschwerden (Übelkeit, Durchfall und Obstipation im Wechsel),
- anfallsweise auftretende Hochdruckspitzenwerte von 220 mmHg systolisch,
- Konzentrationsschwäche und depressive Verstimmungen,
- Medikamentenunverträglichkeit.

Zur Vorgeschichte von Frau D.

Im Alter von 41 Jahren wurde die Patientin aufgrund eines Uterus myomatosus hysterektomiert, reagierte darauf mit einer Hyperthyreose und erstmalig auftretenden Tachyarrhythmien.

Die Radiojodtherapie der Schilddrüse führte zu einer Unterfunktion, die medikamentös nie adäquat substituiert werden konnte, da die Patientin bei höheren Thyroxingaben über verstärkte Herzrhythmusstörungen klagte. Auf rhythmisierende Herzmedikamente und das kürzlich angesetzte Hochdruckmittel reagierte sie laut eigener Angabe mit heftigsten Magen- und Darmbeschwerden und depressiven Verstimmungen.

Diese Beschwerden scheinen für Frau D. auch jetzt ganz stark im Vordergrund zu stehen. Besonders die mit der Depression einhergehende Verminderung der geistigen Leistungskraft scheint für sie mit Angst besetzt zu sein; denn die Freude an der Beschäftigung mit geistigen Dingen und mit religiösen Fragen sei „das einzige, was ihr geblieben sei". So läßt sich dieses konfuse und teilweise überlagerte Krankheitsbild ganz schnell auf ein Problem der medikamentösen Einstellung reduzieren, und es ergeben sich folgende *Therapieziele:*

1) Ausweichen auf Herzmedikamente mit einer guten antiarrhythmischen Komponente und einer besseren Magen-Darm-Verträglichkeit.
2) Erreichen eines höheren Thyroxinspiegels und Verringerung der möglicherweise hypothyreosebedingten Symptome, e. g. Müdigkeit, Obstipation, Konzentrationsschwäche, Depression.

Mit dem Erreichen dieser Therapieziele würden sich alle Probleme wie „von selbst" lösen – zumindest ist dies die Meinung der Patientin und wohl auch die der Ärzte. Damit scheint die Vorgehensweise schon festgelegt.

Mir ist diese *Reduzierung* auf die rein organmedizinischen Aspekte ganz willkommen, weil sie mir Klarheit darüber bringen kann, welche Symptome sich tatsächlich rein medikamentös beheben lassen, und inwieweit die Krankheitsursache doch eine Einbeziehung seelischer und biographischer Aspekte erforderlich macht.

Ich fasse also innerlich den Entschluß, diesen 2. Bereich nicht aus dem Auge zu verlieren, mich aber doch erst auf die somatischen Aspekte zu konzentrieren. Mit einem gewissen Trotz sage ich mir, daß es sich immerhin um mein Praktikum der inneren Medizin handelt, und daß ich deshalb ein Recht auf die organmedizinische Betrachtungsweise habe.

Daß die Kausalitäten zwischen den Medikamenten und den somatischen Beschwerden von der Patientin selbst suggeriert worden sind, ist mir erst viel später aufgefallen. Zu diesem Zeitpunkt haben wir uns alle bereitwillig darauf eingelassen.

Anamnesegespräch mit Frau B. oder
„Über den Umgang mit funktionellen Symptomen"

Am nächsten Tag betrete ich das Krankenzimmer, um die jüngere Frau B. zum Anamnesegespräch zu bitten. Als ich die Tür öffne, schaut mich die ältere Patientin freudestrahlend und erwartungsvoll an. Natürlich denkt sie, ich komme zu ihr und ist enttäuscht, daß dies nicht so ist. Damit ist eingetreten, was ich verhindern wollte: eine beginnende Rivalisierung um die therapeutische Zuwendung.

Das 2. Anamnesegespräch ergibt ebenfalls ein sehr kompliziertes Krankheitsbild. Die Patientin leidet unter einem erhöhten Ruhepuls, Herzschmerzen und Herzrasen, Schwächeanfällen und diffusen Befindensstörungen. Kurz vorweggenommen handelt es sich um eine Patientin, die wirklich sehr fordernd und eindringlich ihre Symptome darstellt und auch sehr auf diese fixiert zu sein scheint.

Obwohl sie mit einer langen Liste von zumeist negativen Vorbefunden zu uns gekommen ist, haben wir einige Untersuchungen wiederholt (e. g. Schilddrüsentests, 24-h-EKG, ...) und wenige neue Untersuchungen angesetzt (Blutzuckertagesprofil, Glukosebelastungstest). Zum Teil ist dies aus dem Bestreben heraus geschehen, die Patientin und ihre Beschwerden ernstzunehmen und sie nicht gleich als psychisch oder vegetativ einzustufen. Zum Teil scheuten wir uns auch einfach, uns auf die seelische Problematik einzulassen, die sich auch hier ganz deutlich abzeichnete.

Ich habe zu diesem Zeitpunkt mit meinem Stationsarzt nicht darüber gesprochen, vermute aber, daß sein Handeln ganz ähnlich motiviert war.

Der einzige positive Befund, der sich aus der Vielzahl der Untersuchungen ergab, war eine Mykosis des Gastrointestinaltraktes, evtl. eine Erklärung für die Verdauungsbeschwerden der Patientin. Alle übrigen Befunde mußten als „funktionell" klassifiziert werden.

Die Andeutung schwerwiegender Familienprobleme, die der Patientin nicht bewußt waren, sowie die immer angstvoll geweiteten Augen ließen mich zu Beginn der Untersuchung in Richtung Herzneurose, Konversionssymptome denken. Zu diesem Zeitpunkt hat mir meine vorschnelle Einschätzung der Symptome als *funktionell* Schuldgefühle verursacht.

Immer noch bedeutet diese Diagnose ja für viele Patienten eine gesellschaftliche Diskriminierung in dem Sinne, daß funktionelle Störungen nicht zu den gesellschaftlich anerkannten Krankheiten zählen. Außerdem ist sie mit dem Gefühl einer persönlichen Diffamierung verbunden. Vielleicht habe ich mich deshalb besonders bemüht, zunächst alle möglichen organischen Ursachen auszuschließen.

Im nachhinein mußte ich mich allerdings fragen, ob diese Methode der „Ausschließung durch körperliche Untersuchung", die Michael Balint in seinem Buch *Der Arzt, sein Patient und die Krankheit* kritisiert, nicht wirklich dazu beigetragen hat, die Patientin in der Fixierung auf ihren Körper zu bestätigen. Die Diagnose „psychisch" wurde ihr nun zwar verzögert, aber auch schonungsloser beigebracht, als dies vielleicht zu Beginn der Fall gewesen wäre.

Auf Frau B. möchte ich im weiteren Bericht nur insofern eingehen, als sie in Beziehung zu der älteren Patientin Frau D. tritt oder in bezug auf den Situationskreis Bedeutung erlangt.

„Geschwisterrivalität"

Es folgen einige Beispiele für die sich zuspitzende Rivalisierung der beiden Patientinnen untereinander und für meine verzweifelten Versuche, die beiden gleich zu behandeln.

1) Frau B. beschwert sich über ihren Diätbrei; ihre Nachbarin hat den Brei probiert und festgestellt, daß er ihrer Verdauung guttue. Sie möchte ihn deshalb auch täglich bekommen.
2) Frau B. bekommt rhythmische Massagen bei einer „jungen und attraktiven" Masseurin; Frau D. setzt es durch, ebensolche Massagen verordnet zu bekommen, gerät aber laut eigener Angabe an einen „alten Besen" und fühlt sich zurückgesetzt.
3) Bei der jüngeren Patientin klappen alle Extrabestellungen reibungslos; Frau D. bekommt die falsche Mahlzeit, weil ein Mitglied der Pflegegruppe *vergessen* hat, die Karte umzustecken. Am nächsten Tag versäumt die Küche es, die bestellte Mahlzeit zu bereiten.
Dazu die Aussage einer Schwester: „Komisch, ausgerechnet bei ihr geht alles schief."

Mich kosten diese kleinen „Vergehen" sehr viel Zeit. Die Stationsschwester legt mir nahe, mir dieses offensichtlich organisatorische Problem der Küche (zu wenig Personal, zu geringer Etat ...) doch selbst einmal anzuschauen. Am gleichen Tag folgt die erste Auseinandersetzung mit einer Schwester: Frau B. hat starke Kopfschmerzen und Nackenverspannungen – Überlegungen mit dem Stationsarzt über eine Nackeneinreibung.

Ich frage vorsichtig eine Schwester, ob sie vielleicht nach dem Essenaustragen Zeit hätte ...?, handle mir eine unwirsche Antwort ein und mache die Einreibung schließlich selbst. Beides gibt Anlaß zu einer Beschwerde. Im Gespräch mit der Stationsschwester einigen wir uns darauf, daß die Krankengymnastin den Nacken der Patientin übernehmen soll, und natürlich werde ich auch noch mit der Krankengymnastin sprechen.

Die oben genannten Beispiele können beliebig erweitert werden. Ich habe sie bewußt ausgesucht, weil ich glaube, daß sie in ihrer Banalität und Thematik für die Dynamik der Beziehung sehr aussagekräftig sind. So hat die ältere Patientin einen regelrechten „Futterneid" entwickelt.

Auf der anderen Seite wird deutlich, wie weit mich die Beschäftigung mit diesen rein pflegerischen und doch psychosomatisch wichtigen Problemen von den eigentlichen medizinischen Fragen entfernt hat. Das Eingehen auf derartige Probleme brachte mich sofort in Konflikt zur Krankenhausroutine, und auch zum Literaturstudium bin ich in diesen ersten Tagen kaum gekommen. Erschwerend kam hinzu, daß die wirklich sehr anspruchsvollen Patientinnen mit ihren Fragen zu mir kamen, wann immer sie den Drang dazu verspürten und unabhängig davon, bei welcher Tätigkeit sie mich gerade erwischten. So war eine kontinuierliche Arbeit kaum möglich, und ich wunderte mich, daß die Krankheitsbilder vor meinem inneren Auge keine rechte Gestalt annahmen.

Eine Bemerkung von Frau B. bringt das Faß beinahe zum Überlaufen

Am Spätnachmittag des 3. Tages verlasse ich die Klinik.

Das EKG von Frau B. könne ich ja mit nach Hause nehmen, meint mein Stationsarzt und fragt, ob ich Pfingsten zu Hause sei; es wäre doch nett, wenn ich am Wochenende einmal vorbeischauen würde: die Medikamente seien umgestellt worden. Alles völlig einleuchtend, denn schließlich möchte ich mich engagieren, doch warum machen mich die Patientinnen nur so aggressiv und lassen mich gar nicht zur Ruhe kommen?

Am folgenden Tag um 17.30 Uhr

Seit einer halben Stunde wollte ich die Klinik verlassen haben, schaue nur noch schnell ins Patientenzimmer wegen einer terminlichen Mitteilung und werde von der jüngeren Patientin festgehalten: „Welche Symptome macht eigentlich die Multiple Sklerose?" Diese Frage, die für mich ein erneuter Beweis für die neurotische Körperbezogenheit der Patientin ist, bringt mich fast zur Verzweiflung. Ich ringe mich zu einem „kann ihre Angst verstehen, glaube aber nicht, daß Sie an MS leiden" durch und verlasse damit schon wieder einen meiner Vorsätze: die Ängste der Patienten ernstzunehmen.

Mit dem einzigen Wunsch, von hier wegzukommen und mich abzugrenzen, verlasse ich die Klinik.

Balint-Gruppe

Am gleichen Abend in der Balint-Gruppe: ziemlich aufgelöst schildere ich meine Situation, fühle mich hilflos und ausgesaugt und begreife nicht, was mich so belastet.

Dazu ein Bild des Gruppenleiters: „Die Patientinnen scheinen mir wie junge Vögel, die die Schnäbel aufsperren, wenn ihre Mutter ans Nest kommt." Dieses Bild paßt gut zu meinem Gefühl, gefressen zu werden bzw. so ausgesaugt zu werden, daß für Dinge wie Literaturstudium weder Zeit noch Kraft vorhanden sind. Auch den Eindruck, daß von allen Seiten an mir gezerrt werde, kann ich ganz gut nachvollziehen. Denn es fällt mir wirklich schwer, mit den verschiedenen Ansprüchen umzugehen, die Patienten, Pflegegruppe, Ärzte und Ausbildung an mich stellen.

Vieles scheint ein Problem der Abgrenzung. Von seiten der Gruppe: Entrüstung über die Idee der Wochenendbesuche, Gelächter über die Küchengeschichte. Das Aussprechen allein hilft, und ich kann sogar mitlachen. Die aufkommende Frage, ob es mir auch sonst schwerfalle, mich abzugrenzen, kann ich nicht ganz verneinen.

Andererseits wird mir auch immer klarer, wie sehr ich zur Projektionsfigur für Ärzte und Pflegegruppe geworden bin. Die Idee der Wochenendbesuche kam immerhin von meinem Stationsarzt. Bei genauerer Überlegung fällt mir ein, daß er selbst häufig außerhalb seiner Dienstzeit, also z. B. an dienstfreien Wochenenden, zur Station geht oder daß er sich auch nach ausgiebigen Visitengesprächen immer wieder von seinen Patienten festhalten läßt.

Andere Begebenheiten fallen mir ein, bei denen ich mich darüber wunderte, wie sehr die Pflegegruppe auf die überzogenen Reaktionen einiger Patienten eingeht und damit aus einer Belanglosigkeit ein richtiges Problem werden läßt.

Sehr aufschlußreich ist eine Beschreibung der älteren Patientin vor der Gruppe: viele erinnern sich an Menschen ihres näheren Umfeldes, die mit ihrer unausgesprochenen Anspruchshaltung ähnliche Gefühle von Aggressivität und Abgrenzungsbedürfnis hervorrufen.

Wir sprechen darüber, welche Gefühle *depressive Menschen* bei uns verursachen und stellen folgendes fest: Hinter dem scheinbar anspruchslosen Verhalten steckt häufig ein solches Anklammerungsbedürfnis und ein solcher Hunger nach Liebe und Anerkennung, daß nur das geringste Eingehen auf diese Bedürftigkeit die Gefahr in sich birgt, gänzlich vereinnahmt, ja „gefressen" zu werden. Ich erinnere mich an die stets erwartungsvollen Augen der Patientin und begreife, daß ich diesen Hunger, der Teil ihrer depressiven Persönlichkeitsstruktur ist, gar nicht stillen kann und deshalb auch keine Schuldgefühle haben muß.

Welche Macht und Kontrolle Frau D. in dieser ersten Woche ausgeübt hat, wird mir jetzt erst richtig bewußt: Durch ihre eigene Kausalitätsherstellung hat sie die Therapie maßgeblich in die für sie wünschenswerte Richtung gelenkt, und auf mich hat sie durch die Erzeugung von Schuldgefühlen Druck ausgeübt. Um die Situation besser kontrollieren zu können, beschließe ich, für beide Patientinnen feste Gesprächszeiten einzurichten, mich nicht ständig in Gespräche verwickeln zu lassen und mich vor allem nicht in den Streit der beiden untereinander einbeziehen zu lassen.

Aussprache mit der Pflegegruppe

Am nächsten Morgen versuche ich mit klopfendem Herzen, der Pflegegruppe meine Situation klarzumachen, indem ich einfach schildere, wie es mir ergeht. Mit Erstaunen stelle ich fest: alle haben mehr oder weniger die gleichen Probleme mit den beiden Patientinnen, die sie als die schwierigsten der Station empfinden, und können mich deshalb sehr gut verstehen. Ich erkläre noch einmal unser Ausbildungsmodell, das nur funktioniert, wenn neben der Praxisbetonung auch genügend Zeit zur theoretischen Aufarbeitung des Stoffgebietes bleibt. Deshalb würde ich mich in Zukunft nicht mehr um alles kümmern können. Meine Offenbarung, am Wochenende nicht zu erscheinen, stößt auf Verständnis und wird nur durch ein ironisches „Ich dachte, du hättest Heilerwillen" meines Stationsarztes kommentiert.

Die Woche nach Pfingsten

An den 3 freien Tagen bin ich bewußt nicht ins Krankenhaus gegangen – und: meinen Patientinnen geht es besser!
 Die jüngere Frau B. begrüßt mich auf dem Flur mit der wirklich freundlichen Frage: „Hatten Sie ein schönes Wochenende?" und stellt zum ersten Mal eine Besserung ihres Befindens fest. Sie macht auch einen recht aktiven Eindruck, ist den ganzen Morgen mit Therapien beschäftigt und ist *nicht* böse auf mich. Diesmal hat sie keine Zeit für mich. Mit Frau D. führe ich wie geplant ein halbstündiges Gespräch; auch sie ist gut über die Runden gekommen und hat sich sogar etwas kräftiger gefühlt. Wir sprechen über das Wochenende, und ich merke, daß ich viel offener bin, mich auch auf ihre seelischen Probleme einzulassen, die sie selbst anspricht. Zum ersten Mal gelingt es mir, mich an die vorher festgelegte Zeit zu halten, und so finde ich an diesem Tag auch die Zeit zum Literaturstudium.
 Eine Besprechung mit dem Stationsarzt bringt einige neue Aspekte.
 Mit der Pflegegruppe entwickelt sich eine lockere und ungezwungene Atmosphäre; natürlich – weil alle wieder sicher wissen, was sie zu tun haben und was sie von mir erwarten können.
 Ich höre auch, daß Patientin D. etwas direkt mit dem Stationsarzt besprochen hat. Zunächst mischt sich diese Mitteilung mit dem Gefühl, versagt zu haben, doch dann finde ich es ganz in Ordnung. Denn letztendlich fühlten sich die Patientinnen durch den merklichen und unnatürlichen Entzug des Stationsarztes auch verunsichert. So haben sich systemische Veränderungen schon durchgespielt, und unterbrochene Kommunikationen konnten wieder aufgenommen werden.

Seminararbeit

Das Seminar über Herzrhythmusstörungen habe ich nach etwa 10 Tagen gehalten. Für die Zeit der direkten Vorbereitung bin ich endlich meinem Impuls nachgegangen, mich hinter meinen Büchern zu verschanzen und *keine* Patienten zu sehen. Die Entscheidung über die Auswahl der Seminarpatientin fiel konsequenterweise für die ältere Frau aus, mit der ich mich in jeder Hinsicht mehr beschäftigt habe. Die Aufforderung, mich auf die organmedizinischen Aspekte zu beschränken, war mit Gefühlen von Klarheit, Überschaubarkeit und Erleichterung verbunden. Eine Andeutung der zugrundeliegenden Konflikte ließ ich mir aber dennoch nicht nehmen, da diese, wie ich meine, für das Krankheitsbild kennzeichnend sind.

Die Zeit im Anschluß an mein Seminar war durch das Bemühen gezeichnet, zu beiden Patientinnen eine tragfähige Beziehung aufzubauen.

Das Verhältnis zwischen den beiden Frauen wurde zunehmend schwieriger, und es ließ sich nicht ganz vermeiden, daß sich die eine bei mir über die andere beschwerte. Mit der mir so zugewiesenen Rolle kam ich mal besser und mal schlechter zurecht.

Diese Situation veränderte sich schlagartig, als mein Stationsarzt durchgriff und die beiden in getrennte Zimmer verlegen ließ. Anlaß war ein Streit, in dem Frau D. ihrer Nachbarin die Schuld an ihrem hohen Blutdruck gab[2], und diese sich daraufhin beschwerte. Ich war bei diesem Streit nicht anwesend, freute mich aber insgeheim über den Situationswechsel, der mir eine Erleichterung versprach; denn durch diese Trennung wurde die trianguläre Konfliktsituation gelöst, und ich wurde zusätzlich von dem Zwang befreit, die beiden gleichhalten zu müssen.

Die konsequente Beibehaltung meiner Gesprächstermine gestaltete sich als sehr positiv, so daß wir immer flexibler damit umgehen konnten.

Immer häufiger traten die Patientinnen mit der Frage an mich heran, „ob ich sie noch brauchte". Über diesen mehrdeutigen Satz habe ich viel nachgedacht. Zunächst habe ich ihn als Bekenntnis ihrer Unabhängigkeit von mir positiv aufgefaßt. Interessant erschien mir jedoch auch die tieferliegende Bedeutung; möglicherweise haben die Patientinnen begriffen, daß auch ich *sie* brauche, indem ich als Studentin an ihnen lerne. Dieser Aspekt hat mir gezeigt, wie sehr das therapeutische Verhältnis Student–Patient, einer Gegenseitigkeit bedarf.

Zur weiteren Betreuung von Frau D.

Besonders zu der älteren Patientin entwickelte sich eine gute Vertrauensbeziehung. Erfreulicherweise ließ sich u. a. durch die Umstellung der Medikamente wirklich eine Besserung ihres körperlichen Befindens erreichen. Die Magen-Darm-Beschwerden verschwanden fast vollständig, und zum ersten Mal seit sehr langer Zeit konnte ein Zustand erreicht werden, in dem Frau D.

---

[2] Auf die psychosomatischen Konsequenzen dieser Aussage werde ich mich an dieser Stelle nicht einlassen.

ihr Herz *nicht* spürte. Dieses für sie ungewohnte und doch eigentlich normale Gefühl beunruhigte sie sehr! Sie hat ja ihr Symptom verloren. Die Thyroxindosis konnte um 50% auf 150 E gesteigert werden, und die Patientin fühlte sich insgesamt wacher. Auch die beängstigenden Konzentrationsstörungen verschwanden weitgehend. An ihrem gekränkten Verhalten und dem Gefühl der Benachteiligung hat sich nicht sehr viel geändert. Jedoch ließen uns die gemeinsamen Gespräche, in denen sie zusehens mitteilsamer wurde, ihre Verhaltensmuster besser verstehen.

Die Gespräche verliefen in ihrer Intensität sehr unterschiedlich; mal ging es mehr um Tagesprobleme und ihr körperliches Befinden; wenn sie selbst das Bedürfnis hatte, über tiefergehende Dinge wie über ihre Ehe, ihre Mutter etc. zu sprechen, habe ich mich bemüht, darauf einzugehen.

Meist kam die Patientin mit etwas schüchternem aber doch erwartungsvollem Blick, der an ein Kind erinnerte. Nicht immer konnte sie die anfängliche Anspannung, die sich auch in ihrer Körperhaltung äußerte (verschränkte Arme, aufrechter Sitz...), im Laufe des Gespräches überwinden. Hatte sie ihrer Wut auf den Ehemann oder auf die Nachbarin einmal in ungeschminkter Vehemenz Ausdruck verliehen, so schien sie bei der Verabschiedung über sich selbst erschrocken. Denn diese fordernde und aggressive Seite verlief völlig konträr zu ihrem Selbstbild, das von der Tugend einer stillen Zurückhaltung und Duldung bestimmt war. Sehr hilfreich war deshalb die Konfrontation damit, wie sie auf andere, also z. B. auf mich wirkt. Diese Konfrontation hat bei ihr ein erschrecktes Staunen ausgelöst.

Ich habe meinen Hinweis auf ihre indirekte Anspruchshaltung an den Vorschlag geknüpft, ihre Bedürfnisse direkt äußern zu lernen. Zusammenhänge wie die Situationsgebundenheit ihrer Herzsymptome und Hochdruckspitzen wurden der Patientin mehr und mehr bewußt, und wir haben zusammen versucht, Perspektiven und Lösungsversuche zu finden. Nach jedem Gespräch bedankte sich Frau D. sehr überschwenglich.

Auszüge aus der Lebensgeschichte von Frau D.

Frau D. ist als erstes Kind einer als sehr dominant erlebten Mutter und eines sehr liebevollen, aber unterdrückten Vaters geboren.
Von der Mutter hat sie nie ein liebevolles Wort erhalten, sondern nur Verbote und sogar Schläge. Häufiger fiel der Satz: „Wie gut ginge es mir, wenn ich keine Kinder hätte." Auch wenn sich die Patientin ungeliebt und ungewollt fühlte, hat sie es doch nie aufgegeben, auf eine zärtliche Zuwendung der Mutter zu hoffen.
Auch im späteren Alter hat sie es nie geschafft, sich in offener Konfrontation gegen die Mutter durchzusetzen.
Mit ihrem Vater, der die Ausbrüche seiner Frau ebenfalls tolerierte, ohne sich zur Wehr zu setzen, fühlte sie sich sehr verbunden. Seine Reaktionsweisen auf aggressives Verhalten hat sie sich sehr zu eigen gemacht (Duldung, Rückzug, Gekränktsein...). Sie werden von ihr als eine eigentliche Tugend und Überlegenheit empfunden. Jedoch klang auch ein leichter Vorwurf gegen die Schwächlichkeit des Vaters an, der sich selbst und sie als Kind nicht vor den Übergriffen der Mutter zu schützen vermochte.
Der Vater starb im Alter von 59 Jahren an Kolonkarzinom. Die Patientin hat noch

einen um 2 Jahre jüngeren Bruder, mit dem sich nie eine Solidarität gegen die Eltern herstellen ließ.
Der Bruder konnte sich viel leichter gegen die Mutter durchsetzen, hat bezeichnenderweise mit 18 Jahren das Elternhaus verlassen und es beruflich „zu etwas gebracht". Jetzt scheint er auf seine Schwester herabzusehen, die es trotz Abiturs bei der Mutter nicht durchsetzen konnte, einen Beruf zu erlernen und deshalb immer in untergeordneter Stellung arbeiten mußte.
Die 1. Ehe der Patientin, aus der ein Sohn hervorging, war sehr glücklich, jedoch starb der Ehemann nach ganz kurzer Zeit. Die Patientin verlobte sich zum 2. Mal, jedoch starb auch dieser Mann durch einen tragischen Unfall.
In ihrer Verzweiflung – die Patientin war inzwischen mit ihrem Sohn wieder ins Elternhaus zurückgekehrt – wandte sie sich an ihren jetzigen Ehemann. Diesen kannte sie schon seit mehreren Jahren und hatte ihn eigentlich nie gemocht, fand ihn schon damals egoistisch. Bis dahin hatte sie seinem Drängen nie nachgegeben, fühlte sich nun aber durch ihn beschützt und heiratete aus Dankbarkeit.
Von nun an begann ihr eigentlicher Leidensweg mit dem nichtgeliebten 2. Ehemann, in dem sie immer die egoistische und dominante Mutter vor sich sah. Genausowenig wie gegen die Mutter konnte sie sich gegen ihn durchsetzen und wartete auch hier immer auf eine freundliche und zärtliche Geste.
Da Frau D. selbst nicht die Kraft zu haben glaubte, ihre Situation zu ändern, und sie auch vom Sohn keine Unterstützung erwarten konnte, blieb ihr nur die Flucht in die Krankheit.

Ich meine, daß für Außenstehende durch Kenntnis dieser Biographie viele Verhaltensweisen der Patientin verständlicher werden. Inwieweit ihr selbst durch das Aufdecken ihrer Lebensgeschichte geholfen wurde, ist im nachhinein schwer zu beurteilen.

Nach meinem persönlichen Gefühl haben sowohl das Umstellen der Medikamente als auch die Gespräche und wahrscheinlich sogar der ganze Situationskreis mit allen sich ergebenden Konstellationen zur Genesung von Frau D. beigetragen.

Analyse und Auswertung der Erfahrungen

Der Vorsatz, die geschilderten Eindrücke zusammenzufassen, kann nur unbefriedigend ausfallen, da sie die verschiedensten Ebenen betreffen. Wenn ich es trotzdem versuche, so aus der Erkenntnis heraus, daß viele Konflikte mit einer *gestörten Kommunikation* einhergehen, in einer *Überforderung* münden und letztendlich eine gemeinsame Wurzel haben.

Im Brennpunkt des Geschehens steht eine Studentin des 7. Semesters mit „normalen" Vorkenntnissen in den Grundlagenfächern und mit Idealen und theoretischen Ansprüchen in bezug auf eine ganzheitliche und patientenorientierte Medizin.

Die gleiche Studentin wird in der vollen Verantwortlichkeit für 2 anspruchsvolle Patientinnen zum ersten Mal mit dem *Stationsalltag* konfrontiert. Sie muß dabei erfahren, wie

- die Praxisbetonung in Konflikt zum theoretischen Anspruch gerät,
- die Aufgabe von Idealen aus Zeitgründen droht,
- das Eingehen auf psychische Phänomene den Blick und die Aufnahmebereitschaft für somatische Aspekte vorübergehend vermindert.

So entsteht bei der starken Gewißheit, daß doch eigentlich alles zusammengehöre, der Wunsch nach Abgrenzung und nach Trennung zwischen *Theorie und Praxis,* zwischen *Psyche und Soma.*

Ich behaupte, daß dieses Phänomen vielen Berufsanfängern widerfährt, die voller Enthusiasmus ihre Arbeit beginnen, in kürzester Zeit mit dem Notwendigsten überfordert zu sein scheinen und ohne Anleitung vor unüberschaubaren Problemen stehen. Die zu beobachtende *Rückkehr zur reinen Organmedizin* kann als Ausdruck dieser Überforderung aufgefaßt werden, mit der wir uns scheinbar in Sicherheit wiegen können.

Für die Gruppe der Studienabgänger und neuanfangenden Assistenzärzte dürfte dieser Prozeß hinreichend bekannt sein. Wenige Erfahrungen gibt es dagegen für den Medizinstudenten, der, wie an der Universität Witten-Herdecke, ab dem 7. Semester voll in der Praxis steht. Ein wesentlicher Unterschied zwischen Student und Assistenzarzt besteht in der fachlichen Unsicherheit des Studenten, d. h. praxisorientierte Ausbildung kann sehr leicht in Konflikt mit dem theoretischen Ausbildungsziel geraten. Ein weiterer Unterschied liegt in der zeitlichen Begrenztheit des Stationseinsatzes.

Der Student begibt sich in eine feststehende Kommunikationsordnung, und durch sein Eindringen werden bestehende Kommunikationen auf unnatürliche Weise unterbrochen (Abb. 1). Wie aus Abbildung 1 hervorgeht, kommunizieren Ärzte und Patientinnen nicht mehr direkt miteinander, sondern über das Bindeglied Student. Genauso kommuniziert die Pflegegruppe nicht direkt mit den Ärzten, sondern ebenfalls über den „Fokus" Student („Besprechen Sie alles mit der Studentin"). Und letztlich ist die Kommunikation zwischen den beiden Patientinnen gestört, so daß auch sie das Bindeglied benutzen, z. B. in Form von Beschwerden. Durch diese künstliche Situation waren letztendlich alle Beteiligten verunsichert. Ich selbst fühlte mich nicht nur verunsichert, sondern in meiner Mittlerrolle auch überfordert.

Wende durch Umstrukturierung der Beziehungen

Eine Wende konnte vollzogen werden, nachdem diese Strukturen – u. a. durch die Spiegelfunktion der Balint-Gruppe – sichtbar wurden und unterbrochene Kommunikationen wieder aufgenommen wurden. Die entscheidende Wendung in der *therapeutischen Dreiecksbeziehung* konnte durch die Spaltung in 2 „Dyaden" erreicht werden. Daß die genannte Dreiecksbeziehung oder „Triade" nicht die einzige des Situationskreises ist, geht aus dem Schaubild hervor.

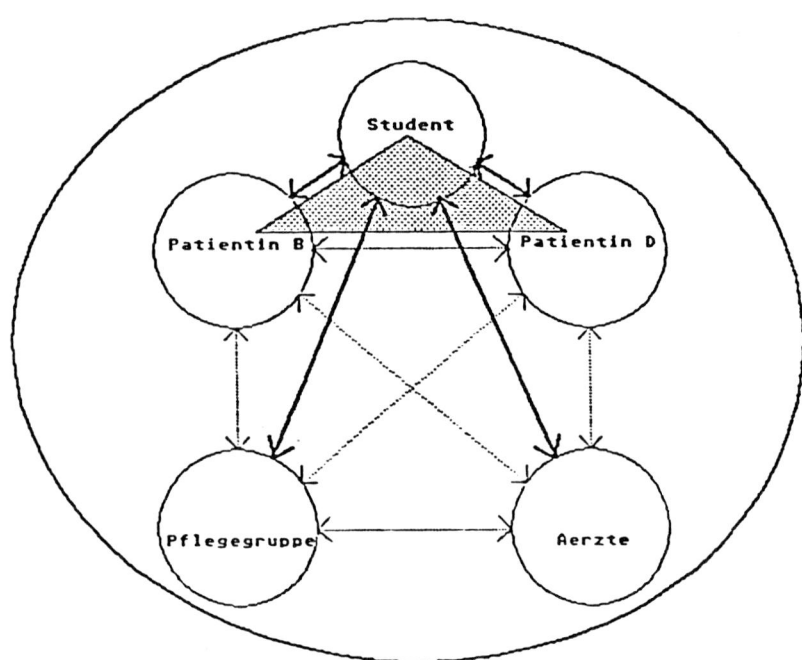

Abb. 1. Kommunikationsmodell. ——— Direkte Kommunikation; ·········· unterbrochene Kommunikation

Ich möchte an dieser Stelle besonders auf Bowen verweisen, der die Ödipus-Theorie Freuds dahingehend verändert hat, daß nicht der „Ödipus-Komplex", also die Ablehnung des isosexuellen Elternteils bei gleichzeitigem inzestiösen Begehren des anderen Teils die Hauptsache sei, sondern die „Triade". Alle menschlichen Beziehungen ließen sich durch solche Triaden charakterisieren, die ihrer Natur gemäß konfliktbeladen seien. Und wirklich hat ja die Rückkehr zur entwicklungsgeschichtlich älteren Form der Dyade eine Lösung in bezug auf *unsere* konfliktbeladene Situation gebracht.

Dieser Analyseversuch soll nicht davon ablenken, daß jeder Student seine eigenen Reaktionsmuster und Vorbedingungen mitbringt und mein Verhalten also auch daraus motiviert war. Mein Anliegen war es jedoch, auch auf die Faktoren hinzuweisen, die eben nicht nur aus uns selbst kommen, sondern auch *aus der Gruppe*. In der Literatur gibt es ja viele Beispiele dafür, daß die Rolle eines Familien- bzw. Gruppenmitgliedes mehr von der Familie/Gruppe definiert wird als vom Individuum selbst. So haben die Familientheoretiker das Konzept des „designierten Patienten" eingeführt, um auszudrücken, daß eigentlich eine Person für die Gruppe agiert.

Ich hoffe, in meinen Ausführungen gezeigt zu haben, daß ein solcher Analyseversuch auch auf die Studentenrolle im Ausbildungs- und Krankenhaussystem anwendbar ist.

Literatur

Balint E, Norell JS (Hrsg) (1975) Fünf Minuten pro Patient. Suhrkamp, Frankfurt/M
Balint M (^{6}1984) Der Arzt, sein Patient und die Krankheit. Klett-Cotta, Stuttgart
Bowen M (1976) Theory in the practice of psychotherapy. In: Philip J, Guerin J (eds) Family therapy
Bräutigam W, Christian P (^{4}1986) Psychosomatische Medizin
Freud S (1926, ^{9}1969) Hemmung, Symptom und Angst. In: Studienausgabe, Bd. 4. Fischer, Frankfurt/M
Tölle R (^{7}1985) Psychiatrie. Springer, Berlin Heidelberg New York Tokyo
Uexküll T von (Hrsg) (^{3}1985) Psychosomatische Medizin. Thieme, Stuttgart New York
Weizsäcker V von (1946–47) Fälle und Probleme. Anthropologische Vorlesungen in der Med. Klinik

Medizinische Ethik in der Allgemeinmedizin (zu C)

Dietrich Ritschl

Obwohl medizinische Ethik und ärztliche Ethik keineswegs deckungsgleich sind, weil die ärztliche Ethik nur einen Ausschnitt aus dem breiten Feld der medizinischen Ethik darstellt, ist wohl niemand besser qualifiziert, mit medizinethischen Fragen umzugehen, als die Allgemeinmediziner. Wer ist den Problemen der medizinischen Ethik krasser ausgesetzt als die Ärzte und Ärztinnen in der Allgemeinmedizin?

Die Bestandteile dieses einleitenden Satzes sollen nun im folgenden erklärt werden.

Medizinische Ethik umfaßt weit mehr als ärztliche Ethik

Freilich springen die konkreten Entscheidungen, die in der Arzt-Patient-Beziehung gefällt werden, besonders stark ins Auge. Man könnte meinen, hier allein sei medizinische Ethik beheimatet.

In Wahrheit aber geht es mindestens um 3 große Themenbereiche:

1) um die Dualbeziehung zwischen Arzt und Therapeut und Patient, in der Tat also um „ärztliche Ethik", zu der man auch Probleme der Pharmaindustrie und der Anwendung von Medikamenten im weitesten Sinn zählen kann,
2) um das breite Feld der Gesetzgebung im Gesundheitswesen, der Krankenhausstrukturen, der Beziehung zwischen medizinisch-technischer Forschung und Praxis, sowie der Beziehung zwischen der Medizin in der technisierten Welt und in den Schwellen- bzw. Dritte-Welt-Ländern,
3) um das Feld der Gesundheitserwartungen, des persönlichen Gesundheitsverhaltens jedes einzelnen Menschen, um die Einstellungen zu Krankheit und Tod und um die Gesundheitserziehung.

Wir haben in den letzten Jahren bei dieser Strukturierung zu beobachten gemeint, daß ein Gefälle vom 3. zum 2. und von dort zum 1. Feld besteht. Die Gesundheitserwartungen und das effektive Verhalten der Bevölkerung spiegelt sich im Gesundheitswesen wider, und dieses bestimmt in nicht geringem Maße auch die Weise, in der Ärzte mit Patienten und Patienten mit Ärzten umgehen. Sieht man von den politischen und juristischen Fragen, auch von den Problemen des Exports westlicher Medizin in Länder der Dritten Welt ab, so ist sofort auffällig, daß die Allgemeinmedizin mit allen 3 Feldern der medizinischen Ethik ähnlich intensiv in Berührung steht. In vieler Hinsicht ist sie das exemplarische Feld medizinischer Ethik.

In der Ethik kann jeder mitreden

Im Unterschied zu verschiedenen Wissenschaften und Künsten ist die Ethik ein ungemein verwundbares Fragefeld: Ob es sich nun um politische, wirtschaftliche oder medizinische Ethik handelt, jeder möchte gerne mitreden und soll es auch tun können! Es ist keineswegs ausgemacht, daß die „Experten" in der Ethik zu gültigeren Entscheidungen gelangen als die „Laien". Aber immerhin wird man von ihnen, den Ungeschulten, ethische Reife verlangen:

– die Bereitschaft und Fähigkeit, das anstehende Problem intellektuell zu begreifen,
– die Bereitschaft, sich persönlich zu engagieren und für die Ergebnisse der Entscheidung auch einzustehen,
– das Bestreben, trotz persönlichen Engagements so sachlich und objektiv wie möglich zu entscheiden.

Dieses Ideal der „ethischen Reife" kann wohl niemand gänzlich erfüllen. Aber große Lebenserfahrung und die Bereitschaft, sich zu engagieren, qualifizieren doch weitgehend zu einer ethischen Entscheidung. Auch hier wieder sind die Allgemeinmediziner in der vordersten Front, sowohl im Hinblick auf ihre Erfahrung wie auch auf die Forderungen, die an sie gestellt werden. Man erwartet von ihnen zu Recht, daß sie sensibel sind, „mit dem 3. Ohr hören" und dem „3. Auge sehen", daß sie die Kunst des Zuhörens pflegen, daß sie aus Erfahrung gelernt haben, bei schwierigen Entscheidungen vorsichtig abzuwägen und sich dann doch für die Entscheidung stark zu machen, an ihr festzuhalten. Darum sind Allgemeinmediziner auch so stark an Balint-Gruppen interessiert, weil sie diese Fertigkeiten und Fähigkeiten dort zum großen Teil erlernen können.

Wie kann man medizinische Ethik lehren?

Wir können hier nicht diskutieren, was Ethik ist. Aber immerhin soviel sollte gesagt sein, daß die riesige Vielfalt von ethischen Systemen und Richtungen heute zumindest durch den allgemeinen Bezug auf die Menschenrechte geordneter erscheint als in vergangenen Generationen. So nehmen auch die großen internationalen Organisationen, z. B. die World Medical Association, auf die Menschenrechtserklärungen und -pakte Bezug. Auch einzelne nationale Standesorganisationen schließen sich an, freilich auch die Gesetze in einzelnen Staaten und Ländern. So ist zu hoffen, daß wir in den kommenden Jahrzehnten eine größere Einheitlichkeit auch in der medizinischen Ethik erleben werden, als sie bis vor kurzem noch bestand. Die Uneinheitlichkeit zwischen Kulturen und Staaten, ja innerhalb einzelner Länder, ist für alle Beteiligten sehr irritierend und letztlich unerträglich.

Aber wie kann man medizinische Ethik lehren? Amerikanische Untersuchungen haben gezeigt, daß ganz junge Medizinstudenten großes Interesse an ethischen Fragen zeigen, das aber dann nachläßt bis etwa zum 40. Lebensjahr. Dann sind die Ärzte sich über ihre berufliche Karriere weitgehend im klaren, oft ist auch die größte berufliche Hetze überstanden und die Berufserfahrung hat Illusionen zerstört. Nun nehme das Interesse an medizinischer Ethik wieder zu, heißt es. Meine Erfahrungen in den USA, Australien und Europa in Vorlesungen und Kursen über medizinische Ethik haben mich gelehrt, daß man sich relativ wenig von Pflichtkursen in medizinischer Ethik im Medizinstudium versprechen sollte. In vielen Medical Schools in den USA gibt es ja über 3-4 Jahre hin Pflichtkurse in medizinischer Ethik. Freilich müßte das freiwillige Angebot in der Ausbildung bei uns viel größer und attraktiver sein. Aber es sollte immer komplementiert werden durch Wochenendveranstaltungen, Balint-Gruppen für Studierende, sinnvolle Literatur, Vorlesungsreihen usw. Wir haben in dieser Hinsicht in Heidelberg in den letzten Jahren schon einen kleinen Anfang gemacht. Das Ziel dieser Unternehmungen ist es in jedem Fall, die einzelnen Studierenden und späteren Ärzte auf eigene Entscheidungen hin zu erziehen, nicht einfach auf die Übernahme von Entscheidungen ihrer Lehrer oder Chefs. Vor allem sollen Entscheidungen, wenn irgend möglich, im Team getroffen werden, zu dem im Prinzip die Patienten, ihre Angehörigen, das Pflegepersonal und die Ärzte gehören. In der konkreten Praxis wird das „Team" manchmal auch sehr klein sein und nur aus dem Patienten, einem Angehörigen und einem Arzt bestehen. Bei sehr schwerwiegenden Entscheidungen aber, auch im Gesundheitswesen und bei Entscheidungen, die Beziehungen zur Dritten Welt und die Gesundheitserziehung betreffen, wird das „Team", dem die Entscheidung zukommt, automatisch viel größer sein.

Wo liegen die Hauptprobleme?

Es ist schon richtig: in der Therapie wie in der medizinischen Ethik ist jeder Fall einzeln zu würdigen und jedes Problem einzeln zu lösen. Nach dieser Einsicht müßte es auch eine unendliche Zahl von medizinethischen Problemen geben. Bei genauerem Hinsehen merkt man aber, daß dies nicht so ist. Freilich muß die ethische Problemsituation eines jeden Menschen, einer jeden Gesetzgebung usw. einzeln ernst genommen werden, aber trotzdem lassen sich die Probleme der medizinischen Ethik in 4 großen Blocks benennen und zusammenfassen:

- Die Probleme des *Gesundheitswesens,* der patientenbezogenen Strukturierung der Versorgung der Bevölkerung in den industrialisierten Ländern und in der Dritten Welt, mitsamt den großen Problemen der Finanzierung der ganzen Unternehmung. Hier geht es um menschenwürdiges und patientenbezogenes Handeln.
- Die Probleme des *Lebensanfangs* und *Lebensendes,* d. h. die ethischen Entscheidungen im Hinblick auf einen möglichen Schwangerschaftsabbruch und eine mögliche Verkürzung lebenserhaltender Maßnahmen am Ende des Lebens; dies schließt die neuentstandenen offenen Probleme in der Reproduktionsmedizin (überschüssige Embryonen, mögliche Experimente mit Embryonen) und die Probleme der modernen Intensivstation mit ein. Hier geht es um die letzte Unverfügbarkeit menschlichen Lebens.
- Die ethischen Dimensionen der *Definitionen* von *Therapiezielen:* auf welches Ziel hin werden Menschen in Medizin, Psychotherapie und Rehabilitation behandelt? Wie können Menschen lernen, Krankheit und Behinderung in ihr Leben, in ihre Familie „einzubauen"? Dazu gehört auch die Eingliederung körperlich, geistig und seelisch Behinderter in das Leben der Gesellschaft sowie die Rückkehr von behandelten Patienten in das pathogene Feld. Hier geht es um den Sinn des menschlichen Lebens.
- Die Probleme einer möglichen Grenzziehung in der medizinischen und biologischen Forschung, z. B. auf dem Gebiet der Grundlagenforschung, in der Humangenetik aber auch im Hinblick auf Tierversuche. Hier geht es um die Verantwortung für eine menschenwürdige Zukunft.

In diesen Problemfeldern ist eine begrenzte, konkrete Anzahl von echten ethischen Problemen verborgen, deren Zahl vielleicht geringer als 10 ist. Fast alle von ihnen bestanden schon vor Jahrzehnten, wenn nicht vor Jahrhunderten, auch wenn die moderne Technologie den Anschein gibt, als seien völlig neuartige ethische Probleme entstanden. Es ist wiederum auffällig, daß die Allgemeinmedizin nahezu an allen diesen Problemen Anteil hat.

Die Allgemeinmediziner als Vorreiter

Die Ärztinnen und Ärzte in der Allgemeinmedizin können sich als Vorreiter eines neuen medizinethischen Bewußtseins verstehen. Sie können dies auch als gekoppelt mit einem neuen ökologischen Bewußtsein ansehen lernen. Sie sind wirklich an der kritischen Nahtstelle zwischen Medizin und Ethik tätig. Das ist ein Privileg und zugleich ein Aufruf an ihre Verantwortlichkeit, ihre Sensibilität und ihren Mut. Sie können weniger als ihre Kollegen in der Forschung und gewiß weniger als die Gesundheitsplaner ihre Entscheidungen auf juristische Eingrenzungen oder Grundsätze reduzieren und sich dort

Sicherheit holen. Sie verstehen medizinische Ethik nicht als ein Sicherheitssystem, das sie vor gerichtlichen Schritten der Patienten oder der öffentlichen Kritik schützt, sondern umgekehrt als Verantwortung, mit der sie die Patienten und die Öffentlichkeit schützen helfen.

Literatur

Piechowiak H (Hrsg) (1985) Ethische Probleme der modernen Medizin. Grünwald, Mainz
Piechowiak H (1987) Eingriffe in menschliches Leben. Sinn und Grenzen ärztlichen Handelns. Knecht, Frankfurt a.M.
Ritschl D (1982) Das „story"-Konzept in der medizinischen Ethik. Allgemeinmedizin 3: 121–126
Ritschl D, Luban-Plozza B (1987) Die Familie: Risiken und Chancen. Eine therapeutische Orientierung. Birkhäuser, Basel

Bitte, nicht allzuviel Ethik im ärztlichen Alltag! (zu C)

Thomas Amon

Das Thema des Arbeitskreises lautet: „Umgang des Arztes mit Fragen der Ethik".

Das gewählte Thema läßt keinen Zweifel: der Arzt geht mit Ethik um! Daran gibt's nichts zu deuten, das ist gleich nach Staatsexamen und Approbation eine Voraussetzung unseres Berufs, eine Art Axiom, das braucht deswegen gar nicht erst hinterfragt zu werden. Ohne Ethik ist ein Arzt eben kein Arzt! Darin sind sich alle einig: Patienten, Ärzte und diejenigen, die – warum auch immer – noch keiner der beiden Gruppen zuzuordnen sind.

Kann es jedoch Sinn eines Arbeitskreises sein, unbesehen eine allgemeine Auffassung zu übernehmen und sich sogleich in die Diskussion des „Wie" (der Arzt mit Ethik umzugehen habe) zu begeben?

Ich meine: gerade der allgemeine Konsens und die jederzeit vorzeigbaren Beispiele hochstehender Auseinandersetzung von Ärzten mit Fragen der Ethik fordern den Advokatus Diaboli, der Anwendung und Nutzen ethischer Überlegungen im ärztlichen Alltag in Frage stellt.

Wenn ich so als niedergelassener Arzt für Allgemeinmedizin die Gegebenheiten meines Praxisalltags – der sich von dem anderer niedergelassener Ärzte nicht sonderlich unterscheiden dürfte – kritisch betrachte, dann möchte ich vor allzuviel Glauben an den „Umgang des Arztes mit Fragen der Ethik" warnen. Ich jedenfalls mogle mich irgendwie durch, zwischen eigenen Ansprüchen und denen, die an mich gestellt werden.

Alleingelassen mit dem Eid des Hippokrates – den ich nach meiner Erinnerung nirgendwo tatsächlich leisten mußte, der aber, wie mir versichert wurde, irgendwo mitenthalten sein soll, wenn man seine Bestallung als Arzt erhält (s. oben) – schlage ich mich recht und schlecht durch den Praxisalltag. Ich versuche, zugleich die Wünsche der Patienten und die vieltausendfachen Bestimmungen der Vertragswerke zu erfüllen. Ich bin bemüht, die Fülle kleinerer oder größerer, schnell zu treffender Entscheidungen, Abwägungen und Beurteilungen vorzunehmen, die mein täglich Brot darstellen. Nach welchen Maßstäben? Darüber nachzudenken, das auszuloten, bleibt glücklicherweise keine Zeit. Die Patienten warten, die Praxis muß laufen... Schließlich lebe ich *davon*, Arzt zu sein, und nicht *dafür*, Arzt zu sein, auch wenn gelegentlich anderes behauptet wird.

Das heißt, Arzt kann ich wohl sein, auch ohne Patienten, aber vom Arztsein leben kann ich nur, wenn ich genügend Patienten habe. Also brauche ich Patienten (auch wenn's vielleicht keine sind, denn längst nicht alle, die zu uns kommen, sind auch Leidende im wahrsten Sinne des Wortes). Überhaupt, weshalb sprechen wir nicht von Klienten, sondern immer nur von Patienten, meist sogar von „unseren" Patienten? Ob alle unsere Patienten auch tatsächlich immer uns brauchen? Ob sie nicht am Ende gar besser zurechtkämen, wenn die „medizinischen Fachmänner" nicht Zug um Zug alle Gesundheitsfürsorge an sich zögen und die „medizinischen Laien" damit immer weiter entmündigen würden?

Es könnte unerfreulich werden, darüber weiter nachzudenken. Jedenfalls, keine Patienten oder nicht genügend Patienten zu haben, bedroht die Praxis, bedroht die wirtschaftliche Existenz als Freiberufler. Das Wegbleiben von Patienten – aus was für Gründen auch immer – ist der Angstgegner Nr. 1 des praktizierenden Arztes.

Angstgegner Nr. 2 ist, daß die Behandlungserlaubnis – aus was für Gründen auch immer – entzogen werden könnte, was auch bei vorhandenen Patienten das Aus für die Praxis als wirtschaftliche Existenzgrundlage bedeuten würde.

Ich werde also bemüht sein, nicht so in Konflikt mit einsehbaren oder auch uneinsehbaren Bestimmungen zu kommen, daß mir der Entzug der Behandlungserlaubnis droht.

Diese beiden ganz realen Ängste beeinflussen unser tagtägliches Verhalten vermutlich mehr, als das abstrakte Gebäude einer ärztlichen Ethik. Demzufolge gehört Opportunismus zum ärztlichen Alltag und nicht „der Umgang des Arztes mit Fragen der Ethik". Daß die großen Fragen der Medizin auch unter ethischen Gesichtspunkten und auf bemerkenswertem Niveau diskutiert werden, verdeckt doch nur, daß für die tägliche Praxis betriebswirtschaftliche und haftungsrechtliche Gesichtspunkte wichtiger geworden sind als ethische. Selbst wenn dem nicht so wäre, die Vielschichtigkeit ethischer Überlegungen ist ein Hinderungsgrund an sich für den täglichen Umgang damit. Die täglich in unserer Praxis zigmal stattfindende „Arzt-Patienten-Begegnung", dieser sozusagen berufstypische Vorgang, birgt mehr ethische Fragestellungen, als wir – auch bei bestem Willen – lösen könnten. Es bleibt ja nicht dabei, daß sich – ethisch bereits Zündstoff genug – die jeweiligen Eigeninteressen von Patient und Arzt gegenüberstehen.

Nein, die alltägliche Arzt-Patienten-Begegnung wird direkt und nachhaltig beeinflußt von:

– den Gegebenheiten des jeweils vorhandenen Gesundheitswesens,
– dem Entwicklungsstand der medizinischen Wissenschaften,
– den Sozialstrukturen, in die Patient und Arzt eingebunden sind,
– den Wertvorstellungen nicht zuletzt, die zu Gesundheit oder Krankheit jeweils vorherrschen.

Dies sind alles Einflüsse, die selbst jede Menge ethische Stellungnahme fordern.

Auch wenn wir uns da noch bemühen würden, die nächste Ebene zwingt zum Aufgeben. Wer wollte denn, wer könnte sich denn täglich 50 bis 100mal mit den gravierenden ethischen Fragen der Wirtschaft, der Ökologie, der Politik, der Kultur, der Religion ... auseinandersetzen, die ihrerseits Grundlage der vorgenannten Einflüsse auf den simplen Arzt-Patienten-Kontakt sind? Es ist einfach uferlos, darüber nachzudenken, da sich danach ohne Schwierigkeiten weitere übergeordnete oder zugrundeliegende Bereiche nennen lassen, die gleichfalls zu bedenken wären.

Die Einigung erfolgt somit auf dem kleinstmöglichen Nenner: Wie bringen wir Patient- und Arztinteressen am ehesten unter einen Hut? Wenn sich hierbei noch ein bißchen Ethik unterbringen läßt, so gut – aber Voraussetzung ist das nicht unbedingt. Es müßten nämlich schon ziemlich gefestigte ethische Vorstellungen sein, die all den spür- und vermutbaren ethischen Anforderungen gerecht würden – und dürften wir diese dann unserem Gegenüber einfach über den Kopf stülpen?

Ein letztes Argument gegen den „Umgang des Arztes mit Fragen der Ethik". Könnte man von uns verlangen – vorausgesetzt, es wär' uns dies überhaupt möglich –, daß wir tatsächlich für Gesundheit sorgten, daß unser ganzes Tun und Handeln darauf ausgerichtet würde, unseren ganzen Stand überflüssig zu machen? Zumindest die meisten von uns? Wen von uns? Am Ende gar mich? Soll ich wirklich darüber weiter nachdenken?

Praxis ist Praxis. Ethik ist Ethik. Sinnvollerweise sollte man das nicht unbesehen miteinander zu verknüpfen versuchen. Als Betroffener finde ich: Ethik ist schön und gut dort, wo sie am Platz ist: bei der Erörterung der großen, grundlegenden Fragen der Medizin, z. B. in Ethikkommissionen, sozusagen als Kühlerfigur unseres Gesundheitswesens. In der Praxis jedoch besser nicht allzuviel „Umgang des Arztes mit Fragen der Ethik", das ist einfach nicht praxisgerecht. Denn ohne Zweifel wirft der Umgang mit Fragen der Ethik mehr Fragen auf, als durch ihn beantwortet werden könnten.

Oder sollte gerade diese Erkenntnis Zweck unserer Übung sein?

Präventions- und Rehabilitationsgruppen – ein neuer Weg der Patientenführung (zu E)

Armin Wiesemann und Bernhard Geue

Einführung in das Thema

Kostenexplosion im Gesundheitswesen, Illichs *Enteignung der Gesundheit*, Hochleistungsmedizin für wenige, Zivilisationsseuchen infolge krankmachenden spätindustriellen Lebensstils oder auch das Stichwort Selbsthilfegruppen kennzeichnen schlaglichtartig den tiefgreifenden Wandel, dem die Medizin der Gegenwart in unserer Gesellschaft unterworfen ist. Tagtäglich spürt der praktizierende Arzt bei sich und seinen Patienten das Unbehagen, das die moderne Medizin ausgelöst hat: Wohlstand, Hygiene, moderne Medizin lassen die Menschen immer älter werden, doch chronische Krankheiten und falsche Lebensgewohnheiten können diese zugewonnenen Jahre leicht zur Last werden lassen. Mehr denn je birgt aber auch die ganzheitliche Betrachtungsweise im Arzt-Patienten-Bündnis die Möglichkeit zu neuen Wegen der Patientenführung: das Einüben gesundheitsfördernden Verhaltens zur Sicherung oder Verbesserung der Lebensqualität, z. B. in der Gruppe.

Psychosomatisches Denken ist hier eine Grundvoraussetzung, wie könnte sonst die Gruppendynamik in einem Kreis von einzelnen Patienten sinnvoll genutzt werden?

In der präventiven und rehabilitativen Verhaltensmedizin hat die Gruppenarbeit in den letzten Jahren an Bedeutung zugenommen, da im Klima des sozialen Rückhalts und der gegenseitigen Unterstützung viele Patienten nachhaltiger zur Änderung falscher Lebensgewohnheiten motiviert und diese Verhaltensänderung auch beibehalten werden können. Das konnte am Beispiel der Prävention und Rehabilitation der koronaren Herzkrankheit besonders gut dargestellt werden.

Doch bei der Gruppenarbeit mit dem Ziel der eigenverantwortlichen Gesundheitsvorsorge ist nicht nur ein Umdenken der Patienten, sondern auch ein Umdenken des Arztes erforderlich: Der Arzt – und hier ist gerade der Haus- und Familienarzt gefragt – zieht seinen Kittel aus, verläßt sein Sprechzimmer oder auch seine Praxis, um mit Übergewichtigen, Diabetikern, Koronarkranken oder Rauchern neue Wege zu gehen. Sollen diese Wege zum Erfolg führen, muß der Umgang mit Gruppen in der Prävention und Rehabilitation gelernt werden.

Aufgrund der Leistungen der pädagogischen, soziologischen und medizinisch-psychologischen Disziplinen sowie der Balint-Gruppenarbeit konnten in den letzten 15 Jahren auch von forschenden und praktizierenden Ärzten eigene Vorstellungen zur verhaltensmedizinischen Arbeit mit Gruppen entwickelt werden. Mit dem ganzheitlich-psychosomatischen Denkansatz kann der Hausarzt auf der Basis seiner umfassenden „erlebten Anamnese" die Gruppenfähigkeit, Disposition, Intelligenz und speziellen Probleme seiner Patienten berücksichtigen. Ist der Hausarzt Gruppenleiter, kann er außerdem meist mit einem Vertrauensvorschuß rechnen und so ein günstiges Gruppenklima erwarten.

Die praktischen Grundlagen der Gruppenarbeit beruhen im wesentlichen auf den Erkenntnissen von Rogers (1972) und Tausch (1981), die mit der klientenzentrierten, nondirektiven Gesprächsführung große Erfolge hatten.

Im *Gruppengespräch* ist es danach besonders wichtig,

- Zurückhaltung bei der Übernahme von Verantwortung für den Patienten zu zeigen,
- aktiv zuzuhören, Überlegungen zu aktivieren (spiegeln), um auch die Beweggründe des Fehlverhaltens kennenzulernen,
- Verständnis zu zeigen (nichtwertendes Verstehen, Wärme, Achtung),
- Vorschläge zu machen, die aufgrund eigener Erfahrung begründet werden (Vorbild, Echtheit), anstatt autoritäre Anweisungen zu geben,
- Verzicht auf wissenschaftliche Privatsprache zu üben.

Bei wem nun wird voraussichtlich Gruppenarbeit am ehesten erfolgreich sein? Mit folgenden *Zielgruppen* liegen Erfahrungen vor. Patienten mit:

1. Übergewicht mit und ohne Varikosis, Arthrosen,
2. Beinleiden,
3. Gelenkerkrankungen,
4. Schmerzsyndromen,
5. Diabetes Typ I,
6. Diabetes Typ II,
7. Hochdruck bei Übergewicht („Hypertonie im Gespräch"),
8. Hochdruck bei Normalgewicht mit Streßproblematik („Hypertonie im Gespräch" – Variante),
9. Streßbelastung und psychosomatischen Problemen (Entspannungstechniken),
10. Koronarerkrankungen, Herzinfarktpatienten in ambulanter Herzgruppe (auch für AVK-Betroffene und funktionell Kranke),
11. Krebs (im wesentlichen Nachsorgegesprächsgruppen, wie Koronargruppe praxisübergreifend) mit Copingstrategien,
12. Bronchialasthma (Atemübungen),
13. Raucherproblemen (mit und ohne Bronchitis, mit und ohne koronare Herzkrankheit),
14. Parkinson-Krankheit.

Des weiteren liegen Erfahrungen vor mit:

15. soziologisch charakterisierbaren Gruppen mit und ohne Risikofaktoren („kommunale Prävention"),
16. Unterstützung von Selbsthilfegruppen (Dialysepatienten, Anonyme Alkoholiker, Stoma-Träger u. a.).

Für alle diese Gruppen können nach einfachen Regeln Programme erarbeitet werden, wo solche noch nicht vorhanden sind.

Die *Struktur eines Gruppenprogramms* kann wie folgt erarbeitet und erfaßt werden:

1. Mit welcher Gruppe wird gearbeitet (z. B. Diabetiker Typ II, Übergewichtigengruppe, Raucher)?
2. Was soll erreicht werden (auf somatischer Ebene z. B. Senkung des Blutzuckers, auf psychologischer Ebene Erhöhung des Selbstbewußtseins, im soziologischen Bereich Rückkehr an den Arbeitsplatz)?
3. Sind es Verhaltensweisen, die geändert werden sollen, oder werden Patienten mit gleicher Erkrankung (z. B. Hypertonie) zusammengefaßt?
4. Welche Module werden in dem Gruppenprogramm benutzt (z. B. Sport, Gruppengespräch, Entspannungsverfahren, wie autogenes Training oder progressive Muskelrelaxation, Vorträge, Sachangebote, z. B. Broschüren)?
5. Wird das Gruppenprogramm nach einem Standard abgewickelt, oder können die Schwerpunkte je nach Art und Patientengruppe wechseln?
6. Welche Organisationsform wird bevorzugt (z. B. innerhalb oder außerhalb der Praxis, festes Kursprogramm mit 10 Stunden in ca. wöchentlichen Abständen oder zeitlich unlimitiert)?
7. Welche speziellen Fähigkeiten müssen zur Durchführung eines Gruppenprogrammes erworben werden (z. B. Kenntnisse über Entspannungstechniken, sportmedizinische Kenntnisse)?
8. Ist Zusammenarbeit mit einem Sporttherapeuten oder einer Ökotrophologin sinnvoll?
9. Inwieweit soll eine Auswahl der Gruppenteilnehmer erfolgen?

Von den Herzgruppen einmal abgesehen, kann der Umgang mit Präventions- und Rehabilitationsgruppen dem Anfänger leichter fallen, wenn er

– mit wenigen, möglichst gut bekannten Patienten beginnt,
– ein zuerst nur einige Termine umfassendes Programm plant,
– dieses hauptsächlich auf Sachfragen beschränkt.

Beispiel: 7 Diabetiker Typ II, 6 Gruppenabende mit kooperationswilligen Patienten

Über ergänzende Maßnahmen und die Position primär- und sekundärpräventiver psychologischer Gruppenverfahren in einer Arztpraxis informiert Abbildung 1.

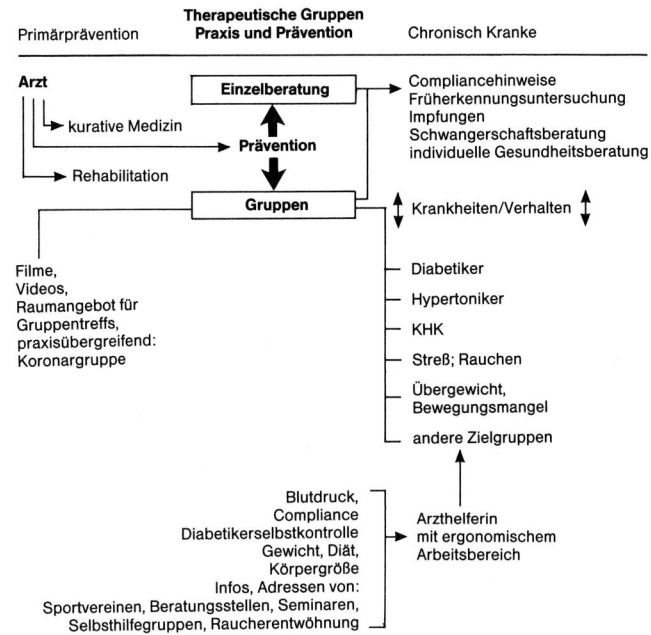

Abb. 1

Werden diese Hinweise beachtet, kann die Gruppenarbeit uns und unseren Patienten neue Einsichten in psychosomatische Zusammenhänge liefern und zum gemeinsamen Erfolg für Arzt und Patient werden.

Literatur

Basler H-D, Haehn KD et al (1984) Psychologische Gruppenverfahren – Behandlung der essentiellen Hypertonie in allgemeinärztlichen Praxen. MMW 23
Geue B (1986) Praktische Grundlagen der Gruppenarbeit. Allgemeinmedizin 62: 1176–1178
Illich I (1975) Die Enteignung der Gesundheit. Rowohlt, Reinbek
Luban-Plozza B, Mattern Hj, Wesiack W (1983) Der Zugang zum psychosomatischen Denken. Springer, Berlin Heidelberg New York
Nüssel E (1981) Ärztliche Aufgaben in der Prävention. In: Troschke J, Stößel U von (Hrsg) Möglichkeiten und Grenzen ärztlicher Gesundheitsberatung. Gesomed, Freiburg
Rogers C (1972) Die klientenzentrierte Gesprächstherapie. Kindler, München
Tausch R, Tausch A-M (1981) Gesprächspsychotherapie. Einfühlsame hilfreiche Gruppen- und Einzelgespräche in Psychotherapie und alltäglichem Leben. Hogrefe, Göttingen
Wiesemann A (1986) Brauchen wir therapeutische Gruppen in der Arztpraxis? Über die Integration präventiver Gruppenverfahren in die Praxis des Hausarztes. Allgemeinmedizin 62: 1170–1175

Ärztliches Handeln
und familientherapeutisches Denken (zu F)

Hans Ferner und Hans Schlabing

Dieser Bericht hat zwei Autoren. Der eine ist Allgemeinarzt in einer ländlichen Gemeinde, der andere ein familientherapeutisch ausgebildeter Psychologe, im medizinisch-klinischen Bereich tätig.

Am Beispiel einer Familie, die sich den Empfehlungen des Arztes auf subtile Weise zu widersetzen scheint, möchten wir den Nutzen einer Kooperation zwischen den Vertretern verschiedener Arbeitsgebiete beschreiben.

Natürlich hat der Arzt aus seiner Lebenserfahrung heraus und aufgrund seiner langjährigen Erfahrung mit den Patienten und ihren Familien durchaus die Kompetenz, Zusammenhänge zwischen Erkrankung und familiären Merkmalen zu erkennen, und er kann sie sehr oft in hilfreiche Ratschläge umsetzen.

Unsere Erfahrung hat uns jedoch gezeigt, daß familientherapeutische Überlegungen den Umgang des Arztes mit seinen Patienten verändern und zu hilfreichen neuen Überlegungen führen können.

Natürlich verkennen wir nicht den Unterschied in der Zielsetzung zwischen einer Familientherapie und der hausärztlichen Tätigkeit des Allgemeinarztes. Ein wesentlicher Unterschied scheint uns darin zu liegen, daß die Klientel des Familientherapeuten schon ein – wenn auch vages – Bild eines Problemes innerhalb der Familie hat und den Therapeuten aufsucht, um eine Problemlösung zu finden. Die Klientel des Hausarztes dagegen kommt mit körperlichen Beschwerden, und der einzelne Patient ist leicht gekränkt, wenn der Arzt über die körperlichen Beschwerden hinaus nach familiären Problemen fragt, vielleicht sogar Empfehlungen ausspricht, die in den Augen des Patienten nichts mit seinen körperlichen Beschwerden zu tun haben.

An einem Fallbeispiel wollen wir zeigen, wie durch familientherapeutisch-systemische Überlegungen die Stagnation in der Behandlung einer Patientin und anderer Familienmitglieder dieser Patientin überwunden werden konnte.

Es sollen jedoch noch einige Überlegungen vorangestellt werden: Der Arzt, genauso wie der Familientherapeut, gewinnt nie ein objektives Bild vom Geschehen in der Familie. Seine Annahmen über die Beziehungen und Interaktionen zwischen ihm und dem Patienten oder über die Beziehung des Patienten zu seinen Familienmitgliedern oder über die Vorstellungswelt des Patienten sind Hypothesen, die immer wieder genauestens überprüft werden müssen. Überprüfen kann man die Hypothesen aber nur, wenn man sie explizit formuliert und sich ihres vorläufigen Charakters bewußt ist. So behält man den Respekt vor den fremden Wirklichkeiten der Familien. Diese Hypothesen sind die Basis aller Fragen an die Familie. Jede Information, die man gewinnt, wird daraufhin untersucht, ob sie die bestehenden Hypothesen stützt oder falsifiziert und somit zur Verwerfung oder Modifikation der Hypothesen führt. Dieses Vorgehen schützt den Behandler davor, in einer Flut von ungeordneten Informationen zu ertrinken.

Ebenso ist darauf zu achten, daß die Hypothesen zum zugrundeliegenden Hypothesenmodell passen. In einem systemischen Modell werden Aussagen über Beziehungen und Verhältnisse erwartet. Aussagen über individuelle Eigenschaften und Verhaltensdispositionen sind dann sinnlos, wenn sie nicht in Beziehung zum Verhalten der anderen Familienmitglieder gesetzt werden.

Weiterhin darf nicht außer acht gelassen werden, daß die Art der Hypothesenbildung abhängig ist vom eigenen Standpunkt. Zum Beispiel kann ein Arzt, der eine Krankheit behandeln möchte und auch vom Patienten „beauftragt" ist, die Symptome zu beseitigen, möglicherweise nicht leicht die Tatsache akzeptieren, daß derselbe Patient u. U. besser mit einer Krankheit und ihren Symptomen lebt als ohne sie.

Unser Beispiel

Der Arzt wird wiederholt am späten Abend zu einer jungen Patientin gerufen, die kollabiert ist. Die Schwiegereltern, in deren Haus sie mit ihrem Mann eine Wohnung hat, stehen dann immer aufgeregt um das Sofa herum, auf das man sie gebettet hat. Der Ehemann ist jedesmal abwesend, aus beruflichen Gründen, wie die Schwiegereltern der Patientin versichern.
Er verdient gut, so daß die junge Frau nicht beruflich tätig sein muß, obwohl sie eine Ausbildung als Arzthelferin hat. Die junge Frau ist schon länger in Behandlung des Arztes, daher weiß er, daß sie sich sehr unzufrieden fühlt und ihr Leben für sinnlos hält. Er weiß auch, daß sie gerne Kinder wollte, aber daß eine Schwangerschaft lange auf sich warten ließ. Unter diesen Umständen neigte sie immer wieder dazu, zuviel Alkohol zu trinken.
Auf die Empfehlung des Arztes hin hatte sie sich ein paarmal um eine Stelle bemüht, aber es wurde nie etwas daraus. Ein anderer Versuch des Arztes, der Frau aus ihrer Misere zu helfen, bestand im Vorschlag, eine Psychotherapie zu machen. Sie begann auch eine Therapie, brach sie jedoch nach kurzer Zeit wieder ab.
Jetzt hat sich endlich ihr Kinderwunsch erfüllt. Der Säugling wird jedoch hauptsächlich von der Schwiegermutter versorgt, während die junge Frau sich krank fühlt und unfähig, ihr Kind selbst zu versorgen. Statt dessen wiederholen sich die Anfälle in immer kürzeren Abständen. Der Arzt absolviert die dann angeforderten Hausbesuche zunächst geduldig und bemüht. Mit jedem Besuch wird er jedoch ärgerlicher. Die Patientin klammert sich regelrecht an den Arzt. Der kann jedoch keinen organischen Befund erheben, der diese Beschwerden erklären könnte und empfiehlt ein weiteres Mal mit Hinweis auf eine mögliche psychische Verursachung eine Psychotherapie. Die Patientin scheint dies jedoch als eine Kränkung aufzufassen, denn sie konsultiert den Arzt in der Folge nicht mehr, sondern sucht verschiedene Fachärzte auf.
Der Arzt ist enttäuscht über das Verhalten der Patientin und auch irritiert dadurch, daß er bei jedem Hausbesuch eine kaum wahrnehmbare, aber auf die Dauer eben doch störende Skepsis beim Schwiegervater der jungen Frau wahrnimmt. Dieser Schwieger-

vater ist im Ort als Kräuterkundiger ebenfalls eine gewisse Autorität und in gewisser Weise ein Konkurrent des Arztes. Angesichts der ständigen Anfälle seiner Schwiegertochter ruft er den Arzt zwar, gibt aber gleichzeitig seiner Meinung Ausdruck, daß der doch nicht helfen kann.
Auch dieser Mann war der Patient des Arztes. Daher weiß dieser, daß der Patient an einem Plasmozytom vom IgA-Typ leidet, das allerdings schon seit Jahren besteht, aber auch in ruhender Form natürlich eine ständige latente Bedrohung darstellt. Auch mit dieser Erkrankung scheint der Patient sich zunehmend gegen den Arzt zu verschließen.

Angesichts der Situation fühlt sich der Arzt festgefahren und sucht das Gespräch mit dem Familientherapeuten, um zu verstehen, warum die Familie ihn so auflaufen läßt.

Zur Analyse der Schwierigkeit bemühen wir uns beide, genau das als Informationsquelle zu nutzen, was sich als mangelnde Kooperation und Widerstand zeigt. Auf diese Weise hoffen wir Aufschluß über das Beziehungssystem innerhalb der Familie zu bekommen.

Hierbei stützen wir uns auf die Definition von „System", die Umberto Maturana, ein Biologe und Erkenntnistheoretiker, geliefert hat (Maturana u. Varela 1987). Er definiert sinngemäß: „Lebende Systeme sind dadurch gekennzeichnet, daß sich alle Veränderungen des Systems dem Ziele unterordnen, sich selbst als Einheit aufrechtzuerhalten." So betrachtet kann die Reaktion der Patientin und ihrer Familie nur den Sinn haben, das System dieser Familie zu schützen. Wenn die Patientin oder ihre Familie, als System betrachtet, den Beeinflussungsversuchen des Behandlers Widerstand zu leisten, heißt dies, daß der Behandler die Grenzen des Systems berührt hat.

Diese Grenzen sind festgelegt durch die organisatorischen und strukturellen Merkmale dieses Systems. Die Grenzen umreißen den Bereich der möglichen Zustände eines Systems, d. h. den Bereich seiner Beeinflußbarkeit. Gleichzeitig markieren sie den Übergang zu dem Bereich, in dem die Einflüsse von außen zur Zerstörung dieses Systems führen.

Eine Analogie soll dies deutlich machen: Das System „Knie" läßt sich nur in bestimmter Weise bewegen, versucht man es anders, braucht man sehr viel Kraft, und hat man es dann geschafft, ist das Knie unbrauchbar.

Zusammenfassend läßt sich daraus folgern:

1. Der Widerstand liefert Informationen über die Organisation des zu behandelnden Systems.
2. Unüberwindlicher Widerstand tritt nur dann auf, wenn der Behandler diese Informationen nicht nützt, d. h. zu unbeweglich ist, sich an das zu behandelnde System, sei es ein einzelner Patient oder eine Familie oder auch eine Institution, anzupassen.

Sich anpassen bedeutet aber, die Kräfte zu verstehen, die das Gleichgewicht des Systems erhalten und gleichzeitig das Veränderungspotential so zu unterstützen, daß sich das System transformieren kann, ohne an die Grenzen seiner Belastbarkeit zu geraten.

An der Grenze der Belastbarkeit wird jedes System seine homöostatischen Tendenzen verstärken, um die Aufrechterhaltung seiner Einheit zu gewährleisten.
Im folgenden möchten wir darstellen, inwieweit diese Auffassung von Widerstand nützlich für die Lösung des Problems ist, das der Arzt mit dieser Familie hat.

Offensichtlich ist die Frau an die Grenze ihrer Belastbarkeit geraten und die Kollapse können ein Warnsignal dafür sein. Wir sehen aber auch, daß die Empfehlung des Arztes: „Such dir eine eigene sinnvolle Tätigkeit" und: „mach eine Psychotherapie", nicht angenommen werden können. Mit diesen Vorschlägen sollte eigentlich der Bereich der individuellen Wahlmöglichkeit der Patientin erhöht werden, offensichtlich aber ist mit diesen Vorschlägen die strukturbedingte Grenze des Gesamtsystems erreicht worden, denn die Patientin schlug diese Empfehlungen aus, und die Familie zog sich vom Arzt zurück.

Die Frage wäre also, auf welche Weise die Familie in ihrem Bestand gefährdet sein könnte, wenn die Patientin beide Empfehlungen oder auch nur eine davon befolgt hätte und sich dadurch mit Sicherheit selbst verändert hätte.

Ins Blickfeld rücken bei dieser Betrachtung der immer abwesende, beruflich sehr erfolgreiche Ehemann und die besorgten Schwiegereltern.
Der Arzt kann bei seinen Hausbesuchen erfahren, wie durchlässig die Grenzen zwischen den beiden Familien sind. Das Paar ist sehr oft bei den Schwiegereltern, während umgekehrt auch die Schwiegereltern ohne erkennbare Hindernisse in die Wohnung des Paares eintreten können. Auf diese Weise, so ist unsere Hypothese, kann sich das Ehepaar sehr wenig zusammenschließen und miteinander ausreichende Intimität und gegenseitige Stützung entwickeln. Andererseits scheinen sowohl der Mann wie auch die Frau einer Norm zu folgen, die es der Frau nicht erlaubt, sich außer Haus zu entfalten, während der Mann sich durch seine berufliche Tätigkeit zeitliche Freiräume verschaffen konnte.
Der Arzt fühlt sich bei seinen Hausbesuchen durch die Eltern bedrängt, die sehr viel *über* die junge Frau sprechen, so daß er nicht dazu kommt, *mit* ihr zu sprechen.
Wir entwickeln daher die Hypothese, daß den Eltern eine zentrale Position zukommt, und daß das junge Paar die Aufgabe übernommen hat, die Eltern im Gleichgewicht zu halten. Daraufhin richtet der Arzt seine Aufmerksamkeit stärker auf das Befinden der Eltern und auf ihre Beziehungen untereinander und zu ihm als Hausarzt. Tatsächlich gewinnt er in den folgenden Gesprächen den Eindruck, daß beide Eltern keinen anderen Lebensinhalt zu haben scheinen, als die Sorge um das Wohlergehen der Kinder und der Kindeskinder. Die Mutter wirkt, wenn der Arzt mit ihr allein spricht, leer und depressiv; bei dem Vater stellt sich heraus, daß er im Dorf sich sehr viel um das Wohlergehen anderer Leute kümmert, aber wenig mit seiner Frau spricht.
Mit diesem Mann gelingt dem Arzt ein besserer Kontakt als mit dessen Frau. Thema ist vor allen Dingen das Plasmozytom, nach welchem der Arzt sich immer wieder erkundigt. Gegenwärtig kommt der Mann einmal pro Woche, wobei er immer wieder über die eigene Gesundheit und über die Sorgen mit der Familie spricht. Der Arzt hebt dabei immer wieder hervor, wie der Mann die Lebenstüchtigkeit seiner Schwiegertochter

herausfordern könnte, indem er aufhöre, trotz eigener Erkrankung sich so um die Schwiegertochter zu bemühen.
Gleichzeitig führt der Arzt mehrere Gespräche mit dem jungen Ehepaar. Dazu hat er den Ehemann eigens persönlich eingeladen. Ziel dieser Gespräche ist es, den Zusammenhalt der beiden zu fördern und gleichzeitig eine stärkere Abgrenzung gegenüber den Eltern zu erreichen.
Mit Unterstützung ihres Ehemannes versorgt daraufhin die junge Frau ihr jetzt ein Jahr altes Kind selbst. Dies hat zur Folge, daß sie keine Kreislaufbeschwerden mehr hat und auch nicht mehr trinkt. Die Schwiegermutter allerdings ist regelrecht beleidigt und kommt nicht mehr in die Sprechstunde.
Um so wichtiger ist es, daß der Kontakt zwischen Schwiegervater und Arzt erhalten bleibt.
So hat der Arzt die Möglichkeit, die Aufmerksamkeit dieses Mannes mehr auf seine Frau zu lenken und ihn anzuregen, sich mehr um ihre Wünsche zu kümmern.

Zum Schluß möchten wir auf die Frage eingehen, ob der Arzt nicht auch ohne Beratung mit einem Familientherapeuten zu ähnlichen Vorgehensweisen mit dieser Familie hätte gelangen können. Diese Frage läßt sich natürlich nicht beantworten, aber wir vermuten, daß dann der Umweg größer gewesen wäre.

Die Beratung mit einem Außenstehenden und die Auseinandersetzung mit alternativen Sichtweisen erlaubt eine schnellere innere Loslösung von den eigenen, durch die Situation provozierten Gefühlen. Die eigenen Gefühle sind ja die Reaktionen auf die Kräfte des Systems, denen man zwangsläufig unterworfen ist. Erst wenn man sie bewußt wahrnimmt, hat man die Möglichkeit, nach Alternativen zum gegenwärtigen spontanen Handeln zu suchen. In unserem Beispiel könnten z. B. die Verärgerung über die anscheinend ergebnislosen abendlichen Hausbesuche und die Zurückweisung der Empfehlungen des Arztes durch die Familie den Arzt dazu verleiten, die Familie seinerseits fallenzulassen, da ja die Praxis auch ohne diese Familie noch umfangreich genug ist.

Erst aus einem gewissen Abstand heraus kann man das Gute in dem erkennen, was einen ärgert.

Literatur

Maturana H, Varela F (1987) Der Baum der Erkenntnis. Scherz, Bern München

Nicht der Patient ist krank, sondern die Beziehung, in der er lebt (zu G)

Bernd Frederich

In den letzten Jahren hat sich zunehmend die Erkenntnis durchgesetzt, daß Krankheitsentstehung als ein multifunktionales Geschehen aufzufassen ist. Im Zusammenwirken von ungünstigen Erbfaktoren, Mangelernährung und Umweltstressoren wie Bakterien, Viren usw. kann es bei Überschreitung der Selbstheilungskräfte zur Dekompensation einzelner Lebensprozesse im Organismus kommen. Dies äußert sich dann in Form von Krankheitsbildern.

Mein Einblick in familiäres Geschehen, d. h. mein Zugang zu Patientenfamilien ließ in mir die Vermutung aufkommen, daß Angst ein zusätzlicher, oft wesentlicher Kofaktor zur Krankheitsgenese sein müsse.

Zwei Beobachtungen ließen mich diese Hypothese aufstellen:
1. das für den Indexpatienten Nützliche mancher Erkrankungen,
2. die hohe Aggressivität, d. h. dysfunktionale Kommunikation in Patientenfamilien.

Krankheit als Ausweichmanöver (Abb. 1)

Häufig wiederkehrende Widersprüche in den Aussagen von Patienten ließen mich vor rund 8 Jahren vermuten, daß das Krankheitsgeschehen mancher bei mir Linderung Suchender vielleicht doch etwas mit ihren Lebensbewältigungsstrategien zu tun haben könnte:

„Herr Doktor, wenn ich doch nur wieder arbeiten dürfte, aber mit meiner Sehnenscheidenentzündung an beiden Unterarmen geht das ja nun wirklich nicht!" Nun wußte ich aber zufällig, daß sich diese Frau viel lieber im Freibad tummelte, als ihren Schwiegerleuten beim Heuaufladen zu helfen.

„Ich würde ja gern meinem Mann eine Freude machen und wieder mit ihm schlafen, aber bei meiner chronischen Reizblase geht das nicht. Das muß doch mein Mann einsehen!" Einige Zeit zuvor hatte mir aber diese gleiche Frau eindrücklichst erzählt, daß sie auf Sexualität grundsätzlich verzichten könne. Es gäbe für sie Wichtigeres und auch Schöneres!

„Wenn ich mir doch nur nicht mehr das langweilige Gelabere meiner Gäste anhören müßte, vor allem spät abends, wo die Leute sich stundenlang an einem einzigen Glas Bier festhalten und ich schon lange ins Bett möchte!" gestand ein Gastwirt seiner Bedienung, die mir dies zufällig weiterberichtete. Einige Zeit später erlitt dieser Gastronom einen schweren Hörsturz.

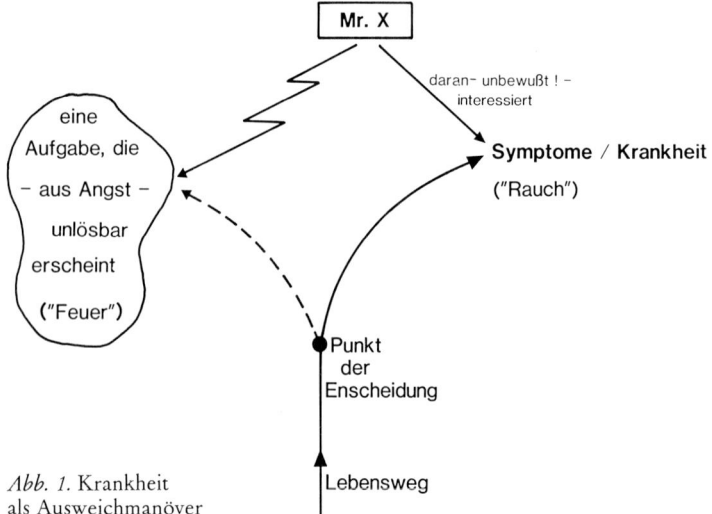

Abb. 1. Krankheit als Ausweichmanöver

Nun erhebt sich natürlich sofort die Frage, ob nicht angemessen gelöste Probleme und Krankheitsentstehung nur rein zufällig nebeneinander, unabhängig voneinander vorkommen, oder ob hier ein tendenzieller Zusammenhang zu finden ist.

Meine familientherapeutische Erfahrung zeigte mir nun immer wieder folgendes auf: Lernten die Indexpatienten (und ihre Familien), ihr zentrales Problem für sie befriedigender als früher zu lösen, lernten sie ihre Ängste zu reduzieren und sich so an das bisher gemiedene Problem heranzutrauen, so bildeten sich die verschiedensten Beschwerden, Krankheitsbilder zurück.

Weiter war für mich interessant zu beobachten, wie sich sofort die alten Symptome wieder aufs neue einstellten, wenn die Patienten in ihre früheren Ängste zurückgefallen waren. Stellten sich die rückfällig Gewordenen erneut ihren Ängsten, so gingen auch die Beschwerden zurück.

In einem unfreiwilligen Eigenexperiment wurde mir diese Beobachtung möglich: Mein ältester Sohn litt über 6 Jahre an einer ausgeprägten Neurodermitis, bis mir eines Tages klar wurde, daß ich ihm massiv mit meinen Überbehütungsstrategien zugesetzt hatte, d. h. ihm nichts zutraute, viel zu oft korrigierte, ihn in einen „goldenen Käfig" steckte. Ich änderte mein Verhalten, und sukzessive bildeten sich seine atopischen Effloreszenzen, die v. a. im Gesicht ausgeprägt waren, zurück. Doch jedesmal, wenn ich wieder meinen alten Verhaltensstrukturen verfallen war, hatte er am nächsten Morgen vermehrt Pickel im Gesicht! Inzwischen kann ich von weiteren 8 „Neurodermitikern", z. T. mit gravierenden Hautveränderungen, berichten, die durch eine entsprechende Beratung meinerseits von ihren Symptomen anhaltend freigekommen sind.

Folgende 6 Fragetechniken haben sich für mich während der letzten Jahre in dem Bemühen bewährt, den verborgenen Konflikt des Indexpatienten, oder wie wir Familienberater auch sagen, „das Familiengeheimnis ans Tageslicht zu fördern":

1. Was hat sich vor Beginn Ihrer Erkrankung in Ihrem Leben um Sie herum geändert?" (Zu fragen: „Haben Sie ein Problem?" verschließt meist fast unwiderruflich jeden weiteren Zugang zum Patienten und verärgert ihn sogar gelegentlich. In unserer Gesellschaft hat man einfach keine Probleme!). Oft bedarf es eines geduldigen, wiederholten Weiterfragens, um den Patienten zum Erinnern zu bringen; denn es sind meist nicht schwerwiegende, dramatische Veränderungen, sondern vielmehr Kleinigkeiten, die dem Betreffenden zu schaffen machten: eine letzte Lappalie, die nach einer langen Kette von Kränkungen „das Faß zum Überlaufen" brachte.
2. „Was wäre denn, würden Ihre Beschwerden unbeeinflußbar, unaufhaltsam an Intensität zunehmen? Wie sähe dann Ihr Leben aus? Was könnten, würden, müßten Sie dann machen?"
3. „Nehmen wir einmal an, Ihre Beschwerden würden sich über Nacht vollständig zurückbilden, was würden Sie dann aus Ihrem Leben machen, was unternehmen? Und wer um Sie herum käme dabei evtl. in Schwierigkeiten?"
4. „Wann waren Sie das letzte Mal beschwerdeärmer, bzw. -frei? Schildern Sie mir bitte diese Stunden, diesen Tag genau!" Kann sich der Patient noch an 2–3 weitere schöne Situationen erinnern, so ist es möglich, das Gemeinsame dieser für den Kranken angenehmen Ereignisse herauszufinden.
Ein solches Vorgehen macht 2 Dinge möglich: Der Patient erfährt, daß er durchaus in der Lage ist, sich auch beschwerdeärmere Erlebnisse zu verschaffen. Er ist gar nicht so ungeschickt im Leben, er ist dem Krankheitsgeschehen gar nicht so hilflos ausgeliefert *und* die Erkenntnisse des Gemeinsamen aus verschiedenen angenehmen Erlebnissen gibt ihm sozusagen ein Drehbuch an die Hand, was er nun gezielt in Zukunft selber tun kann.
Frage 4 eignet sich besonders gut bei depressiven Patienten, die schon beim Betreten der Praxis mit ihrem weit ausholenden „Klagelied" beginnen.
5. Märchen! Es ist meist nicht zufällig, welches Märchen, in der Jugendzeit gehört, einem Menschen später immer wieder einfällt: „Gibt es ein Märchen, das Sie besonders gern in Ihrer Kindheit gehört haben, oder das Ihnen gelegentlich heute noch einmal in Erinnerung kommt?" Es ist manchmal verblüffend zu hören, wie passend sich in einem solchen Märchen die Problematik des betreffenden Patienten spiegelt.
Wie nützlich Märchen sein können, ist m. E. beispielhaft in dem Büchlein von Hans Jellouschek *Der Froschkönig* (1985) dargestellt.
6. Geleitete Phantasien: Der Indexpatient und seine Angehörigen werden gebeten, sich im Sinne des autogenen Trainings zu entspannen und sich dann ein Szenarium vorzustellen, in dem sie zusammen mit ihren Familienmit-

gliedern vorkommen. Beispielsweise eine Szene aus einem Märchen, aus einer (Tier)fabel oder aus einer Landschaft. Nachdem dann jeder über sein imaginäres Bild berichtet hat, läßt man die Familie die jeweiligen Phantasien real durchspielen. Aus diesen oft sehr lustigen Familienskulpturen lassen sich häufig relevante Einsichten in das pathogene Miteinanderumgehen dieser betreffenden Familie gewinnen.

Beispiel

Eine junge Ehefrau beklagte sich einmal über die verschiedensten vegetativ-funktionellen Beschwerden und über das Desinteresse ihres Mannes ihr gegenüber. Er kümmere sich nur um seine berufliche Karriere als Wissenschaftler. In der geleiteten Phantasie stellte er sich einen Elefanten vor (seine Frau), der wild mit dem Rüssel um sich schlug und mit den mächtigen Beinen alles zu zertrampeln suchte. Ein Panther (er) schlich um den Elefanten und wollte diesen berühren und streicheln, war aber gleichzeitig darauf bedacht, dem bedrohlichen Rüssel und den alles zermalmenden Beinen auszuweichen. Sie sah in ihrer Phantasie eine wunderschöne Rose (sich selbst), die Verlangen danach hatte, von einem Mädchen bewässert zu werden (Männerhände seien zu grob, uneinfühlsam!). Nachdem beide Szenen mit viel Heiterkeit durchgespielt worden waren, erhielten die beiden folgende Hausaufgaben: Sie sollte ihn einmal zu Hause mit einem Bad verwöhnen, indem sie ihn duschte. Ihr Arm und die Brause sollten den Elefantenrüssel symbolisieren und ihm so die Gefährlichkeit nehmen. Er sollte sie gelegentlich mit Clownereien überraschen und hierdurch seine Bedrohlichkeit, geboren aus seiner Überkompetenz als Wissenschaftler, abbauen. Nachdem beide diese ihnen aufgetragenen Übungen zu Hause ausprobiert hatten, ging es ihnen zunehmend besser (diese Begebenheit stammt aus einem Fallseminar mit Peggy Pap, einer amerikanischen Familientherapeutin).

Die dargestellte Reihenfolge des Fragens ist rein zufällig! Für mich entscheidet meist der Augenblick, mit welcher Intervention ich beginne. Bereits eine erste richtige, d. h. das Problem des Patienten treffende Frage kann als ein alles entscheidender Eingriff wirken. Kommt es doch vor, daß der Erkrankte durch einen einzigen neugierigen, anteilnehmenden Satz des Arztes auf Zusammenhänge aufmerksam gemacht wird, die er bisher geflissentlich übersehen hat.

Die oben angeführten 6 Fragemöglichkeiten dienen nun alle dazu, das bisher unbewußt umgangene Problem der Familie einkreisen und in Form einer plausiblen Vermutung offerieren zu können.

Zur Illustration 2 Beispiele

Ein 45jähriger Patient klagte eines Tages über zunehmendes Jucken und Nässen im Bereich des linken Augenoberlides. Er wollte nur schnell bei mir reinschauen, um sich eine lindernde Salbe aufschreiben zu lassen.
„Wann treten denn diese Beschwerden besonders auf?" wollte ich neugierig wissen. Der Mann überlegte hin und her und meinte dann etwas zögernd: „Ja, wenn ich das so richtig bedenke, dann juckt und vor allem näßt es auch ganz intensiv, wenn die Sonne drauf scheint!"
„Wann scheint bei Ihnen die Sonne auf die Augen?" bohrte ich weiter.

„Na klar, wenn ich bei schönem Wetter Auto fahre und ...", jetzt wurde er auf einmal ganz verlegen, „wenn ich in meinem Segelflieger sitze."
„Nehmen wir einmal an, das Jucken und Nässen nimmt unbeeinflußbar zu, keine Salbe, keine Pille hilft, was könnte dies für Sie, Ihr Auto und Ihren Flieger für Folgen haben?"
„Na, Sie sind aber gut!" erwiderte er jetzt etwas sarkastisch, „steuern Sie einen Segelflieger mit triefendem Auge, eine Hand am Steuerknüppel, die andere am Klappenhebel, und dann sehen Sie nichts!"
„Wann begann denn dies alles und was hat sich vielleicht in Ihrem Leben zuvor verändert?" fuhr ich unbeirrt fort.
„Nun, angefangen hat es mit Beginn unserer diesjährigen Segelfliegersaison, also ca. Ende März. Ja und sonst gibt es nichts Erwähnenswertes. Viel Arbeit wie immer, komme beruflich gut voran. Jetzt seit Anfang des Jahres hat mir die Firma noch ein paar Auslandsreisen mehr zugestanden, mache ich wirklich sehr gerne. Sie sehen, lieber Doktor, keine Probleme!"
„Und Ihre liebe Frau ist auch eine begeisterte Segelfliegerin?" tastete ich mich weiter. Sein Gesicht wurde auf einmal ganz ausdruckslos, der ganze Körper wirkte plötzlich angespannt.
„Na also, wie soll ich sagen, ich meine, sie sagt zwar nicht viel dagegen, aber lieber wäre ihr vielleicht doch, wenn ich dieses – in ihren Augen – gefährliche Hobby ließe. Aber jetzt mal im Ernst, Herr Doktor: Sie glauben doch nicht etwa, daß meine Sonnenallergie etwas mit meiner Frau zu tun hat?!"
„War nur so ein Gedanke von mir", wich ich absichtlich aus. „Sie könnten ja mal versuchsweise mit ihrer Gattin über dieses Thema reden und dann sehen wir, was passiert. Ich schreibe Ihnen noch eine wirksame Salbe auf und dann würde ich Sie in acht bis zwölf Wochen gerne wieder sehen."
Im Herbst begegneten wir uns zufällig im Ort. „Na, was macht die Fliegerei und vor allem natürlich Ihr Auge?" nahm ich den Faden wieder auf. Verlegen trat er von einem Fuß auf den anderen: „Ich weiß nicht, ob ich lachen oder weinen soll. Sie haben ja so recht gehabt. Ich hatte tatsächlich unheimlich Schiß vor meiner Frau. Beruflich so viel unterwegs, oft spät abends erst nach Hause und dann noch am Wochenende in der Luft. Sie hätte ja vielleicht auch mal ihre Koffer packen können. Nun, wie ich sie auf diese Sache ansprach, meinte sie lapidar: „Wohl ist mir ja nicht bei Deinem Hobby. Aber ich sehe, daß es Dir sehr viel bedeutet und so oft ist ja nun auch nicht fliegbares Wetter in unserem Lande. Also mach das mal ruhig weiter!" Sie werden es nicht glauben, Doktor! Von da an ließen die Beschwerden sukzessive nach. Ihr Salbentübchen ist noch halbvoll. Ich habe diesen unbenutzten Rest jetzt sozusagen als Talismann in meinem Cockpit!"
Eine junge Frau erschien erstmalig in meiner Sprechstunde.
„Ich bin vor einigen Wochen neu hier zugezogen. Ich will es gleich sagen: Ich bin gelernte OP-Krankenschwester und halte nicht viel von Tabletten. Aber jetzt geht es mir doch seit einigen Tagen zunehmend so schlecht, daß ich halt mal zu einem Arzt aufsuchen muß. Also, mir wird in letzter Zeit immer so schwindlig, übel. Kein Appetit. Abgeschlagenheit, Müdigkeit. Ob ich vielleicht Krebs habe?"
Die gründliche körperliche Untersuchung, Labor, EKG, Rö.Thorax erbrachte keinen einzigen grob pathologischen Befund. Da ihr RR bei 115/75 lag, bot ich ihr die Diagnose „orthostatische Kreislaufdysregulation" an und riet ihr, ihre Medikamentenabneigung einrechnend, zu morgendlichem warm/kalt Duschen. Ihr verächtlicher Blick am Ende unseres Abschlußgespräches sprach Bände. Nun gut.
Nach einigen Wochen erschien sie wieder.
„Doktor, jetzt muß was passieren. Die Beschwerden nehmen zu, vor allem diese

Schwindelattacken und Schlappheit. Vielleicht habe ich es an der Schilddrüse." „In Ordnung!" gab ich erleichtert zurück. Warum sollte ich auf ihren Hinweis nicht eingehen? Ich überwies sie zu einem exzellenten Endokrinologen.
Ergebnis: o. B.!
Nachdem ich ihr den Befundbericht vorgelesen hatte, wollte ich mich ein wenig nach ihrer Familie erkundigen. „Was macht Ihr Mann beruflich und wie verbringen Sie so den Tag?"
„Also hören Sie bloß hiermit auf!" fauchte sie mich an. „Ich hab' ja draußen auf Ihrem Praxisschild gelesen, daß Sie auch für die Simulanten und Spinner zuständig sind. Aber bei mir nicht! Ist das klar?!"
„Die siehst du nie wieder!" ging es mir resignierend durch den Kopf. Um so größer war die Überraschung, als sie nach einem ¾ Jahr wieder in meiner Sprechstunde auftauchte. Triumphierend schob sie einen verschlossenen Briefumschlag über den Tisch: „Da, ein Bericht einer renommierten Münchner Klinik. Mit Blaulicht wurde ich dort eingewiesen, 14 Tage durchgecheckt, und jetzt lesen Sie mir mal bitte vor, was die gefunden haben."
Es war ein hervorragender Bericht. Die Kollegen hatten an alle möglichen Diagnosen gedacht und die entsprechenden Untersuchungstechniken eingesetzt. Endergebnis: Orthostatische Kreislaufbeschwerden, Erschöpfungszustand, neurotische Fehlhaltung. Empfohlen wurden Kneipp-Güsse und ein psychotherapeutisches Verfahren.
Aufrichtig bedauerte ich die Patientin, daß für sie keine einleuchtende Diagnose hatte gefunden werden können, machte ihr eine Fotokopie des Münchner Berichtes und entließ sie.
Nach einiger Zeit suchte sie mich wieder heim.
„Ich bin am Ende! Bitte helfen Sie mir! Ich halte diese Schwindelattacken nicht mehr aus! Aber nur, daß Sie es wissen: bei mir zu Hause ist alles in Ordnung! Mein Mann und ich, wir streiten uns nie! Keiner säuft! Keiner geht fremd! Geldsorgen haben wir auch nicht!"
„Nun denn", ging ich auf sie ein, „ich habe noch einen Joker in der Tasche. Ich könnte sie in der deutschen Klinik für Diagnostik in Wiesbaden vorstellen." Sie strahlte. Ja, von dieser berühmten Einrichtung hätte sie auch schon gehört. Da würde man ihr sicher helfen können.
1. Konflikthafte Entwicklung mit Hinweis für Konversionssymptome und 2. funktionelle Hyperprolaktinämie waren die Diagnosen der DKD.
Empfohlen wurden physikalisch-medizinische (roborierende) Maßnahmen, Psychotherapie, sowie Dopergin.
„Welchen dieser 3 Vorschläge wollen Sie ausprobieren?" unterbrach ich ihr erstmalig nachdenkliches Schweigen.
„Na, wenn's denn hilft, so schluck ich halt erst mal die Tabletten. Es ist schon schlimm, daß Euch Ärzten außer Chemie nichts Besseres einfällt!"
Gut 2 Wochen später war sie wieder da, legte mir die Doperginschachtel auf den Tisch und meinte: „Ich habe es ja gleich gewußt! Ich krieg' das Zeug nicht runter, und wenn, dann ist mir hinterher hundeübel!"
„Was wollen Sie jetzt in Zukunft tun, was schlagen Sie vor?" fragte ich anteilnehmend.
„Ja, das will ich ja gerade von Ihnen wissen! Sie sind doch der Arzt! Für was gebe ich denn meinen Schein hier ab?!" gab sie verständlicherweise recht ungehalten zurück.
„Das sehe ich anders! Sie haben doch in den letzten anderthalb Jahren uns Ärzten wirklich sehr überzeugend nachgewiesen, daß wir schlicht inkompetent sind, Ihnen zu helfen. Ich akzeptiere das. Sie sind der Sieger, der Boß!"
Ein verlegenes Lächeln huschte über ihr Gesicht. Entspannt lehnte sie sich auf einmal in ihrem Sessel zurück und fragte ganz leise: „Ja und wie wäre das mit Psychotherapie?"

„Wenn Ihr Mann mitkommt, gerne!"
„Um Gottes willen! Das kann ich dem doch nicht antun. Dann hält er mich endgültig für verrückt!"
„Ich brauche Ihren Mann als Informationslieferanten. Es könnte ja sein, daß Sie da und dort etwas Wichtiges vergessen zu erzählen. Außerdem soll er aufpassen, daß ich mit Ihnen nichts Falsches mache. Ich kann mir vorstellen, daß Ihr Mann überall im Leben gut Bescheid weiß, alles im Griff hat", versuchte ich ihr eine Brücke zu bauen (bereits bei der ersten Begegnung war sie mir als eine sog. Hilflose aufgefallen. Solche Menschen neigen dazu, sich einen überstarken, alles besserwissenden Partner auszusuchen – daher meine Vermutung).
Bereits der Beginn unserer ersten Beratungsstunde war bezeichnend: Er wies ihr den Platz an, wo sie sich hinzusetzen hatte. Er hatte alle Papiere in seiner Tasche (zur ersten Stunde bringt jeder Beteiligte schriftlich ausgearbeitet einen Auftrag, evtl. Befürchtungen und die eigenen Hypothesen über das Krankheitsgeschehen mit). Er befestigte ihr Mikrofon an ihrem Kleid (jede Stunde wird auf Cassette aufgenommen, die die Leute mit nach Hause nehmen). Er stand nochmals auf, um die Tür zu schließen, die sie vergessen hatte zuzumachen. Dummerweise bekam ich meine Tonaufzeichenanlage nicht in Gang, ich fand den Fehler nicht. Milde lächelnd glitt sein Blick über die Technik. Er fand auch gleich den verstellten Schalter (da mußte wohl die Reinemachefrau zu gründlich Staub gewischt haben), und mit einer überlegenen Geste rückte er den Knopf in die richtige Position. Ich fühlte mich zunehmend unbehaglich und begann die Patientin mehr und mehr zu verstehen.
Nachdem jeder seine Ausarbeitungen vorgetragen hatte, begann ich mit folgender Frage:
„Wie erleben Sie denn nun Ihre Beschwerden? Schildern Sie mir bitte haargenau, wie das beginnt, wie sich das anfühlt, was da mit Ihnen passiert."
„Also, das ist so: Die Welt um mich herum verschwimmt auf einmal, d. h. alles, was ich sehe, kommt auf mich zu und weicht dann wieder zurück. Und dieses Hin und Her, das löst dann diesen schrecklichen Schwindel aus. Ich muß mich hinlegen, sonst würde ich umfallen, und dann ist der Tag gelaufen."
„Kann ich das vergleichen mit dem Eindruck, den ich bekomme, wenn ich durch eine Gummilinse eines Fotoapparates schaue und den Brennpunkt hin und her verschiebe?" fragte ich zum besseren Verständnis. „Genau so", erwiderte sie erleichtert. „Mein Mann hat so ein Ding. Da darf ich nicht durchschauen, es wird mir gleich schlecht."
„Nun, was bedeutet das eigentlich für Sie, wenn die Welt auf Sie zukommt und wieder zurückgleitet? Woran werden Sie da vielleicht gehindert?" fuhr ich fort.
„Na, das ist doch klar!" wurde sie auf einmal ganz lebhaft, „ich kann die Dinge nicht festhalten im Blick, ich kann die Welt nicht so sehen, wie sie ist!" Ungefragt und für mich völlig unerwartet schaltete er sich ein: „Es ist doch wohl absolut klar, daß meine Weltsicht die bessere ist!"
Noch eindrucksvoller war aber, daß sich hierauf bei ihr keinerlei Reaktion zeigte, außer, daß sie vielleicht noch etwas kleiner wurde, mehr in sich zusammensackte.
„Nehmen wir einmal an, Ihre Beschwerden würden über Nacht verschwinden. Was könnten, würden Sie dann wieder alles unternehmen?" wollte ich weiter wissen.
„Schön wär's!, wenn dieser Schwindel nicht mehr auftreten würde. Ich kann es gar nicht mehr glauben. Aber ich würde dann wieder so wie früher unternehmungslustig sein. Mitarbeit in einer Frauengruppe oder was Politisches schwebt mir vor. Vielleicht wäre es auch möglich, hier am örtlichen Krankenhaus eine Stelle zu finden. Ich wüßte da schon eine ganze Menge an Aktivitäten!" Plötzlich aber stockte sie in ihrer Rede und schaute ganz verzagt, aus den Augenwinkeln heraus zu ihrem Mann hinüber und flüsterte kaum hörbar vor sich hin: „Das würde der doch aber nie aushalten! Der kann alles, weiß alles besser, nimmt mir alles aus der Hand, traut mir nie etwas zu!"

„Ich muß doch aber auch dauernd rettend eingreifen!" protestierte er heftig. „Denk doch nur an letzte Woche. Um einen Haken an der Wand zu befestigen, hast Du ein Loch gebohrt und die Wasserleitung war durch. Ich konnte mal wieder von der Firma nach Hause rasen, um den Schaden wenigstens noch etwas zu begrenzen. Der Teppich trocknet heute noch."
Das weitere Gespräch ergab, daß er in seiner Jugend, wenn überhaupt, nur über Leistung akzeptiert worden war. Seine Mutter und eine Tante erlebte er als chaotische Frauen. Einen Vater gab es nicht. Vom Elektrikergesellen hatte er es bis zum hochqualifizierten Computerfachmann geschafft, eine erstaunliche Karriere.
Sie dagegen war in einer Art goldenem Käfig aufgewachsen. Ihre Mutter hatte es, ach, nur allzu gut gemeint, ihr alles abgenommen, ihr kaum jemals etwas zugetraut. Und wenn sie doch noch einmal eigenes Handeln wagte, so wies ihr ihre Mama auch gleich wieder nach, daß sie alles verkehrt gemacht habe. Sie war so zu einer Passiven entmutigt worden und suchte sich so konsequenterweise einen überaktiven Partner zum Ehegefährten, der wieder alles besser wußte . . .!
Zum Abschluß der ersten Stunde riet ich den beiden, als Wahlspruch über die Eingangstür zu ihrem Haus in Stein zu meißeln: „Inkompetenz, dein Name ist Weib!"
Nach insgesamt 14 Stunden Familienberatung, verteilt über ein ¾ Jahr, war die Krankenschwester beschwerdefrei und ist es jetzt seit über 2 Jahren anhaltend. Er hat gelernt, sie auch in Inkompetenz akzeptieren, liebhaben zu können. Sie weiß inzwischen Erfolg angstfrei zuzulassen.
Nachzutragen ist, daß sich ihre Beschwerden nach ihrem Umzug eingestellt hatten: Am alten Wohnort besaß sie noch einen größeren Bekanntenkreis. Dorthin konnte sie, wenn ihr Mann ihr zu sehr mit seiner Besserwisserei zugesetzt hatte, immer wieder ausweichen. Dort bekam sie Beachtung! Hier, in der neuen Umgebung, war sie völlig fremd, sah sie keine Alternative: ihr Körper dekompensierte.

Drei essentielle Lebensbewältigungsstrategien

In einem Gedankenexperiment wollte N. Bischof elektronische Mäuse bauen, die in der Lage sein sollten, tierisch-menschliches Verhalten in den Grundzügen zu imitieren. Bei seinen Überlegungen kam er zu dem Schluß, daß er für die Steuerung der elektronischen Schaltkreise dieser „Lebewesen" 3 Schaltzentren benötigen würde:

– ein Zentrum für Sicherheit,
– ein Zentrum für Unternehmungslust/Tatendrang,
– ein Zentrum für Autonomie.

Wenn wir Leben als Weitergabe von ererbten und evtl. neu gesammelten Informationen definieren, so erscheint es logisch, daß ein Lebewesen dafür Sorge tragen soll, möglichst lange zu überleben. Weiterhin bedarf es zur Regeneration, zur Paarung, zur Aufzucht des Nachwuchses der Zonen von Sicherheit.

Andererseits hat das Individuum für Nahrung zu sorgen. Ein Geschlechtspartner muß gefunden werden. Neue Techniken, wie es in einer sich wandelnden Umwelt weiter zurechtkommen kann, sind auszuprobieren: Das Lebewesen muß etwas unternehmen, es muß in Handlung gehen können.

Die Fähigkeit zur Autonomie nun soll das Geschöpf in die Lage versetzen, selbständig zu entscheiden, ob es jetzt gerade Sicherheit aufsuchen oder aber etwas bewerkstelligen möchte.

Bildlich dargestellt: Der Kapitän auf der Brücke am Steuer seines Schiffes symbolisiert die Autonomie; die Situation draußen auf offenem Meer, unterwegs auf großer Fahrt versinnbildlicht den Tatendrang; der Hafen entspräche der Sicherheit (Bischof 1985).

Beim Lesen dieser Zeilen von Bischof wurde mir auf einmal deutlich, daß es in meinen Patientenfamilien letztendlich um die gerechte Verteilung dieser 3 Größen ging.

Exemplarisch seien hier die Familien von magersüchtigen Mädchen angeführt: Indem sich jeder überfürsorglich um den anderen kümmert, jeder genau zu wissen glaubt, was der andere denkt, was für den anderen gut sei, verhindert ein jeder das Aufkommen von Autonomie beim anderen. Durch sein verdecktes, daher kaum zu bemerkendes Angreifen, Abwerten vereitelt der Vater das Gedeihen von Sicherheit. Die Mutter dagegen verhindert durch ihre Strategie des goldenen Käfigs das Entstehen von Tatendrang.

Im Sommer 1987 wurde ich durch die Studie von F.-W. Deneke (1987) weiter in meiner Sichtweise bestätigt: Die Antwort auf seine Frage, was denn nun, psychologisch gesehen, überhaupt zum Gesundbleiben mit beiträgt, lautete: Wer sich in keiner Lebenssituation das Handeln aus der Hand nehmen und sich nie die Fähigkeit zur Autonomie streitig machen läßt, der wird mit hoher Wahrscheinlichkeit gesund bleiben.

Meine Erfahrungen, gesammelt aus dem Umgang mit Patienten der verschiedensten Erkrankungen und ihren Angehörigen, und die Ergebnisse von Bischof setzte ich nun, in Zusammenarbeit mit J. Kuhl, in ein Koordinatensystem um (Abb. 2).

Sinneseindrücke, Empfindungen und *Gefühle* sind als Generatoren von Erleben und Verhalten anzusehen (Bischof 1985; Jürgens u. Ploog 1974). Das Gefühl der Neugier motiviert uns, unternehmungslustig, aktiv zu sein (X-Achse).

Ein Zuviel an Neugier könnte aber das Lebewesen unnötig in Gefahr bringen. Daher wandelt sich bei X_1, der optimalen Größe von Neugier, dieser Motor für Tatendrang in das die Unternehmungslust bremsende und damit das Individuum schützende Gefühl von Furcht um.

Das Gefühl von Geborgenheit bewegt uns, Sicherheit aufzusuchen. Auch hier gibt es einen sinnvollen Bereich der Sättigung: Y_1. Ein Zuviel an Geborgenheit macht sich als Überdruß bemerkbar.

Nach Bateson (1982) ist Erkennen erst möglich, wenn Unterschiede wahrgenommen werden können. Folgerichtig sind auch Gefühle von Alleinsein und Zufriedenheit notwendig, denn nur so sind Geborgenheit und Neugier zu empfinden.

Ist ein Individuum in der Lage, seinem Gefühl der Neugier zu folgen, so können wir es *aktiv* nennen: Der Bereich rechts der Y-Achse. Voraussetzung

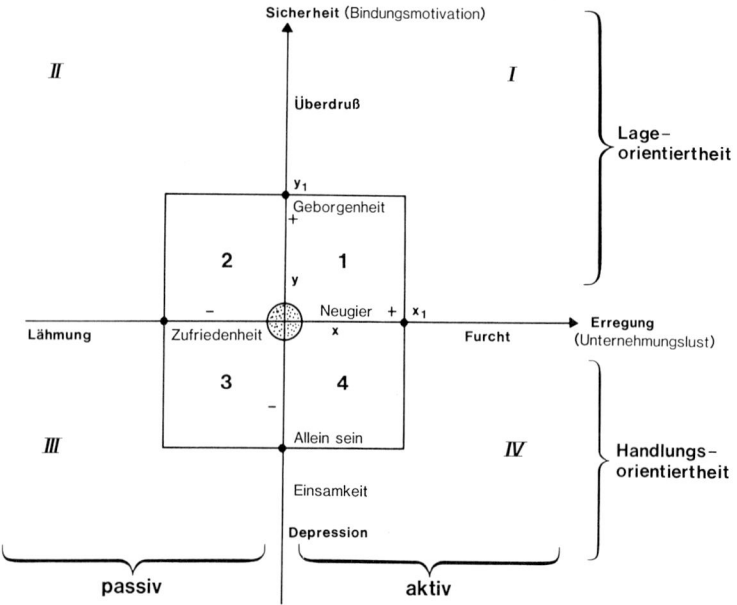

Abb. 2. Die 4 Quadranten im Überblick. (Nach Kuhl 1983; Bischof 1985)

dafür, dem Neugiergefühl nachgeben zu können, ist aber die Freiheit, Fehler machen zu dürfen!

Weiter gehört zum eigenverantwortlichen Handeln die Fähigkeit, sich von Sicherheiten jedweder Art (sei es die Gunst von Mitmenschen, materielle Güter, Theorien [Glaubenssätzen, u. U. sei es das Leben]) lösen zu können. Dies ist der Bereich unterhalb der X-Achse: Handlungsorientierung.

Nur wer Nähe, Sicherheit auszuhalten weiß, wer nicht zu schnell mit dem Gefühl von Überdruß reagiert, kann Lageorientierung genießen. Dies ist der Bereich oberhalb der X-Achse.

Gelegentliche Phasen von Passivität gehören essentiell zum Leben. Dies ist aber nur demjenigen möglich, der Zufriedenheit in sich zulassen kann: der Bereich links der Y-Achse.

Mit diesem derart benannten Koordinatensystem lassen sich die Felder 1–4, bzw. I–IV ansprechen, z. B. Feld 4, IV: aktive Handlungsorientierung.

Sicherheit, bzw. das Gefühl der Geborgenheit entsteht für einen Menschen dann, wenn andere sich ihm gegenüber als *zuverlässig, kompetent, verständnisvoll* erweisen.

Kann ich mich auf jemanden verlassen, d. h. habe ich die Erfahrung gemacht, daß der andere in einem hohen Maße die gemeinsamen Sozialisationsnormen wie Pünktlichkeit, Ordnung usw. einhält, weiß ich, daß mein Partner Situationen der Not souverän beherrscht, so werde ich mich bei ihm entspannt zur Ruhe begeben, lageorientiert sein können. Versteht es der andere, mit einer großen Treffsicherheit mir aus der Seele zu sprechen, meine Gefühle zu erraten und danach zu handeln, so werde ich mich zutiefst verstanden und damit beruhigt wissen.

Tatendrang, bzw. das Gefühl der Neugier dagegen entsteht in einem Menschen dadurch, daß sich andere zurückhalten, sich als *unzuverlässig, inkompetent, sein Handeln akzeptierend* erweisen.

Demnach sollte ein Mensch völlig angstfrei, je nach Situation, für andere sowohl zuverlässig, kompetent, verstehend als auch unzuverlässig, inkompetent, akzeptierend sein können! Anders formuliert – dies wird weiter unten noch näher ausgeführt – wird derjenige Mensch geringe Schwierigkeiten mit sich und den Mitmenschen haben, der in sich alle 6 Parameter dulden, der sich in all diesen 6 Zuständen wohlfühlen, liebhaben kann.

Meine Hypothese lautet nun, daß ein Mensch, der sich *innerhalb* des Rechtecks aufhält, sich in für seinen Organismus physiologischen Bereichen bewegt: Mal folgt er seinem Gefühl der Neugier: Er ist unternehmungslustig. Nach einer gesunden Portion von Neugier kann er sich wieder der Zufriedenheit hingeben. Weiterhin ist er in der Lage, ein gewisses Maß an Alleinsein auszuhalten; dann wieder wird er die Nähe von Mitmenschen, d. h. Sicherheit aufsuchen. Dies alles setzt aber voraus, daß sich der Nullpunkt seines Koordinatensystems in einem optimalen Bereich bewegt. Es ist davon auszugehen, daß es eine größere Streubreite von tolerierbaren Startbedingungen gibt.

Nach einem Vorschlag von Fischer (1986) besitzt derjenige die Fähigkeit zur *Autonomie*, der sowohl über ein hohes Maß an *Selbsterkenntnis* verfügt – alle die Signale wahrnehmen und leben kann, die ein Organismus in der Lage ist zu senden – und der sich gleichzeitig durch ein großes Vermögen zur *Fremderkenntnis* ausweist, der also die Nachrichten aus der äußeren Wirklichkeit angemessen in sich abzubilden weiß (Abb. 3).

Als autonom können wir somit den bezeichnen, der aus dem Angebot der Signale aus seiner inneren Wirklichkeit *und* aus der Nachrichtenflut der äußeren Wirklichkeit in der Mehrzahl der Fälle den richtigen Schluß zieht und damit eine für alle Beteiligten angemessene Entscheidung trifft. (In Abb. 3 ist bereits angedeutet, daß es Menschen gibt, die einen übergroßen Zugang zur äußeren und einen sehr geringen Zugang zu ihrer inneren Wirklichkeit haben, wie z. B. der Herzinfarkttyp A. Stichworte wie indolent, mangelndes Körperschema, mangelnde Fähigkeit zur Introspektion gehören hierher. Der Hypochonder, der Hysteriker bis hin zum Schizophrenen, Menschen also, die bereits ihre Gedanken, ihre Gefühle für *die* Wirklichkeit halten, sind auf der rechten Seite der Abb. 3 angesiedelt.)

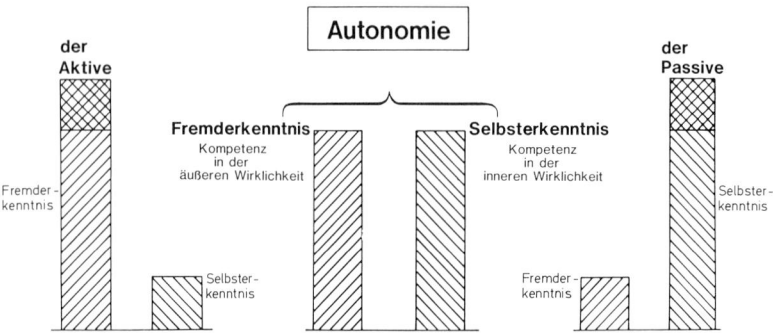

Abb. 3. Voraussetzung für die Fähigkeit zur Autonomie. (Nach Fischer 1986)

Abhängige Wirklichkeiten, Vorurteile

Meiner Beobachtung nach zeichnen sich Patienten *und* ihre Angehörigen durch Defizite in der Fähigkeit zur Autonomie, im Handlungsvermögen und im Sicherheitsertragen aus. Ihre Lebensbewältigungsstrategien lassen auf einen „verschobenen Nullpunkt" schließen (Abb. 4).

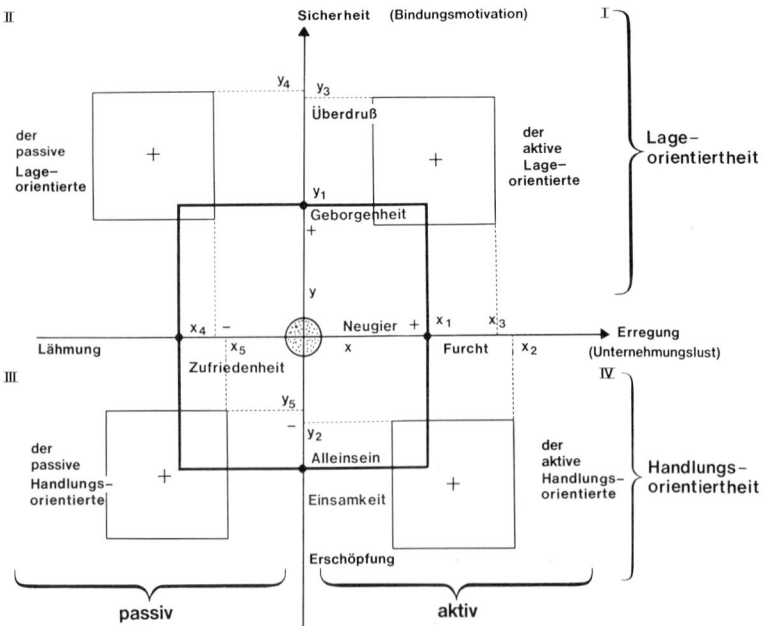

Abb. 4. Erweitertes Koordinatensystem. (Nach Kuhl 1983; Bischof 1985)

Diese Menschen erscheinen nicht frei im Handeln, sie sind – tendenziell! – in ihren Lebensäußerungen auf einen der 4 Außenquadranten I–IV festgelegt. Sie verfügen nicht über die Freiheit, sich in eigener, unabhängiger Entscheidung auch in den anderen 3 Quadranten bewegen zu können. Diese Individuen zeichnen sich durch ein sog. *abhängiges* Lebenskonzept aus. Ihr Handeln bzw. ihr Nichthandeln wird durch Vorurteile gesteuert.

Der aktive Handlungsorientierte (Abb. 5)

Sein optimaler Punkt der Neugier (X_2) liegt in einem Bereich, in dem der Gesunde bereits durch Furcht vor weiterem Handeln gebremst wird. Er ist demnach äußerst risikofreudig. Er fühlt sich geborgen (Y_2), wo ein Normaler mit dem Eindruck von Alleinsein reagiert. Er neigt zum Einzelgängertum.

Er wuchs auf in einer Herkunftsfamilie, in der er, wenn überhaupt, nur über Leistung akzeptiert wurde. Ertappte man ihn bei Hilf- und Ratlosigkeit, so hatte das die schlimmsten Sanktionen gegen ihn zur Folge. Sicherheit, die durch Kompetenz und Zuverlässigkeit der Erzieher entsteht, hat er kaum erfahren. So war er genötigt, viel zu früh für sein Alter selbst Kompetenz zu entwickeln, für sich allein gerade zu stehen.

Konsequenterweise kann er heute im Erwachsenenleben Inkompetenz in sich nicht dulden, er kann nicht schwach sein. Da ihm dies aber nicht bewußt sein darf, bekämpft er lieber all die Unzulänglichkeiten draußen bei seinen Mitmenschen.

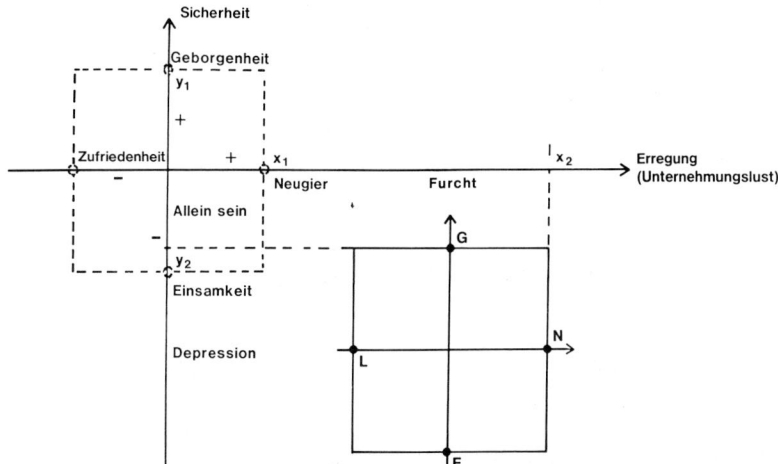

Abb. 5. Der aktive Handlungsorientierte. Überlebensregel Nr. 1: *Leistung* – Starksein (erst wenn die Welt in Ordnung ist, kann ich mich fallenlassen)

Sein Lebensmotto heißt daher: „Erst wenn ich all die Unfähigen um mich herum erfolgreich belehrt, sie von meinen effizienteren Problemlösungsstrategien überzeugt habe, kann ich mich zur Ruhe setzen!" Seine abhängige Wirklichkeit, sein Vorurteil läßt sich mit „leiden müssen, sich leid tun können" beschreiben. Fast zwanghaft wird er sich immer wieder in Situationen begeben, in denen leiden müssen die Konsequenz ist, wo er sich letztendlich wieder leid tun kann.

Zu erkennen ist dieser Typus Mensch an seinem chronischen Überengagement (Übernahme von zu vielen und zu großen Aufgaben), seiner Besserwisserei, seiner Arroganz („Ich brauch' eure Hilfe nicht! Ich schaff' meinen Kram alleine!"), seiner gelegentlichen larmoyanten Redeweise. Überwiegend ist er als ein Zufriedenheitsintoleranter zu erleben. Im Rahmen einer Familienberatung muß ihm daher Mut gemacht werden, sich in Begebenheiten von eigener Inkompetenz (und Unzuverlässigkeit) annehmen, sich liebhaben zu lernen; sich Zeit und Muße zu nehmen, Erfolge auch genießen, auskosten zu können; mehr Zufriedenheit in sich zulassen zu können: Es muß nicht mehr gelitten werden! Den Herzinfarkttyp A finde ich im IV. Quadranten angesiedelt.

Der aktive Lageorientierte (Abb. 6)

Auch er möchte im Grunde sehr viel tun (X_3), aber unter Beibehaltung einer hohen Sicherheit (Y_3). Ein paradoxes, d. h. unmögliches Unterfangen. Sicherheit geht bei ihm vor Tatendrang. So wird, um andere nicht zu verprellen, manch eigener, lebenswichtiger Traum nicht verwirklicht.

Um dieses hohe Ausmaß an Sicherheit zu bekommen, ist dieser Typus geneigt, viel zu viel für andere zu tun. Daher sein Lebensmotto: „Ich tue alles für Dich, dann liebst Du mich, d. h. ich bekomme von Dir Sicherheit!"

Im Jugendszenarium dieser Leute finde ich ein gravierendes Verlusterlebnis, d. h. ein entscheidender, Sicherheit spendender Erzieher fiel plötzlich ersatzlos aus *und* dieser Verlust durfte nicht betrauert werden. Es scheint plausibel, daß solche Menschen auf Unzuverlässigkeit in ihrem Erwachsenenleben hochempfindlich sind. Das Gefühl des Alleinseins springt viel zu früh an. Hierüber sind diese Leute erpreßbar.

Ich bezeichne daher diese Menschen auch als Konfliktintolerante.

Ihre abhängige Wirklichkeit, ihr Vorurteil läßt sich mit „gekränkt, getroffen, beleidigt sein können" beschreiben. Indem sie viel zu viel für andere tun, nach allen Seiten lieb sind und jeden Ansatz von Konflikt mit Harmonisierungsstrategien sofort glatt bügeln, werden sie unausweichlich immer wieder erfahren müssen, daß sie nicht die gleiche Menge an Einsatz für sich zurückbekommen: Ein Grund, wieder beleidigt zu sein, sich nicht liebenswert finden zu können.

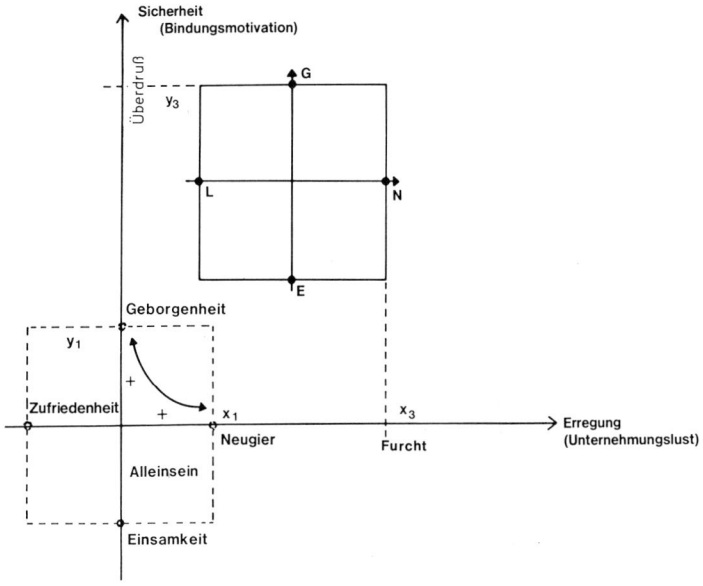

Abb. 6. Der aktive Lageorientierte. Überlebensregel Nr. 1: *Liebsein* (ich tue alles für dich, dann liebst du mich!)

Zu erkennen ist dieser Typus Mensch an dem fast ängstlichen Einhalten von Zuverlässigkeit, der geringen Risikobereitschaft.

Gelegentlich ist sein Verhalten fast kindlich zu nennen: Es wird irgendetwas initiiert, das auf einmal, ganz unerwartet, schwerwiegendere Konsequenzen nach sich zieht, und jetzt sollen ganz schnell andere die Verantwortung übernehmen. Was einen Menschen reifen läßt, nämlich in eigener Verantwortung, auch mal allein gegen die Welt etwas durchzustehen, ist diesem Typus verwehrt. Es kann ihm daher nur allzu leicht passieren, daß er sich in Situationen einbinden läßt, die er im Grund seines Herzens überhaupt nicht gut heißt. Sie sind oft weit entfernt von ihrer Begabung, ihre ihnen gemäße Lebensaufgabe zu finden.

Patienten mit Colitis ulcerosa und Mammakarzinom finde ich im I. Quadranten angesiedelt.

Der passive Lageorientierte (Abb. 7)

Da mir dieser Typus Mensch bisher noch nicht so häufig begegnet ist – dies ergibt sich auch aus der selten vorkommenden Art seines Jugendszenariums – müssen meine Ausführungen über ihn spärlicher ausfallen. Er ist mit wenig

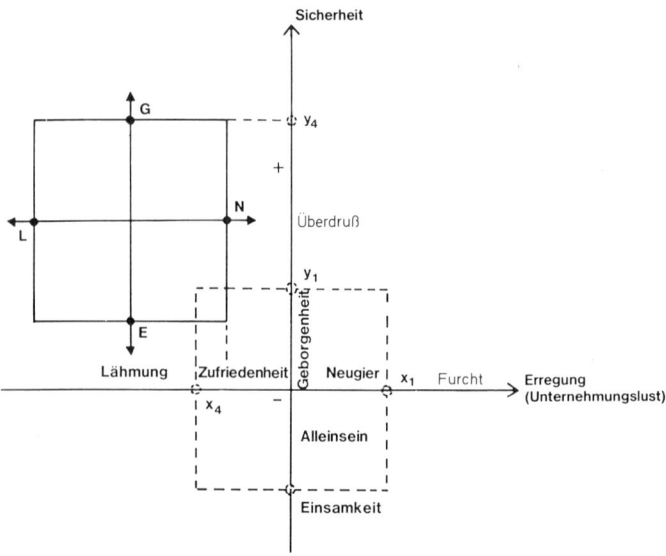

Abb. 7. Der passive Lageorientierte. Überlebensregel Nr. 1: *Sicherheit* (wird alles so belassen wie es ist, so lasse ich euch in Ruhe)

Tun zufrieden (X_4) unter Beibehaltung einer hohen Sicherheit (Y_4). Salopp formuliert: Lebenslang fühlt er sich wohl in der Position des satten Säuglings.

In seinem Jugendszenarium war rund um die Uhr ein überbehütender, alles kontrollierender, ihm nichts zutrauender Elternteil die ausschließliche Bezugsperson (entweder war der Vater im Krieg gefallen, die Mutter besaß ererbtes Geld und hatte so Zeit, sich voll auf ihr Kind zu stürzen, oder aber es gab einen Vater, der aber beruflich völlig absorbiert war und für den Rest seiner Anwesenheit von seiner Frau von dem gemeinsamen Kind ferngehalten wurde).

Jede Störung seiner bisherigen Gewohnheiten, jede Veränderung in seinem Umfeld muß ihn zutiefst beunruhigen.

Sein Lebensmotto läßt sich demnach so umreißen: „Wird alles so belassen wie es ist, so lasse auch ich euch in Ruhe!"

Wir können ihn auch als einen Veränderungsintoleranten bezeichnen.

Seine abhängige Wirklichkeit, sein Vorurteil läßt sich mit „enttäuscht sein können" beschreiben.

Um sich Mitmenschen, die für ihn sorgen wollen, günstig zu stimmen, neigt er dazu, einem jeden ein Übermaß an Vertrauensseligkeit entgegenzubringen. Es kann nicht ausbleiben, daß er mit diesem Konzept auf die Nase fallen muß.

Der passive Handlungsorientierte (Abb. 8)

Für mich ist dieser Typus Mensch, und das hat sicher auch etwas mit meiner eigenen Biographie zu tun, der faszinierendste und gleichzeitig auch tragischste Vertreter eines abhängigen und damit nicht vorurteilsfreien Lebenskonzeptes.

Er fühlt sich in Bereichen geborgen, wo unabhängige Menschen bereits Alleinsein empfinden (Y_5). Nähe, Geborgenheit kann er nicht zulassen, stellen für ihn sogar eine existentielle Bedrohung dar: er muß die Welt negativ sehen. In jedem Mitmenschen wittert er erst einmal eine Person, die ihm am Zeug flicken will, einen Feind. Im Extremfall stellt bereits ein Mensch mit einer anderen Weltsicht als der seinen einen – zu vernichtenden – Gegner dar!

Aus Angst davor, etwas falsch zu machen, hält er sich in seinem eigenverantwortlichen Tun zurück (X_5). Er hält lieber andere an, seine Ideen zu verwirklichen. Denn im Grunde ist er ja ein Handlungsorientierter, d. h. er möchte, daß etwas in der Welt bewirkt, verändert wird, im Unterschied zum passiven Lageorientierten (s. oben). Nur er selbst möchte das dann nicht getan haben – vor allem, wenn es schief gegangen ist. Einen Erfolg verkauft er dann natürlich als sein eigenes Werk.

Sein Handeln wird demnach einmal durch eine große Angst vor Geborgenheit bestimmt. Er kann es nicht wagen, sich zu öffnen, andere in sich hin-

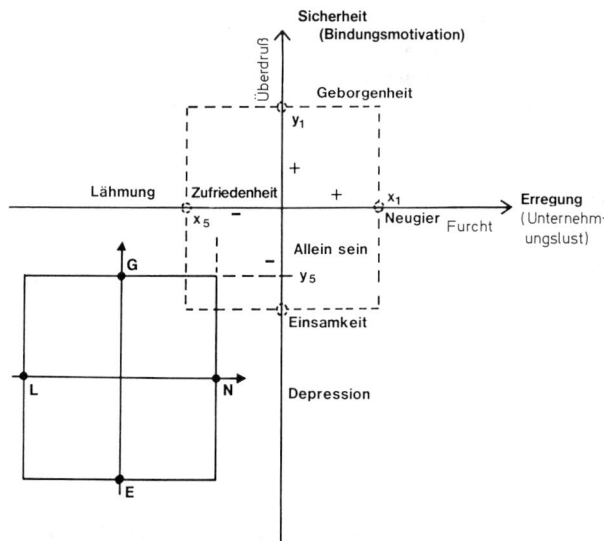

Abb. 8. Der passive Handlungsorientierte. Überlebensregel Nr. 1: *Beachtetwerden* (entsprichst du nicht meinen Forderungen, hasse und vernichte ich dich – oder mich!)

einschauen zu lassen, Nähe zu ertragen. Zum anderen muß er Lob, Anerkennung zurückweisen, da dies zuzulassen ihm die Angst vor Erfolg verbietet (der Erfolg könnte sich ja später als ein Fehler herausstellen und als Erfolgreicher bin ich ein Exponierter, d. h. von all den gedachten Feinden leichter zu entdecken und anzugreifen).

Da es für ihn schonender ist, diese Wahrheit über sich nicht eingestehen zu müssen, ist es nur folgerichtig, wenn er aufkommende Sicherheit oder Harmonie draußen bei seinen Mitmenschen bekämpft, zerschlägt, und wenn er die Erfolge der anderen entwertet.

Jemandem, der nur Feinde um sich herum vermutet, kann es nur gutgehen – ähnlich dem Raubtierdompteur im Zirkus –, wenn er beachtet wird, alles unter Kontrolle hat, wenn man ihm gehorcht!

Sein Lebensmotto heißt somit: „Ihr seid mir alle sehr wichtig, ich verehre und liebe euch, aber bei der geringsten Form von Abwendung hasse und vernichte ich euch; seid ihr mir zu mächtig, so richte ich mich selber!"

Seine abhängige Wirklichkeit, sein Vorurteil besteht darin, sich unablässig angegriffen zu fühlen.

Er zeichnet sich aus durch ein hohes Maß an Kritikintoleranz.

Zu erkennen ist dieser Typus Mensch an seiner Herrschsucht und an seiner Widersprüchlichkeit. Was eben noch galt, ist jetzt schon Makulatur. Über Widersprechen läßt er sich auf nichts festlegen. Er neigt dazu, das Gegenteil von dem zu tun, was man von ihm möchte. Eines seiner beliebten Spiele ist die Chaos-Taktik: „Gelingt es mir nicht, meine Gegner durch Überzeugen zu beherrschen, so muß ich sie wenigstens verwirren!" Das Jugendszenarium dieser Leute war sicherlich nicht beneidenswert: Ein Elternteil beeinträchtigte durch seine Besserwisserei und Überkontrolle das Neugierverhalten und pflanzte so dem Kind eine große Angst vor dem Fehlermachen ein. Der andere Elternteil, auch aus dem III. Quadranten stammend, imponierte durch Entwerten, Sticheln, Angreifen. Da beide Eltern sich nicht trauten, die zwischen ihnen schwelenden Konflikte anzusprechen und zu bereinigen, fand das Austragen der Differenzen über das Kind statt: dies ist die klassische Situation der Triangulation. Das Kind steht in der Mitte, darf sich keinem Elternteil mehr als dem anderen nähern, findet Trost bei niemandem, ist heimatlos. Aber es hat so zu herrschen gelernt. Denn indem die Eltern es zu sehr in ihre Konflikte mit einbezogen, schoben sie ihm unabsichtlich viel zu viel Macht zu, die es dann auch bald trefflich zu nutzen wußte.

In diesem III. Quadranten habe ich Menschen mit Erkrankungen wie Anorexia nervosa, Neurodermitis, multipler Sklerose, M. Crohn und M. Hodgkin angesiedelt gefunden (Erkrankungen wie Migräne, Asthma bronchiale, essentielle Hypertonie, Ulcera duodeni habe ich auf alle 4 Quadranten verteilt gefunden).

Diese 4 hier vorgestellten abhängigen Lebenskonzepte schränken Wahlfreiheit im Handeln bzw. im Sicherheitsaufsuchen ein. Autonomes Entscheiden wird so vereitelt. Die Gefahr, im Leben mit diesen Vorurteilen zu scheitern, ist groß. In der Anamnese meiner Patienten, d. h. vor Beginn der Erkrankung, fand sich jeweils ein Ereignis, wo der Betreffende – meist unbewußt – wahrhaben mußte, daß sich sein abhängiges Lebenskonzept nicht bewährt hatte.

Nun haben sich bekanntlich rückführende Interpretationen später oft als falsch herausgestellt. Indem mir aber Patienten nach Abschluß einer Beratung oder aber auch weit später – zufällig, unaufgefordert – berichteten, daß sich die alten Beschwerden genau dann wieder eingestellt hätten, als sie „vergeßlich" geworden waren, d. h. ihre alten abhängigen Strategien hatten wiederaufleben lassen und daß nach Rückkehr zu den neu erlernten Erlebens- und Verhaltensweisen sich wieder Beschwerdefreiheit einstellte, erhärtete sich in mir der Verdacht einer Wahrscheinlichkeit von Zusammenhängen.

Weiter konnte ich nun beobachten, wie sich bei einer Paarbildung über Verliebtsein ein Aktiver mit einem Passiven zusammenfindet. Auf einer dem Bewußtsein noch zugänglichen Ebene lassen sich die Schlüsselreize so beschreiben: Dem passiven Handllungsorientierten imponiert die (äußerlich) selbstsichere Art, die Souveränität, mit welcher der Aktive die Aufgaben in der äußeren Wirklichkeit angeht; den aktiven Handlungsorientierten fasziniert die Spontaneität im Leben der Gefühle, im Durchsetzen der eigenen Wünsche des Passiven. Jeder erhofft sich insgeheim, der andere möge ihm etwas von seinem Talent abgeben.

Weit tiefer, daher unbewußt, passen die beiden noch viel exakter zueinander, fast wie Antigen und Antikörper: Im Umfeld des passiven Handlungsorientierten kann der aktive – entsprechend seinem erworbenen Vorurteil – wieder ideal leiden, denn er wird weder Geborgenheit noch Anerkennung für sein Tun bei ihm bekommen, er wird so immer aktiver werden müssen. Umgekehrt muß sich der passive Handlungsorientierte durch die Überkompetenz und Besserwisserei seines aktiven Partners täglich aufs neue angegriffen fühlen. Somit findet auch sein Vorurteil Bestätigung, und er wird noch passiver werden.

Im täglichen Aufeinandereinwirken kann sich so eine symmetrische Eskalation entwickeln, die die bei Beginn der Ehe noch geringe Polarisation der beiden (der eine war nur wenig mehr aktiv als der andere) immer mehr verstärkt. Soweit, bis eines Tages die Partnerschaft zerbricht, und/oder aber der eine von beiden über eine Symptombildung versucht, doch noch sein Ziel zu erreichen.

Ein Beispiel

Sie, eine passive Handlungsorientierte warf ihm vor: „Er hört mir überhaupt nie zu!"
Er, ein aktiver Handlungsorientierter meinte resignierend über sie: „Was ich mir von ihr auch wünsche, ich bekomme es nicht. Also muß ich meinen Kram eh alleine machen, meine Entscheidungen alleine fällen!"
Sie hatte vor Jahren einen psychogenen, jeder Therapie widerstehenden Husten entwickelt: Jetzt mußte er ihr wieder unentfliehbar zuhören! Fast wäre man geneigt zu

sagen, wie trefflich die Frau gerade dieses Symptom ausgesucht hat, denn ihr Mann war früher jahrelang zur See gefahren, als Funker! (Er bestätigte, daß ihm ein empfindliches Gehör eigen sei.)

Einerseits beinhalten Symmetrien in der Natur einen hohen Grad an Ordnung, an Verläßlichkeit. Andererseits entsteht aber grundsätzlich Neues nur durch Symmetrieberechnung.

Wenn es somit einem Aktiven auf einmal gelingt, auf die Passivität seines Partners nicht mehr mit noch weiter gesteigerter Aktivität zu *reagieren,* wenn der gelernte Hilflose, der Passive, sich auf einmal nicht entmutigen läßt und trotz der Kompetenz seines Partners eigene Initiativen entwickelt, dann ist die Möglichkeit zur Gesundung beider gegeben.

Das Ziel der Familienberatung muß demzufolge darin bestehen, den Patienten und ihren Angehörigen ihre von ihnen bisher nicht bemerkten Abhängigkeiten, Vorurteile und den daraus folgenden Flucht-vor-Angst-Techniken bewußt zu machen und sie gleichzeitig zu ermutigen, neue, unabhängige, d. h. autonome Strategien zu wagen. Gelingt ihnen solches, so kann die bisherige Außenseiterposition verlassen werden. Ein freies, selbstbestimmtes und symptomarmes Leben wird möglich.

Literatur

Bateson G (1982) Geist und Natur. Eine notwendige Einheit. Suhrkamp, Frankfurt am Main
Bischof N (1985) Das Rätsel Ödipus. Piper, München
Deneke F-W (1987) Wie erleben sich Gesunde? Psychotherapie, Psychosomatik, Medizinische Psychologie. Heft 5, 37 J., Mai 87, S 156–160
Fischer G (1986) Störungen des Selbst- und Fremderlebens und die Funktion des Dritten. Prax Psychosom 31/5: 221–230
Frederich B (1985) Krankheit oder die Angst vor dem Partner. Kösel, München
Jellouschek H (1985) Der Froschkönig. Kreuz, Stuttgart
Jürgens U, Ploog D (1974) Von der Ethologie zur Psychologie. Geist und Psyche. Kindler, München
Kuhl J (1983) Motivation, Konflikt und Handlungskontrolle. Springer, Berlin Heidelberg New York
Simon FB (1985) Die Grundlagen der systemischen Familientherapie. Nervenarzt 56: 455–464
Vollmer G (1985) Was können wir wissen? Bd 1. Die Natur der Erkenntnis. Hirzel, Stuttgart

Die systemische Sichtweise therapeutischen Wirkens – ein Traktat* (zu G)

Helmut A. Zappe

Einleitung

Das vorliegende Traktat besteht aus 3mal 4mal 5 Aussagen. Es soll nicht mehr, als dem Interessierten einen Überblick verschaffen über eine unter Allgemeinärzten nicht sehr verbreitete, moderne Sichtweise der theoretischen Basis ihres täglichen Tuns. Somit versucht es, auf engstem Raum die Inhalte einer systemischen Theorie des therapeutischen Wirkens zu umreißen und auf die Situation der Sprechstunde anzuwenden. Was mit einer solchen Theorie gemeint ist, soll eingangs erläutert werden.

Das Eigenschaftswort „systemisch" ist in neuerer Zeit häufig im Sprachgebrauch der Therapeuten zu finden und ist hier im weitesten Sinne verwendet. Es soll besagen, daß die so bezeichnete Theorie sich auf den Bereich unserer therapeutischen Erfahrung bezieht, in dem Gesetzmäßigkeiten von Beziehungen eine beobachtbare Rolle spielen und beschreibbar sind. Sie folgt hier im wesentlichen der „interaktionalen" Auffassung der Entstehung menschlicher Probleme, wie sie am Mental Research Institute in Palo Alto oder am Centro per lo Studio della Famiglia in Mailand entwickelt wurde.

Gesetzmäßigkeiten definieren per se den Bereich, in dem sie für gültig gehalten werden. In unserem Falle verknüpfen die in Frage kommenden Beziehungen die zur Frage stehenden Dinge zu einer Gesamtheit, dem „System". Dabei ist es zunächst gleich, welche inneren oder äußeren Eigenschaften, welches Aussehen, welche Persönlichkeit oder Intention die Dinge haben. In dem oft zitierten, weil anschaulichen Beispiel einer Schachpartie etwa, kümmert die systemische Sichtweise nicht die Menge der Figuren, ihre kunstvolle Beschaffenheit oder die Motivation ihrer Bewegungen, sondern die bloße Wechselbeziehung der Figuren, die an der Art und Aufeinanderfolge ihrer Züge kenntlich wird: die Schnelligkeit der Läufer vor den Bauern, die Wucht des Turmes im Gegensatz zu der Geschicklichkeit des Pferdes, die delikate Gefahr der Dame für den König. Kurz, sie sucht die Regeln dieses Spieles,

---

* Herrn Prof. Dr. Hj. Mattern danke ich für die freundliche Förderung dieser Arbeit. Sie ist ihm zu seinem 75. Geburtstag gewidmet.

die Regeln des Verhaltens zu begreifen. Dadurch wird klar, daß in diesem Sinne Atome, Zellen, Menschen, Figuren, Zahlen, Ideen, Arzt oder Patient auf gleiche Weise betrachtet werden können.

Bei der Beschreibung von Beziehungen bedient sich die so konstruierte Theorie „therapeutischen Wirkens" einiger Begriffe, die sie der Terminologie moderner Zweige anerkannter Wissenschaften entlehnt, die sich mit dynamischen Vorgängen in Gesamtheiten befassen. Der Grund dafür ist, daß Therapie, deren Wirken beschrieben werden soll, immer eine zeitliche Komponente hat, d. h. sie hat mit Veränderung zu tun, soweit Veränderung nicht selbst schon Therapie ist[1]. Dies setzt einen Hintergrund voraus, hinsichtlich dessen die Veränderung stattfinden soll. Hier hat die Biologie als erste Wissenschaft ein Konzept entwickelt, das Veränderung, nämlich die der Lebewesen, in einen Bezugsrahmen, die Umwelt stellt. Das erklärt auch, warum das Stammland einiger der herangezogenen Wissenschaftszweige die Biologie ist: wie beispielsweise der Biomathematik (Kybernetik), Biophysik, Biochemie, der Verhaltenslehre oder der biologischen (evolutionären) Erkenntnistheorie.

Das Besondere und vermutlich Tragfähige des biologischen Konzeptes einer Evolution ist, daß es Veränderung in und mit einer (oftmals unliebsamen) Umwelt beschreibt, d. h. daß Veränderung sich aus der Beziehung zu einer Umwelt ergibt und gleichzeitig diese verändernd beeinflußt. Der nächstfolgende Spielzug einer Schachfigur wird von ihr und den restlichen, sie umgebenden Figuren des Spieles bestimmt; mit dem Zug verändert sich die Umwelt nicht nur der bewegten, sondern gleichzeitig auch die aller anderen Figuren. Welch unvermutete, komplexe Beziehungsgefüge hierbei entstehen können, ist jedem Schachspieler bekannt, sie bereiten ihm Kopfzerbrechen und faszinieren ihn. Die Überraschungen, die in wechselseitigen Beziehungsstrukturen auftauchen können, haben bis in die jüngste Zeit die tradierten mechanistischen Wissenschaften ausnahmslos verblüfft und ihnen vor Augen geführt, daß die Wirklichkeit, die sie zu begreifen glaubten, eine idealisierte war und mit der vorgefundenen nur wenig gemein hat[2].

Daß eine Beziehung 2 Seiten hat, daß eine Veränderung der Beziehung auf beiden Seiten wirkt und daß jeder betrachtete Gegenstand in einer Beziehung

---

[1] „Psychotherapie befaßt sich mit Wandel", heißt es in P. Watzlawicks *Die Möglichkeit des Andersseins* ([25], S. 36). Wir fügen hinzu, daß das gleiche auch für die somatische Therapie gilt, soweit sie überhaupt abgrenzbar ist.

[2] Beispielsweise sind die Lösungen des überaus einfach scheinenden 3-Körper-Problems der klassischen Mechanik, d. h. die Bahnen dreier sich gegenseitig anziehender Massen bei der überwiegenden Zahl der möglichen Ausgangsbedingungen derart unregelmäßig, daß sie mit den Mitteln der analytischen Mathematik gar nicht und mit den Mitteln der numerischen Mathematik, d. h. elektronischen Rechnern, in endlicher Zeit nur näherungsweise darstellbar sind (E. Bettwieser, persönliche Mitteilung). Die Ausgewogenheit, die wir in der 10-Körper-Situation unseres Planetensystems beobachten können, ist offenbar eine äußerst seltene, „ausgeklügelte" Selektion über Jahrmilliarden hin.

zu seiner Umwelt steht, sind die trivial anmutenden, aber nicht selbstverständlichen Grundannahmen einer systemischen Theorie. Mit der bloßen Beschreibung der Änderung einer wie auch immer verflochtenen Beziehung scheint für die Beschreibung einer Therapie auch noch nicht alles gewonnen. Wenn eine derart beschaffene Theorie therapeutisches Wirken zu beschreiben verspricht, ist offenbar die Frage berechtigt, mit welchem Ziel, zu welchem Zweck Veränderungen überhaupt stattfinden, um daraus abzuleiten, welche Veränderungen im Verlauf einer erfolgreichen Therapie stattfinden sollten. Hier spätestens wird das Triviale schwierig. Denn was das Zweckvolle sei, darüber gehen die Meinungen leider auseinander. Auf der Stufe der Moleküle scheint das Überleben ihrer Molekülverbände oberstes Prinzip ihrer Organisation zu sein. Auf der Stufe der Organismen mag das Überleben der Art das instinktive Verhalten bestimmen. Hingegen erhebt das menschliche Individuum, dem das Überleben als gesichert gilt, Anspruch auf Glück schlechthin[3]. Und den Nationen dieser Erde geht die Vernichtung des Gegners dem Überleben der eigenen Bevölkerung vor[4].

Mögen Arzt, Therapeut oder Patient auch noch so sehr von dem Wunsch beseelt sein, Leiden zu mindern, sie stehen allesamt gleich hilflos vor der Frage nach dem Sinn des Ganzen. Eine Theorie, zu deutsch: eine Betrachtungsart, kann darauf keine Antwort finden. Sie kann nur beschreiben, nicht aber begründen, d. h. sie darf, wenn sie widerspruchsfrei bleiben soll, die logische Ebene nicht verlassen, auf der sie ruht.

Werfen wir einen Blick auf die Natur einer Beziehung und fragen nach ihrer stofflichen Substanz. Was zieht das eine in den Bann des anderen? Der Physiker wird beispielsweise die Schwerkraft für die Anziehung verantwortlich machen, die auf 2 Körper wirkt. Der Biologe mag das Verhalten der Tiere zueinander auf deren Instinkte zurückführen. Der Psychologe schließlich wagt die Freiheit des Menschen durch Triebe einzuschränken. Was aber ist es, das wirkt? Erneut darauf angesprochen, mag der Physiker die Fernwirkung der Kräfte mit einem gedachten Gummiband veranschaulichen, ähnlich wie der Psychologe ein Gummiband um Holzfiguren legt, um unsichtbare Familienbande zu erläutern. Tatsächlich aber hat noch niemand mit eigenen Augen das gesehen, wofür die Bänder symbolhaft stehen. Der naive wie der wissenschaftlich tätige Mensch tun nur so, als gäbe es die Kräfte der Beziehung und halten sie damit auch schon für ausreichend erklärt[5].

---

[3] Schopenhauer hält diesen Anspruch für einen angeborenen Irrtum des Menschen, mit dessen Rüge er das 49. Kapitel seines Hauptwerkes eröffnet ([17], S. 729).
[4] In seiner Autobiographie beschreibt beispielsweise B. Russell, wie er zu dieser Ansicht gelangte ([16], S. 231).
[5] Bateson erklärt seiner Tochter in den „Metalogen", daß Schwerkraft wie Instinkt lediglich Erklärungs*prinzipien* seien. Man könne auch sagen: „... daß der Mond einen Instinkt hat, dessen Stärke sich umgekehrt proportional zum Quadrat der Entfernung verändert..." ([2], S. 73).

Eine systemische Theorie will nicht mehr, eher weniger. Sie beschreibt eine Beziehung aus dem Verhalten der beteiligten Elemente und abstrahiert von möglichen Kräften. Welches der letztendliche Grund des Verhaltens sei, dazu äußert sie sich erklärtermaßen nicht.

Der Bogen von den Gesetzmäßigkeiten molekularbiologischer Systeme bis zu den Gesetzmäßigkeiten der Beziehungsstruktur der allgemeinärztlichen Sprechstunde ist weit gespannt und mag manchem überspannt erscheinen. Dennoch ist das Gleichmaß der Beschreibbarkeit derartiger Strukturen offenbar und hat längst seine Bewährungsprobe mit der Wirksamkeit der systemischen Therapie bestanden. Werden doch mit ihr sogar für unbeeinflußbar gehaltene Erkrankungen, wie etwa die der Schizophrenie, erfolgreich behandelt[6]. Beide extrem von einander entfernte Systemwelten eint ihre Suche nach neuer Information zur Bewältigung ihrer Alltagsaufgaben. Und ihre zeitliche Entwicklung ist nicht anders als durch Veränderung vorstellbar. Nach welcher Richtung hin sich diese Änderung vollzieht, bestimmt in beiden Fällen der aus der Umwelt hinzugewonnene und an ihr lust- oder leidvoll geprüfte Erkenntniszuwachs.

Daß beispielsweise Information durch Unterscheidung entsteht, ist auf der Stufe biologischer Strukturen allgemeines Lehrgut der Sinnesphysiologie. So findet die systemtherapeutische Frage nach Unterschieden, nach dem, was einen „Unterschied macht", ihre biologische Entsprechung. Wem hat sich die allgemeine Frage „Wie geht's?" nicht schon häufig als unbeantwortbar erwiesen, während durchaus klar war, daß es im Vergleich zu gestern oder heute besser oder schlechter geht? Die wohlgemeinte Tröstung, morgen sehe die Welt anders aus, verspricht gleichfalls einen Unterschied. Auch der von allen Weisen gegebene Rat, bei scheinbar unlösbaren Schwierigkeiten die Welt einmal anders zu sehen, ist die Empfehlung, den bekannten Nystagmus unseres Auges auf psychologischer Ebene nachzuvollziehen, der, wie uns die Physiologen versichern, erst zum Sehen befähigen soll.

Daß ein Mensch sich nicht ohne seine Umwelt ändert, daß Krankheiten sich in bestimmten familiären oder beruflichen „Streß"situationen häufen, daß bestimmte Erkrankungen mit bestimmten Familienstrukturen korrelieren, ist jedem Praktiker vertraut. Eine ganzheitliche ärztliche Versorgung setzt daher eine Sichtweise voraus, die die Beziehungen, denen Menschen ausgesetzt sein können, ins Kalkül miteinbezieht.

Im folgenden Traktat sind die wesentlichen Aussagen einer systemischen Sichtweise abstrakter (molekularer) Systeme und deren Anwendung auf (fa-

---

[6] Tatsächlich hat sich die systemische Therapie aus dem Versuch entwickelt, schizophrenes Verhalten als Folge gebrochener logischer Kommunikationsebenen zu verstehen ([7], S. 74).

miliäre)[7] Systeme aus der täglichen Praxis gebündelt aufgeführt. Ihrer apodiktischen Form und der nicht zu vermeidenden Bruchstückhaftigkeit wegen muß der Autor um Nachsicht bitten. Um eine Übersicht zu geben, war ihm daran gelegen, den weit gespannten Bogen abzuschreiten und Verankerungen möglichst knapp zu setzen. Sollte er dabei über das Ziel hinausgeschossen sein, so mag der interessierte Leser die Literaturangaben als Anregung betrachten.

Traktat

Veränderungen von Weltbildern erfolgen nicht kontinuierlich durch Mehrung von Wissen, sondern diskontinuierlich durch Wechsel von Sichtweisen [9].

I Entstehung, Aufrechterhaltung, Änderung und Wirklichkeit von Systemstrukturen

1. Systemtheoretisches Weltbild [4, 10, 27, 29]
    a) Nicht Eigenschaften, sondern Beziehungen werden betrachtet.
    b) Ein System wird definiert durch die Grenzen des Beobachtungsfeldes und die Regeln der darin beobachteten Beziehungen.
    c) Die Struktur der Beziehungen folgt nicht einer linearen („Kausalität")[8], sondern einer zirkulären Verknüpfung (Zeitgleichheit).
    d) Auf der Metaebene der Regeln sind Aussagen über Wahrscheinlichkeitsverläufe, nicht über deterministische Ursache-Wirkungs-Geschehen möglich.
    e) Ein lebenstüchtiges (*offenes*) System befindet sich durch Austausch von Materie, Energie oder Information in einem oder bewegt sich zu auf ein Fließgleichgewicht mit seiner Umwelt.
2. Überlebensregeln eines Systems (Metasystems, Metametasystems...) [5, 13, 28]
    a) Die Grenzen/Regeln müssen so beschaffen sein, daß Regeln/Grenzen möglich sind (*Metaregel*).

---

[7] Unter Familie ist hier nicht nur die Familie im herkömmlichen, genetischen Sinne gemeint, sondern auch die Kleingruppe, mit der die betrachteten Individuen in einem engen psycho-sozialen Beziehungsnetz stehen, z. B. Freundschaften, berufliche Beziehungen, Arzt-Patient-Beziehung.
[8] Definitionen sind in Klammern und kursiv gesetzt. Erklärungen, Ergänzungen oder Hinweise auf zuvor eingeführte Begriffe sind in Klammern, aber gewöhnlich gesetzt.

b) Die Schaffung von Grenzen, d. h. die Wahrung von Stabilität geschieht durch Ausgleich von Gleichgewichtsabweichungen (*negative Rückkopplung*).
c) Die Anpassung an Grenzen, d. h. die Wahrung von Flexibilität geschieht durch Verstärkung von Gleichgewichtsabweichungen (*positive Rückkopplung*).
d) Ist das Versuch-Irrtum-Spiel nicht lebensfeindlich, kann es im Repertoire etabliert werden (*Kognition*).
e) Ist der Zufall/die Notwendigkeit gegeben, ist die Notwendigkeit/der Zufall bestimmend (*Selektion*).

3. Struktur der Strukturänderung [11, 26, 28]
    a) Änderungen der Beziehungsstrukturen sind Änderungen in der Zeit.
    b) Änderungen können durch „Katalysatoren" beschleunigt oder verlangsamt werden.
    c) Strukturerhaltende (*morphostatische*) Änderungen beruhen auf bewährten Strategien zur Rückkehr zum bekannten status quo ante (*Änderung 1. Ordnung*).
    d) Strukturverändernde (*morphogenetische*) Änderungen beruhen auf neuartigen Strategien zum Aufbruch in unbekannte Welten (*Änderung 2. Ordnung*).
    e) Beziehungen können sich durch ein Streben nach Gleichrangigkeit oder nach Unterschiedlichkeit ihrer Beziehungspartner auszeichnen (*symmetrische oder komplementäre Beziehung*).

4. Wirklichkeit der Wirklichkeiten [4, 11, 23]
    a) Aussagen, die gemeinsam nachprüfbar sind, etwa, ob die Welt rund oder flach sei, werden zu den Tatsachen (*Wirklichkeit 1. Ordnung*) gehörend betrachtet.
    b) Aussagen, die nicht gemeinsam nachprüfbar sind, etwa, ob die Welt gut oder schlecht sei, werden zu den Vorstellungen (*Wirklichkeit 2. Ordnung*) gehörend betrachtet.
    c) Wir leben/leiden in/an beiden Wirklichkeiten.
    d) Als Systeme abgrenzbare Beziehungsstrukturen sind in beiden Wirklichkeiten gleichermaßen beobachtbar (*Isomorphie der Beschreibbarkeit*).
    e) Bei der Beschreibung offener Systeme ist die Frage nach dem „Wie", nicht nach dem „Warum" maßgeblich.

II Symptome infolge gescheiterter Problemlösestrategien

1. Individuelle Hypothesenspiele [10, 14, 15, 24]
    a) Der Mensch (System) ist in eine Familie (Metasystem) geboren.
    b) Er ist fähig, Hypothesen zu denken und mit ihnen gedanklich zu spielen.
    c) Die Hypothesen folgen einem angeborenen linearen Kausalitätsbedürfnis.

d) Die Summe der im Laufe der Sozialisation bewährten Hypothesen bildet die innere Landkarte des Menschen von seiner Umwelt.
e) Eine Falsifikation verinnerlichter Hypothesen ist nicht möglich (*selbsterfüllende Prophezeiung*).

2. Familiäre Regelspiele [6, 7, 8]
   a) Individuen bilden eine Familie[9] anhand familiärer Spielregeln.
   b) Sie sind fähig, mit diesen Regeln zu spielen.
   c) Die familiären Spielregeln folgen einer zirkulären Beziehungsstruktur.
   d) Die Summe der im Laufe der Familienbildung bewährten Spielregeln bildet die innere Landkarte der Individuen von ihrer Familie.
   e) Die familiären Regeln sind den Individuen nicht bewußt.

3. Probleme als Lösungsherausforderung [12, 19, 20, 22]
   a) Veränderte Situationen (Grenzen) erfordern veränderte Strukturen (Regeln).
   b) Anpassung und Entwicklung entsprechen Änderungen 1. und 2. Ordnung (*Lösung 1. und 2. Ordnung*).
   c) Symptome entstehen dort, wo Veränderungen scheinbar nicht mehr möglich sind (*Problem*).
   d) Metaregel der „psychosomatischen Familie": Regeln sind nicht veränderbar.
   e) Metaregel der „schizophrenen Familie": Es gilt keine Regel.

4. Lösungsversuche als Probleme [20, 22]
   a) Die veränderte Situation wird verleugnet, eine Lösung wird nicht versucht.
   b) Eine Lösung wird dort versucht, wo es keine Lösung gibt.
   c) Eine Lösung 1. Ordnung/2. Ordnung wird dort versucht, wo eine Lösung 2. Ordnung/1. Ordnung wirksam wäre.
   d) Eine Lösung einer Ordnung (einer Ebene) wird dort versucht, wo eine paradoxe Situation (Vernetzung zweier Ebenen) gegeben ist.
   e) Sich widersprechende Lösungen unterschiedlicher Ordnungen werden gleichzeitig versucht, wo Kompromisse nicht möglich sind.

III Situationen, Prinzipien und Wirkungswahrscheinlichkeit der Therapie

1. Therapeutische Situation
   a) Unterschiedliche Perspektiven führen zur Konstruktion unterschiedlicher Vorstellungen (Wirklichkeiten 2. Ordnung) von den Tatsachen (Wirklichkeiten 1. Ordnung).
   b) Die Innenperspektiven sind dem Beobachter, die Außenperspektiven den Beziehungspartnern nicht bekannt.

---

[9] Vgl. Anm. 8.

c) Das Problem ist: Wie kann ich mich ändern, ohne mich zu ändern? (paradoxe Innenperspektive).
d) Das Problem ist: Wie kann spontane Änderung bewirkt werden? (paradoxe Außenperspektive).
e) „Richtig, falsch, schuldig" sind Begriffe der individuellen linearen Sichtweise, „passend, nicht passend, bewirkend" sind Begriffe der beobachtenden zirkulären Sichtweise.

2. Therapieziel und Therapietechnik
   a) Der in sich kreisende Regelkreis muß durchbrochen werden, so daß individuelle und familiäre Änderung (*Selbstorganisation und Koevolution*) wieder möglich sind.
   b) Nicht ein neues Verhaltensmuster (neue Regel), sondern die Fähigkeit des „Lernens zu lernen" [3] (Metaregel) soll gelernt werden.
   c) Wirksam wird individueller Erkenntnisgewinn durch Austausch von Information, z. B. Austausch der Innen- und Außenperspektiven (Durchlässigkeit der Grenzen offener Systeme).
   d) Erkenntnisgewinn kann durch einen neutral empfundenen Außenbeobachter beschleunigt werden (Therapeut als Katalysator), der zirkulär[10] nach dem fragt, was „einen Unterschied macht".
   e) Widerstände können damit umgangen, Sichtweisen gewechselt und Informationen gewonnen werden.

3. Kontext der Sprechstunde
   a) Das Gesundheitswesen ist die Lösungsstrategie der Gesellschaft zum Problem „Krankheit".
   b) Die Krankheit ist die Beziehungs- und Existenzgrundlage[11] des Arztes und des Patienten.
   c) Verinnerlichte Hypothesen (Innenperspektiven) der Beziehungspartner sind: Der Arzt bestätigt die Krankheit und trägt die Verantwortung zur Änderung, der Patient bestätigt die Krankheit und erduldet die Gesundung.
   d) Eine Spielregel (Außenperspektive) ist die Aufrechterhaltung der komplementären Beziehung:
   Der Arzt bleibt der Wissende, Mächtige, Verantwortliche;
   der Patient bleibt der Unwissende, Schwache, Erduldende.
   e) Eine Änderung der Spielregel wird nicht erwartet (Metaregel).

4. Wirkungswahrscheinlichkeit der Sprechstunde
   a) Liegt das Problem (Änderungsunfähigkeit) auf der Handlungsebene (Wirklichkeit 1. Ordnung), kann der Arzt eine Lösung (Änderung 1. oder 2. Ordnung) versuchen.

---

[10] Zirkuläres Fragen ist eine gezielte Methode der Familien- bzw. Systemtherapie. Sie kann vereinfacht als „Klatsch über Anwesende" beschrieben werden (s. [19]).
[11] Vgl. Beitrag Amon, S. 155 ff.

b) Liegt das Problem auf der Beziehungsebene (Wirklichkeit 2. Ordnung), können Arzt und Patient das Problem erhalten (*Widerstand*).
c) Liegt das Problem auf der Ebene einer komplementären Beziehung, können Arzt und Patient das Problem gemeinsam konstruieren und erhalten (*Organisation* und *Chronifizierung* der Krankheit [1]).
d) Eine Lösung ist dann eine Änderung 2. Ordnung durch Wechsel auf eine Ebene symmetrischer Beziehung:
Der Arzt als der gleich Schwache übernimmt den Widerstand zur Änderung; der Patient als der gleich Starke übernimmt die Verantwortung zur Änderung.
e) Erfolgversprechend scheint (Metaregel): Auf der Beziehungsebene lernen Arzt und Patient durch Informationsaustausch beide Möglichkeiten auszuprobieren.

Literatur

1. Balint M (^{6}1984) Der Arzt, sein Patient und die Krankheit. Klett-Cotta, Stuttgart
2. Bateson G (1985) Ökologie des Geistes. Anthropologische, psychologische, biologische und epistemologische Perspektiven. Suhrkamp, Frankfurt am Main
3. Bateson G (1964) Die logischen Kategorien von Lernen und Kommunikation. In: [2]
4. Bertalanffy, L von (1968) General system theory. Foundation, development, application. Braziller, New York
5. Eigen M, Winkler R (1975) Das Spiel. Naturgesetze steuern den Zufall. Piper, München
6. Ferreira AJ (1980) Familienmythen. In: Watzlawick P, Weakland HJ (Hrsg) Interaktion. Huber, Bern
7. Haley J (1980) Ansätze zu einer Theorie pathologischer Systeme. In: Watzlawick P, Weakland JH (Hrsg) Interaktion. Huber, Bern
8. Jackson DD (1980) Das Studium der Familie. In: Watzlawick P, Weakland JH (Hrsg) Interaktion. Huber, Bern
9. Kuhn T (1967) Die Struktur wissenschaftlicher Revolution. Suhrkamp, Frankfurt am Main
10. Lorenz K (1973) Die Rückseite des Spiegels. Versuch einer Naturgeschichte menschlichen Erkennens. Piper, München
11. Maturana H (1982) Erkennen: Die Organisation und Verkörperung von Wirklichkeit. Ausgewählte Arbeiten zur biologischen Epistemologie. Vieweg, Braunschweig
12. Minuchin S, Rosman BL, Baker L (1981) Psychosomatische Krankheiten in der Familie. Klett-Cotta, Stuttgart
13. Monod J (^{2}1971) Zufall und Notwendigkeit. Philosophische Fragen der modernen Biologie. Piper, München
14. Piaget J (1983) Meine Theorie der geistigen Entwicklung. Fischer, Frankfurt am Main
15. Riedl R (^{3}1981) Biologie der Erkenntnis. Die stammesgeschichtlichen Grundlagen der Vernunft. Parey, Berlin
16. Russell B (1974) Autobiographie III. Suhrkamp, Frankfurt am Main
17. Schopenhauer A (^{2}1949) Die Welt als Wille und Vorstellung, Bd 2. In: Hübscher A (Hrsg) Sämtliche Werke, Bd 3. Brockhaus, Wiesbaden

18. Selvini-Palazzoli M (^{3}1986) Magersucht. Von der Behandlung einzelner zur Familientherapie. Klett-Cotta, Stuttgart
19. Selvini-Palazzoli M, Boscolo L, Cecchin G, Prata G (1981) Hypothetisieren – Zirkularität – Neutralität: Drei Richtlinien für den Leiter der Sitzung. Familiendynamik 6: 123–139
20. Selvini-Palazzoli M, Boscolo L, Cecchin G, Prata G (^{4}1985) Paradoxon und Gegenparadoxon. Ein neues Therapiemodell für die Familie mit schizophrener Störung. Klett-Cotta, Stuttgart
21. Simon FB (1985) Die Grundlagen der systemischen Familientherapie. Nervenarzt 56: 455–464
22. Watzlawick P, Weakland JH, Fisch R (^{2}1979) Lösungen. Zur Therapie und Praxis menschlichen Wandels. Huber, Bern
23. Watzlawick P (Hrsg) (^{2}1985) Die erfundene Wirklichkeit. Wie wissen wir, was wir zu wissen glauben? Beiträge zum Konstruktivismus. Piper, München
24. Watzlawick P (^{2}1985) Selbsterfüllende Prophezeiung. In: [23]
25. Watzlawick P (^{2}1982) Die Möglichkeit des Andersseins. Huber, Bern
26. Watzlawick P, Beavin JH, Jackson DD (^{6}1982) Menschliche Kommunikation. Formen, Störungen, Paradoxien. Huber, Bern
27. Weiss PA (1970) Das lebende System: Ein Beispiel für den Schichtendeterminismus. In: Koestler A, Smythies JR (Hrsg) Das neue Menschenbild. Die Revolutionierung der Wissenschaften vom Leben. Molden, Wien
28. Wiener N (^{2}1963) Kybernetik. Regelung und Nachrichtenübertragung im Lebewesen und in der Maschine. Econ, Düsseldorf
29. Wuketits FM (1981) Biologie und Kausalität: Biologische Ansätze zur Kausalität, Determination und Freiheit. Parey, Berlin

Teil V: Berichte aus den Arbeitsgruppen und Kommentare

Eine Bemerkung ist dem nun folgenden Kapitel schon deshalb vorauszuschicken, weil es nicht die gewohnte, gleichwohl aber gebotene Geschlossenheit aufweist. Dies hat denn auch den Herausgebern einiges Kopfzerbrechen bereitet.

Im Gegensatz zu den vorangegangenen Kapiteln, in denen die jeweiligen Verfasser in ihren Beiträgen ihre Ansichten vertreten, stellt dieses nun den Versuch dar, nicht allein zu informieren, sondern auch den emotionalen Austausch einzufangen, wie er in den Arbeitsgruppen unmittelbar erlebt wurde. Daß dieser Absicht nicht in vollem Umfang Erfolg beschieden sein kann, leuchtet ein. Denn zum einen ist eine unmittelbare Darstellung, eben weil schriftlich, nicht möglich, zum anderen können Berichte einzelner Gruppenmitglieder nicht den Sichtweisen aller gerecht werden. Dennoch sollte ein Resümee aus den Arbeitsgruppen gezogen werden. Ein Resümee, das coram publico vorzutragen auch nur die Beherztesten wagten. So leben die Berichte von ihrer Spontaneität und unvermeidlichen Bruchstückhaftigkeit, die nur in der Erinnerung an die erlebte Atmosphäre überbrückbar und verständlich werden[1]. *Als Trost mag gelten, daß das Leben nun einmal nur Teillösungen kennt. Auch mag manches vertraut, ähnlich einer Binsenweisheit sogar allzu vertraut anmuten. Vielleicht ist es gerade – wie Moshé Feldenkrais formuliert – „die Entdeckung des Selbstverständlichen"*[2], *die uns – überwiegend intellektuell Geschulten – schwerfällt, aber nottut. Die folgenden Seiten sollten daher, wenn auch schwarz auf weiß geschrieben, nicht schwarz-weiß gesehen und gelesen werden. Die zwischen den Zeilen erahnbaren Schattierungen und Farben könnten der Unternehmungslust des Lesers genügend Stoff zu bunter, ungeahnter Auseinandersetzung bieten.*

Den Berichten folgen Kommentare, die im nachhinein aus kühlerer Distanz verfaßt wurden. Sie wurden eigens für den Kongreßband geschrieben oder stammen aus Briefen an die Organisatoren der Tagung.

---

[1] Die wörtlichen Transkripte wurden etwas gekürzt und für die schriftliche Wiedergabe überarbeitet.
[2] Feldenkrais M (¹1981, 1987) Die Entdeckung des Selbstverständlichen. Suhrkamp, Frankfurt am Main.

A. Umgang des Arztes mit Depression

(Leitung: Hj. Mattern, C. Mundt; E. Petzold, G. Fischer;
M. Köhle, W. Söllner; G. Titscher, K.-J. Ebschner)

Berichte

Martina Thielepape

Überwiegend waren in unserer Gruppe Medizinstudentinnen und Medizinstudenten, und alle kamen in diese Gruppe mit dem Ziel, möglichst viel darüber zu erfahren, wie der Allgemeinarzt in der Praxis konkret mit depressiven Patienten umgeht und was er ihnen an Hilfen zu bieten hat.

Zunächst haben wir ein Rollenspiel gemacht. Dieses Rollenspiel möchte ich Ihnen in einem kurzen Abriß vorstellen. Es geht um eine Stationsschwester in einer Klinik, die in einer Krise steckt. Ein Gruppenmitglied spielte diese Schwester, ein anderes Gruppenmitglied spielte den Stationsarzt, der ihr Hilfestellung geben wollte. Die Stationsschwester sitzt also am Tisch, hält sich, wie gewohnt, am Fieberthermometer und an der Kurve fest. Der Stationsarzt betritt das Zimmer und sieht sie in doch etwas verklemmter, hilfloser Lage, richtet eine Frage an sie, und sie beginnt mit ihren Klagen. „Ich möchte einmal auch Freude haben", sagt sie „und lachen können. Ich hab' nur die Schmerzen in den Beinen und im Arm und die Leere da drin. Aber das glaubt mir ja keiner, keiner glaubt es mir." Der Arzt: „Ich glaube es Ihnen schon." „Da sind Sie der erste", sagt sie. Der Arzt: „Ja, aber für Ihre Beschwerden muß es doch einen Grund geben?" Daraufhin bietet er ihr ganz konkrete Hilfen an, und damit saß er, wie wir nachher feststellten, in der Falle. Er sagte nämlich: „Ist etwas mit dem Personal, stimmt etwas nicht? Oder wollen Sie Urlaub machen? Das wär' doch auch gut, dann könnten Sie sich erholen und mit frischen Kräften hier wieder anfangen. Uns liegt sehr viel daran, denn Sie sind eine tüchtige Kraft." Und er betont immer wieder, daß er glaubt, es müsse einen Grund für ihre Befindensstörungen geben. Und dann sagt sie: „Was nützt mir der Urlaub, wenn ich nicht schlafen kann. Wenn ich doch nur könnte, aber ich kann ja nicht. Wenn es mir doch einmal besser ginge, und die Leere wegginge. Es ist bald soweit, ich kann bald nicht mehr. Es ist manchmal so schlimm, daß ich überhaupt nicht mehr dasein möchte."

Der Gruppe fiel auf, daß alle Hilfestellung des Arztes von der Patientin abgewiesen und entwertet wurde und das Klagen sich eher intensivierte.

Auch der Therapeut schilderte sein Mißbehagen und stellte selbst fest, daß er viel zu schnell mit inhaltlichen Hilfen bei der Hand war und seine Aufmunterungen zu nichts führten. Es entstand gar keine richtige Gesprächssituation. Die Schwester blockte immer sofort ab und schob ihm den schwarzen Peter zu. Er sollte etwas Neues finden, aber sie entzog sich. Man kam nicht an sie heran. Der Therapeut litt natürlich mächtig unter seinen Insuffizienzgefühlen.

Jetzt geht es um die Diagnose. Wir wollten wissen, welche Form der Depression die Schwester nun eigentlich hat, denn für eine solche hielten wir es. Einige meinten „endogene Depression", andere sprachen von „larvierter Depression". Herr Mundt, unser Gruppenleiter, meinte, es sei eher eine „narzistische Störung".

Wir versuchten nun herauszufinden, was man hätte besser machen können, z. B. an einem bestimmten Punkt, als sie sagte, es gehe schon so lange, hätte man ihr Verhalten, das Zurückweisen jeder Hilfe ansprechen und hinterfragen können. Wie war das früher mit der Fähigkeit zur Freude und zum Lachen? Aber wir kamen nicht allzu weit. Viele sagten hinterher, sie hätten noch die gleichen Gefühle der Hilflosigkeit wie vorher, obgleich wir einzelne Fehler herausgefunden hatten. Aber dies hat doch die allgemeine Hilflosigkeit vor solchen Situationen nicht beheben können.

Schließlich versuchten wir, ein Resümee zu ziehen über die Stunden, die wir miteinander als Gruppe verbracht hatten. Folgende Stimmen waren zu hören: „Ich sehe jetzt die Schwierigkeiten deutlicher." „Die Gruppe hätte gemischter sein, es hätten auch ein paar Alte dabei sein müssen, die eben aus ihrer langjährigen Praxis ihre Erfahrungen hätten darlegen können; es war zuviel junges Gemüse." Aber ich bin anderer Meinung. Ich fand die Gruppe faszinierend.

Eine andere fragte, wie sie sich kompetenter machen könne, denn diese Reflexion käme im Studium gar nicht vor. Die jungen Ärzte, auf denen alle Hoffnungen ruhen, wurden von Hansjakob Mattern ermuntert, diesen Weg der psychosomatisch orientierten Medizin zu gehen, auch wenn ihre Karriere im Wissenschaftsbetrieb dann unter den Tisch fiele. Ein Gruppenmitglied meinte, daß man Anregungen und Impulse außerhalb des Studiums suchen müsse. Und ein anderes, das die Schwester gespielt hatte, sagte: „Mir hat sehr geholfen zu sehen, daß es keine fertigen Rezepte gab. Denn das ist genau die Situation, die in der Realität da ist."

Wieder ein anderes Mitglied äußerte seine Dankbarkeit, denn es hatte gemerkt, daß die Hilflosigkeit vor dieser Krankheit nicht nur in der eigenen Person liegt, sondern auch allgemein bei Therapeuten verbreitet ist. Wir waren auch der Meinung, daß vor allen Dingen die Balint-Gruppe das Allergeeignetste sei, um voranzukommen in der Beziehungsdiagnostik, und daß besonders der junge Arzt dies nur in der Gruppenarbeit lernen könne, denn wenn er immer nur allein auf sich gestellt mit seinen Patienten arbeitet, dann kann er nur schwer feststellen, ob er Fortschritte macht oder ob er „dynamisch" auf der Stelle tritt.

Martin Rechbauer

Die meisten von uns hatten diese Gruppe gewählt, weil Depressionen in der täglichen ärztlichen Praxis eine bedeutende Rolle spielen. Wir haben unser Thema in 3 Teile eingeteilt. Als erstes wollten wir die eigenen Erfahrungen und Beobachtungen mit Depressionen austauschen. Dann haben wir uns gefragt: „Was erlebe ich, wie fühle ich dabei?" Und schließlich wollten wir uns eine mögliche Vorgehensweise für eine Behandlung überlegen.

Zum 1. Punkt: Die bereits praktisch Tätigen aus unserer Gruppe haben das Gefühl der Depression zumeist mit Nebel umschrieben, mit Leere, mit der Unfähigkeit, Klarheit zu gewinnen. Dann zählten wir Schwierigkeiten im Umgang mit Depressiven auf. Davon sind mir 3 Schwierigkeiten erinnerlich: Das Etikett „depressiv" wird aufgedrückt. Depression, eine Flucht aus dem Leben, ist negativ belegt. Und die mögliche Identifikation mit dem Patienten: auch wir können uns Selbstmordgedanken für uns vorstellen.

Zum 2. Punkt haben wir ein Rollenspiel in Dreiergruppen – jeweils Arzt, Patient und Beobachter – versucht. Dazu hatten wir nur 3 Minuten Zeit. Wir mußten feststellen, daß das Spiel schwierig ist. Der Patient ging oft nicht auf die Hilfsangebote ein. Niemand äußerte Empathie mit dem Patienten. Das sind Dinge, die auch in der ärztlichen Praxis vorkommen. Der Arzt braucht Zeit; 3 Minuten reichen i. allg. nicht aus, um eine Depression zu behandeln. Unterschiedliches Zeiterleben spielt auch eine Rolle. Der Arzt hatte den Eindruck, es gänge ziemlich langsam, der Patient meinte, es gänge schnell.

Schließlich zur Vorgehensweise: Wir haben festgestellt, daß wiederum 3 Momente für den Hausarzt wichtig sind. Einmal prognostische Fragen, z. B. „Wie bewerte ich die Suizidgefährdung? Muß ich den Patienten in die Psychiatrie einweisen oder nicht? Dann trage ich Verantwortung für den Patienten; ich muß adäquat mit ihm umgehen. Schließlich die Frage, warum der Patient überhaupt kommt. Es muß ein Grund da sein, den möchte ich gerne 'rauskriegen. – Es kann wichtig sein, schon am Anfang während des Erstgesprächs von mir etwas zu äußern. Wenn ich meine eigenen Eindrücke beim Erstkontakt von Anfang an einfließen lasse, komme ich erst gar nicht in die Gefahr, dem Patienten die Diagnose an den Kopf knallen zu müssen: Sie sind depressiv. Was kann der Hausarzt sonst noch tun? Wir hatten sehr viele Gedanken, aber keinen roten Faden. Herr Petzold meinte – und das finde ich ganz wichtig –, wenn etwas gelernt werden soll, muß man erst mal verwirrt werden. Und Verwirrung war genügend da.

Monika Strauß

Wir waren eine gut gemischte Gruppe. Es waren einige Ärzte dabei, die frei praktizieren, Psychotherapeuten, Krankenschwestern, Krankengymnastinnen, einige Studenten und, was wahrscheinlich das Besondere war, es waren auch 2 Leute dabei, die als Patienten gekommen waren. Das hat den Verlauf der Gruppe sehr stark beeinflußt. Als jeder Anwesende seine Eindrücke von Depression beschreiben sollte, haben diese beiden Patienten ihre eigene Krankheit, ihre Episoden geschildert. Das hat dazu geführt, daß viele in der Gruppe mit Abwehr, Hilflosigkeit und Erschrecken reagiert haben. Wir alle versuchten dies durch Theoretisieren mehr oder weniger wegzuwischen. Wir sind das angegangen und haben versucht, mehr in uns selbst zu schauen. Das ist nicht ganz gelungen. Wir fanden heraus, daß dies die Abwehr der einzelnen Mitglieder sein müsse. Einige wurden aggressiv. Andere Teilnehmer waren enttäuscht darüber, daß ihre Erwartung, konkrete Ergebnisse zu erzielen, nicht erfüllt worden war. Das ist eine der wichtigsten Feststellungen, daß in diesem kleinen Rahmen natürlich keine Patentlösungen gefunden werden können.

Wir haben schließlich bemerkt, daß die Gruppenarbeit die Probleme widerspiegelt, die der Arzt im Umgang mit Depression hat. Wir haben uns zerredet, wir wurden ungeduldig, aggressiv und enttäuscht. Im weiteren Verlauf kamen wir zu der Schlußfolgerung, daß wir Depressionen nicht heilen können, sondern nur Hilfe zur Selbsthilfe geben können. Dazu ist notwendig, daß wir die eigenen depressiven Anteile akzeptieren. Das ist, was den einzelnen auch selber weiterbringt.

Wir sprachen noch spezielle Probleme an, die der in freier Praxis niedergelassene Arzt hat, also das breite Patientengut, die Zeitnot, finanzielle Aspekte. Wir haben die Notwendigkeit gesehen, daß auch der Arzt Ansprechpartner braucht, um es mit den vielen depressiven Problemen überhaupt aushalten zu können, die ihm in der täglichen Praxis begegnen. Im Gespräch mit den anwesenden Patienten und auch beeindruckt durch den Film stellten wir fest, daß es sehr zu begrüßen wäre, wenn Patienten einbezogen würden in Veranstaltungen wie diese. Weil es doch bei aller Verwirrung, die dadurch gestiftet wird, wohl sehr fruchtbar war.

Walter Tutsch

Ich möchte jetzt nicht nochmals auf die Depression der eben vorgestellten Gruppe eingehen. Wir haben in unserer Gruppe auch versucht, die ganzen Klassifizierungen in ein eigenes Schema zu bringen. Aber als letzter Sprecher der Arbeitsgruppen zum Thema „Depression" ist es mir ganz wichtig, zu betonen, daß allgemein Brücken geschlagen wurden von den jungen Kollegen, die in unserer Gruppe waren, zu uns, ja, vielleicht etwas Fortgeschritteneren. Ich glaube, daß dieses Forum hierzu geeignet und wichtig ist, und ich hoffe, daß dies das nächste Mal auch wieder möglich sein wird.

Kommentare

Christoph Mundt

Bei der Lektüre der Berichte über die Arbeit der verschiedenen Gruppen, die sich mit dem Thema Depression befaßten, fallen als wiederkehrende Merkmale 2 Feststellungen auf:

1. Depression oder vielleicht besser „Depressivität" scheint ein zentrales Thema in der Allgemeinpraxis zu sein, das als Hintergrund zu weit mehr Beschwerdekomplexen ins Spiel kommt als nur zu denen einer klinisch manifesten Depression. Besondere Brisanz bekommt dieses Thema durch die oft mit Depressivität verbundene Suizidalität.
2. Das Thema ist dennoch unvertraut und verursacht offenbar bei allen Heilberufen, insbesondere aber bei den nichtärztlichen, erhebliche Unsicherheit, Ratlosigkeit, Ängstlichkeit, schließlich recht häufig Aggressivität.

Als Erklärung für die Ratlosigkeit, Ängstlichkeit und schließlich Aggressivität wurde in einigen Gruppen in psychoanalytisch-deutender Manier Depressionsabwehr der angesprochenen Helfer vermutet. Solche Mechanismen kommen ganz sicher vor, sowohl auf kollektiver Ebene – man denke etwa an das Ausgrenzen, die Poenalisierung suizidalen Verhaltens im Mittelalter (Alvarez 1974, Der grausame Gott), die in abgemilderter Form bis heute immer wieder einmal aufbricht –, wie auch auf individueller Ebene, etwa in Gestalt „sadistisch"-ordnungsrechtlicher Maßnahmen in der Einzelbehandlung Depressiver, wo ein Arbeitsbündnis doch noch möglich wäre.

Dennoch liegt mir nach der Erfahrung mit der eigenen Gruppe eine andere Deutung zunächst näher, daß nämlich erstaunlich wenig Basiswissen über Depression und Suizidalität besteht. Faktenwissen wäre aber sicher dazu angetan, Unsicherheit und Ängstlichkeit im Umgang mit Depressiven abzubauen, denn es enthält zum Teil Handlungsanweisungen oder läßt sich in solche umsetzen, zum Teil entlastet es dadurch, daß es immerhin deutlich macht, wo weiterhin Unklarheit für alle besteht, die mithin nicht im Versäumnis des einzelnen, sondern im gegenwärtigen Stand der Forschung und der Komplexität ihres Gegenstandes begründet liegt.

Eine Lehre aus den Berichten und meiner persönlichen Erfahrung mit der Leitung einer der Gruppen könnte daher in folgenden Überlegungen bestehen:

Der eigentlichen Kleingruppenarbeit mit Balint-Charakter und dem Einbringen eigener Erfahrungen und Problemfälle sollte bei einem Auditorium der Zusammensetzung dieses Kongresses eine Unterrichtung in Seminarform vorausgehen, die v. a. über deskriptive Psychopathologie unterschiedlicher Depressionsformen unterrichtet, über die diagnostischen Klassifikationskategorien und ihre psychopathologischen Kriterien, die wesentlich mitentscheiden über die Ausarbeitung des Therapieplans. Weiterhin sollte informiert werden über den Stand der Diskussion und die Phänomenologie der Primärpersönlichkeit Depressiver, über mögliche Verlaufsgestalten der verschiedenen Erkrankungsformen, und schließlich sollte trotz der primären Zielsetzung, Psychodynamik, Gesprächsführung und therapeutischen Kontakt bei Depressiven herstellen zu lernen, doch ein kurzer Abriß auch der wichtigsten Erkenntnisse der biologischen Psychiatrie in der Depressionsforschung gegeben werden, wie Befunde der Endokrinologie, der Schlaf- und Biorhythmusforschung, der Genetik bei Depressiven. Ein guter Psychotherapeut depressiver Patienten muß auch seine Grenzen kennen, er muß wissen, wo Medikamente schneller und unkomplizierter die Symptomatik erreichen als Worte, er muß unnötige Gefährdungen des Patienten durch vermeidbare Chronifizierung oder unnötig langes Ausgesetztsein einer Suizidgefährdung erkennen können. Erst auf der Basis eines solchen Faktenwissens kann sich eine psychodynamisch-anthropologische Einstellung zum Patienten nach meiner Auffassung fruchtbar entfalten und den Eindruck von Naivität und Inkompetenz vermeiden. Das Wissensgebiet ist andererseits nicht so umfangreich, als daß es nicht auch für den Allgemeinarzt oder nichtärztliche Therapeuten zu erarbeiten wäre.

Auch für das Erkennen und Behandeln von Suizidalität innerhalb und außerhalb psychotischer Erkrankungen gibt es eine Reihe von Modellen und gut abgesicherte epidemiologische Daten, deren Kenntnis eine anschließende Balint-Gruppenarbeit sehr viel effizienter machen würde. Man sieht mit diesem Hintergrundwissen einfach mehr, kann das komplexe Zusammenwirken von Persönlichkeit, Situation und ggf. autonomer Abwandlung zum manifesten klinischen Syndrom besser verstehen und damit sehr viel passender, gezielter und ökonomischer mit psychotherapeutischen Maßnahmen eingreifen. Auch das bei suizidal Gefährdeten oder in ihrem Befinden endogen abgewandelten Patienten immer prekäre Ausbalancieren von empathischer Ich-Stärkung und notwendigem, schützendem Eingreifen bis zur gerichtlichen Unterbringung des Patienten, läßt sich nach meiner Auffassung nur auf dem Boden dieses Hintergrundwissens leisten. Diesem notwendigen Ausbalancieren entkommt keiner, der mit diesen Patienten zu tun hat, denn sowohl das Eingreifen wie das Nichteingreifen will verantwortet sein. Das Erkennen auch von latenter Suizidalität ist gerade für den Allgemeinarzt besonders zu wünschen, da viele Suizidpatienten ihren Hausärzten vor dem Versuch noch einmal verdeckte Andeutungen machen.

Schließlich wären dann durchaus Konflikthintergründe neurotischer Depressivität zu erarbeiten, Motivationsweckung zu therapeutischer Arbeit zu leisten, vielleicht auch einmal ein taktvolles, wissendes Belassen einer Somatisierung, wenn dem Patienten andere Möglichkeiten der Konfliktbewältigung zur Zeit nicht möglich sind.

Ich bin sicher, daß Wissen dieser Art zunächst einen Großteil der berichteten Ängstlichkeit, Unsicherheit und Aggressivität der Helfer im Umgang mit Depressiven abbauen kann und der verbleibende Rest dann möglicherweise einer Bearbeitung eigener Depressionsabwehr zugänglich wird.

Wolfgang Söllner (aus einem Brief)

Zunächst möchte ich zu dem gelungenen „Brückenkongreß" gratulieren. Es war für mich das erste Mal, daß der Anspruch einer gemeinsamen Veranstaltung von Allgemeinmedizinern und Psychosomatikern auch real in die Praxis umgesetzt wurde und nicht Lippenbekenntnis blieb.

Zu der Arbeitsgruppe, die ich gemeinsam mit M. Köhle geleitet habe, möchte ich einige nachträgliche Anmerkungen machen. Besonders positiv fand ich die breite Streuung der Berufsgruppen bei den Teilnehmern (Medizinstudenten, Psychotherapeuten, Krankenpfleger, Klinikärzte und Allgemeinärzte – wenngleich letztere etwas unterrepräsentiert waren, nur 2 von 22). Überraschend und anfangs auch etwas verwirrend war, daß unter den Teilnehmern auch 2 Patienten mit langjähriger Erfahrung mit Depression waren. Das hat anfangs stark zur Verunsicherung der „professionellen Helfer" beigetragen, die zuerst nicht wußten, ob sie den beiden jetzt als „Helfer" oder als ähnlich Betroffene gegenübertreten sollten (rasch hatte sich herausgestellt, daß viele in der „professionellen Runde" ausgeprägte eigene Erfahrungen mit depressiven Zuständen hatten). Im Verlauf der Arbeitsgruppe hat sich die Anwesenheit der „Patienten" schließlich als sehr sensibilisierend und wertvoll erwiesen und den Teilnehmern ein größeres Stück Selbstreflexion ermöglicht. Es ist zu überlegen, ob man nicht in Zukunft auch gezielt Betroffene in Arbeitsgruppen einbeziehen sollte. Es wäre auch einfacher für die Gruppenleiter, wenn das von vornherein klar wäre, und man das Konzept darauf ausrichten könnte. Allerdings glaube ich, daß bei einem Thema wie „Depression", das im Gruppenprozeß auch immer einen Selbsterfahrungsaspekt hat, die Arbeitsgruppen kleiner sein sollten.

B. Umgang des Arztes mit Balint-Gruppen

(Leitung: T. von Uexküll, G. Bergmann; B. Luban-Plozza,
H.-D. Klimm; W. Kämmerer, V. Ziegler; G. Titscher,
K.-J. Ebschner)

Berichte

Maria Hannapel

Bevor wir mit der eigentlichen Gruppenarbeit begonnen haben, haben wir uns erst einmal darüber unterhalten, was uns die Vorträge, die ja sehr verschieden waren, gesagt haben und was wir daraufhin fühlten. Die Reaktionen waren sehr unterschiedlich. Sehr viele haben gesagt, es hat uns alles gut gefallen. Andere waren total eingenommen. Aber einige haben doch auch ein starkes Unbehagen geäußert, u. a. auch ich, weil wir eine solche Spannung gespürt haben. Da war der Standpunkt, den ich bei Luban-Plozza verbalisiert gesehen habe: Du mußt nicht alles wissen, du darfst denken. Der Patient ist wichtig und der zentrale Punkt in der Therapie, der Arzt als fühlender Mensch. Nicht die Worte sind das Wichtige. Für mich und sicher für viele andere auch, hat sich eine Spannung ergeben zwischen diesem Standpunkt und der Tendenz in einigen Vorträgen, daß die Menschen, die Patienten hinter Worten zurücktreten. Diese Tendenz kennt sicher jeder, und ich weiß nicht, wie man die Spannung lösen könnte. Dieses Unbehagen wollte ich jedenfalls ausdrücken. Man hätte von einigen Vorträgen den Eindruck gewinnen können, daß man nur noch lesen müßte. Das ist sicher nicht die Wahrheit, wie das andere auch nicht alleinige Wahrheit sein kann.

Obwohl die Zusammensetzung und die Voraussetzung der Gruppe sehr verschieden waren, war die Gruppenarbeit doch ziemlich fruchtbar und angenehm. Es gelang uns, bei allen bearbeiteten Fällen doch einen entscheidenden Fortschritt zu erzielen. Die 1. Krankengeschichte könnte man so zusammenfassen:

Ein niedergelassener Psychiater hat eine 63jährige Patientin, gegen die er eine starke Abwehr entwickelt. Er weiß nicht wieso. Sie ist seit 3 Wochen seine Patientin und bedrängt ihn sehr stark wegen ihrer Angstgefühle. Er verschreibt ihr Medikamente, die sie nicht nimmt. Es ist etwas da, das ihn nicht an diese Patientin heranläßt. Sie ist die Hausangestellte eines befreundeten Kollegen, und es gelingt uns schließlich zu erkennen, daß das Problem mit diesem Kollegen zu tun hat. Er kann jetzt die Patientin anders sehen.
Der 2. Fall stammt aus einer Hauspraxis, es dreht sich um eine weibliche Patientin, die im Arzt nur Abwehr, ablehnende Gefühle auslöst. Das bedrohlichste Gefühl für diesen

Kollegen war, daß er sich vor der Patientin ekelt. Er ist sehr aggressiv, er empfindet die Patientin als häßlich, scheußlich, dick und bedrohlich. „Sie mute ihm ständig ihren Anblick zu, er muß sie untersuchen." Es kommt heraus, daß die Patientin schon bei sehr vielen Ärzten war und an sein Gefühl appelliert, daß er besser sein möchte als die Kollegen. Dies will er auch, aber dieses blockierende Gefühl hindert ihn. Wir kommen darauf, daß die Patientin auch etwas Vitales, auch positive Seiten hat. Da gelingt es plötzlich, daß er sieht, daß die Patientin nicht nur eine Hypertonie, Angst und Schwindel hat, sondern auch eine Trennungssituation mit ihrem Sohn erlebt. Hier wäre vielleicht eine Möglichkeit, an die Patientin heranzukommen und sie auch zu verstehen. Der Kollege empfindet seinen Ekel nicht mehr.

Noch zum letzten Fallbeispiel, das mich besonders beeindruckt hat, weil es eine Kollegin betrifft, die meinte, daß sie nichts von Balint-Arbeit versteht, daß sie aber darum weiß, was wir in Worten ausdrücken wollen. Es ist eine Allgemeinmedizinerin mit langjähriger Erfahrung, zu der ein Ehepaar kam, das sie sehr stark bedrängte und hilflos mit ihrem Leid machte. Wir haben zwar keine Lösung finden können, aber eine Möglichkeit, das Problem auszudrücken. Die Situation ist dadurch offener und leichter geworden.

Carmen Dümmler

In den ersten beiden Arbeitssitzungen haben wir praktische Balint-Arbeit geleistet. Es wurden 2 Falldemonstrationen von 2 verschiedenen niedergelassenen Ärzten vorgestellt. Dabei haben wir erfahren, daß die Gruppenarbeit eigentlich das Wichtigste war; aus den Einzelpersonen war im Laufe des Vormittags eine kooperative Gruppe geworden. Das war die 1. Feststellung, die wir über diese beiden Arbeitssitzungen hatten. Die 2. war, daß es den beiden vorstellenden Ärzten besser ging: „Jetzt fühle ich mich besser", waren die abschließenden Sätze.

In der 3. Arbeitssitzung am Nachmittag gab es dann eine lebhafte Diskussion über die Balint-Arbeit. Zum einen setzten wir uns mit der Wissenschaft und Technik der Balint-Arbeit auseinander, zum anderen mit deren praktischer Durchführbarkeit. Ein Gruppenteilnehmer, ein Sprachforscher – ich muß ergänzen, unsere Gruppe setzte sich aus 4 Studenten, 2 Ärzten, einer Schwester und einer Sozialarbeiterin zusammen – hat uns einen sehr interessanten Vortrag über ein Symposion über Balint-Arbeit gehalten, der aber z. T. große Kritik in uns Ärzten und Studenten geweckt hat. Wir haben uns dagegen gewehrt, das Ganze in Techniken zu fassen und als Wissenschaft zu sehen. Von seiten der Studenten war die Frage eher: Was wollen die Ärzte in der Balint-Gruppe, und was bekommen sie von ihr zurück? Was nützt es den Patienten? Nun, wir fühlen uns wohler, uns geht's besser. Da hoffen wir denn, daß es auch den Patienten besser geht. Wir fühlen uns gut, wenn wir etwas für sie tun können.

Die Diskussion war sehr lebhaft. Ein weiteres Ergebnis dieser Arbeit war, daß die Teamarbeit unheimlich wichtig ist draußen in der Praxis. Es müßte eigentlich mehr Raum geben für die Nichtärzte, die in der Praxis oder im Krankenhaus arbeiten. Dies würde die tägliche Arbeit wesentlich erleichtern.

Es wurde auch Kritik laut: Die Einladung zu diesem Arbeitstreffen war an alle gerichtet, die sich für die Arbeit mit Menschen oder mit Gruppen interessieren. Also Ärzte, aber auch Sozialarbeiter, Schwestern usw. Mit dem Thema waren aber immer nur die Ärzte angesprochen.

Ich möchte mich noch bedanken bei den Gruppenleitern für die Begleitung durch den Tag und die Hoffnung von der ganzen Gruppe äußern, daß im nächsten Jahr Ähnliches wieder stattfinden kann.

Stefan Müller

Wir alle waren fasziniert von der Atmosphäre in der Gruppe, wie schnell man sich nahekommen und kennenlernen kann, auch mit vollkommen fremden Leuten. Wir waren etwa 10 Gruppenmitglieder. Ich fand sehr gut, daß es nicht zu viele waren. Es wurde deutlich, wie interessant es ist, wie vielfältig man eine einzelne Beziehung zwischen Arzt und Patient interpretieren kann, welche Möglichkeiten für die Therapie sich auftun, und daß es einen richtigen Weg geben kann.

Wir diskutierten 3 Fälle, die sehr verschieden waren. Der 1. Fall betraf eine Patientin, die über nächtliches Zähneknirschen und Gesichtsschmerzen klagte. Der 2. Fall wurde von einem erfahrenen Allgemeinmediziner vorgestellt. Der 3. Fall wurde von eine Kommilitonin vorgetragen, die sich in einem Kurs der Orthopädie einem gleichaltrigen querschnittsgelähmten Patienten gegenübersah und sich der Grausamkeit dieser Situation und ihrer eigenen Hilflosigkeit bewußt wurde. Mit der Ambivalenz ihrer Gefühle, weggehen und doch helfen zu wollen, wurde sie nicht richtig fertig.

Ein weiterer Punkt, der zum Schluß zur Sprache kam, war, daß hier Brücken gebaut werden sollen zwischen Arzt und Patient. Ich glaube aber auch, daß wir einfach unter uns Ärzten Brücken bauen und die „idiotischen" Barrieren zwischen Arzt und Student durchbrechen sollten. Ich empfinde den Übergang vom Studium zum Arztsein als einen Sprung, der mir jetzt bevorsteht, und ich vermisse viel an Vermittlung und Kontakt. Ich glaube, daß Balint-Gruppen, gerade so gemischte Balint-Gruppen mit Praktikern und Studenten, viel dazu beitragen können, diese Kluft auszufüllen. Es ist wichtig, wie Luban-Plozza gesagt hat, den Patienten in sich zu entdecken. Um das zu erleichtern, wäre es als Zwischenschritt gut, erst den Menschen und dann den Patienten in sich zu entdecken.

Mercedes Beneto

Unsere Gruppe setzte sich vielseitig zusammen, aus einem Psychosomatiker, einem Heilpraktiker, einem Zahnarzt, 3 Allgemeinmedizinern und 12 Studenten. Wir haben 3 Fälle besprochen. Es ist nicht so wertvoll, hier über diese Fälle zu berichten, als vielmehr darüber, was wir dabei erlebt haben. Als Studentin, insbesondere ich, ist man ja eine kleine Mücke. Man kann nichts machen, geschweige denn, den Ansprüchen der Professoren genügen. Dann kommt man hierher und stellt fest, daß man trotz der Unterschiede mehr oder weniger Erfahrungen auf der gleichen Ebene hat. Weil jeder in der Gruppe das sagen konnte, was er in dem Fall gespürt, gefühlt oder gedacht hat.

Dann ist da noch ein Phänomen, das wir mit Begeisterung festgestellt haben. Der erse Eindruck, den wir voneinander hatten, noch bevor wir den Mund aufmachten, hat sich im Laufe des Gespräches geändert, positiv geändert. Wir haben auch Adressen ausgetauscht, und wir haben weiteres Interesse an Balint-Arbeit.

Kommentar

Hans-Dieter Klimm

Es war ein Erlebnis, ein Vergnügen, aber auch Erkenntnis und konkrete Handlungsanweisung für den ärztlichen Alltag. Alle in der Gruppe mit und um Boris Luban-Plozza empfanden dies so. Dies vorab. Lehrer und Lernende, Experten und Adepten waren nicht Gegensätze, sie wurden „atemlos" zu Partnern. Dies war für die meisten Gruppenmitglieder eine Erfahrung besonderer Art. Erfahrung ist nach Kant verstandene Wahrnehmung!

Erfahrung solcher Art und Form, wie die Balint-Arbeit sie ermöglicht, ist heute in der hausärztlichen Praxis nicht mehr wegzudenken. Sie ist (über)lebensnotwendig. Erst das Erleben und das Erlernen in der Gruppe schaffen, zumindest erleichtern, die Sensibilisierung zur Wahrnehmung eigener Gefühle in der Arzt-Patienten-Beziehung und beschleunigen die Fähigkeit, sich in den „anderen", dem Gegenüber, dem Patienten eben, einzufühlen und ihn zu verstehen. Beide Faktoren sind elementare Bestandteile hausärztlichen Denkens und Handelns. Heute mehr denn je, in einer Zeit, in der die Polarisierung der Medizin, hie Organ – hie Psyche, mit z. T. atemberaubender Entwicklung neuer Detailkenntnisse alle (alten) Bindungen zerreißt, medizinisch-ärztlich, inhaltlich wie pragmatisch, interkollegiale Bindungen destabilisiert und einen Patienten trotz einer Überfülle an Hilfen letztlich alleine läßt. Liegt hier vielleicht einer der Gründe, warum pro Quartal mehr als 26 Millionen Menschen ihren Hausarzt aufsuchen?

In der hausärztlichen Praxis gibt es (noch – oder wieder) diese Polarisierung nicht. Kein Entweder/Oder, hier ist der Patient gefragt, mit allen seinen

Leiden unter Einbeziehung der gesamten familiären und sozialen Struktur. Hier könnte der zwingend notwendigen und unabwendbaren zentrifugalen Kraft wissenschaftlicher Entwicklung vermehrt eine zentripetale Kraft entgegengestellt werden mit dem zentralen Ziel der individuellen Arzt-Patienten-Beziehung. Dies ist kein Traumgebilde, kein Hoffen ewig Gestriger, die Pathologie des Alltages vielmehr ist so, sie zwingt dies heraus.

Balint-Arbeit aber, dies wurde auch wieder in dieser Gruppe deutlich, eröffnet eine Chance, eigene Grenzen zu erkennen, aber auch den Mut zu finden zu eigenen Unzulänglichkeiten – ein Problem besonderer Art, das sich bei der Langzeitbetreuung wie Begleitung chronisch kranker Menschen ergibt, in Situationen, in denen das Heilen immer mehr in den Hintergrund gerät und das Helfen Prioritäten abverlangt. In der hausärztlichen Praxis ist dies ein immanentes Problem, da 75% aller Patienten länger als 15 Jahre in ständiger hausärztlicher Begleitung stehen, aber auch ein bedrohlich expandierendes Problem, da die chronisch Kranken, die alten und alternden Menschen bereits heute mehr als die Hälfte aller Patienten in der Praxis ausmachen mit zunehmender Tendenz. Wo und wie soll man die Kraft finden und immer wieder finden, in dem stetigen Auf und Ab der dynamischen Wechselbeziehung zwischen Arzt und Patient adäquat handeln und durchhalten zu können? Im ärztlichen Alltag ist Frustration, Resignation und gefährliches Gehenlassen allzuleicht gegeben, Balint-Arbeit könnte dem entgegenwirken.

Ein Gesichtspunkt erscheint mir hierbei wichtig und sollte festgehalten werden: die Zusammensetzung der Balint-Gruppe. So wie unsere Gruppe in Heidelberg gestaltet war (Studenten, junge Assistenzärzte, junge praktische Ärzte und erfahrene Landärzte und Hochschullehrer), erscheint mir für die Entwicklung der Balint-Arbeit in der Zukunft geradezu ideal. Studenten, jung und frisch, junge Ärzte voller Wissen und vorsichtig ärztlich tastend, alte Praktiker, alte Hasen, etwas abgebrüht, voller Erfahrung, aber nicht unbeweglich. Solch geformte Gruppen lassen die Phantasie blühen, Gedanken springen, Wahrnehmungen trainieren und letztlich für alle konkrete Ansatzpunkte für den individuellen Umgang mit dem Patienten gewinnen. Unbefangenheit, Unvoreingenommenheit bei Flexibilität und mangelnder Berufserfahrung kombiniert mit Lebenserfahrung wie Enttäuschung, aber Bereitschaft zum Bewegen, kann bewegen.

Könnte nicht auch hier neben praktischer Balint-Arbeit auch ein Ansatzpunkt für gemeinsame Forschungsvorhaben von Psychosomatik und Allgemeinmedizin liegen, für neue, bessere und praktikablere Einsichten in die Zusammenhänge zwischen Körper und Seele sowie in der Arzt-Patienten-Beziehung? In der Balint-Arbeit geht es um die Erkenntnisfähigkeit für die individuelle Krankheit wie soziale Situation des Patienten. Um nichts anderes geht es auch in der täglichen Sprechstunde. Vermehrtes Einbauen von Balint-Gruppenarbeit in die Aus-, Weiter- und Fortbildung sowie lebenslange Begleitung eines jeden ärztlich Tätigen, ist demnach nicht nur ein Gebot der Stunde, sondern der Vernunft.

C. Umgang des Arztes mit Fragen der Ethik

(Leitung: D. Ritschl, T. Amon)

Bericht

Silke Bachmann

Wir begannen mit einigen Inputs der Moderatoren. Herr Amon fungierte zunächst als Advocatus Diaboli. Ich skizziere kurz den Gedankengang: Die Frage, nach welchen Kriterien ein Arzt seine erste kleine alltägliche Entscheidung trifft, stellt sich nicht eigentlich. Ich bin damit beschäftigt zu tun und nicht damit, das Tun zu hinterfragen. Probleme sind allenfalls, daß ich unbedingt Patienten brauche (die Patienten brauchen nicht mich, sondern ich brauche sie). Und wie komme ich nicht mit der Justiz in Konflikt? Die Arzt-Patient-Beziehung wird also immer mehr eingeschränkt durch wirtschaftliche Fragen, durch die sozialen und politischen Strukturen und auch durch Fragen nach dem Wissensstand des Arztes. Ethik ist nicht „in". Und schließlich dürfen wir nicht zu grundsätzlich werden. Denn was passierte, wenn wir tatsächlich für Gesundheit sorgten und uns überflüssig machten?

Prof. Ritschl ordnete ärztliche Ethik ein als einen Unterpunkt der Medizinethik. Somit konstituierte sich das Geflecht, in dem wir uns bewegen und das sich wechselseitig beeinflußt aus a) Arzt-Patient-Beziehung, b) Gesundheitsgesetzgebung und Verwaltung, c) Gesundheitserwartung und -verhalten, beeinflußt hauptsächlich von den Medien. Wir konzentrieren unseren Blickwinkel hier im europäischen Kulturkreis hauptsächlich auf die Arzt-Patient-Beziehung. Beispiele aus anderen Ländern (z. B. Abtreibung und 1-Kind-Familie in China, Erschießung von Homosexuellen im Iran) zeigen, daß weltweit die Probleme sehr verschieden gelagert sind. Ethische Fragestellungen in Asien, Lateinamerika und Afrika beziehen sich eher auf Hygiene und Gesetzgebung. Deutlich wird das auch am vergeblichen Bemühen der WHO, wenigstens Minimalstandards der Medizinethik einzuführen. Prof. Seidler aus Freiburg – er ist Medizinhistoriker – berichtete aus einem Forschungsprojekt an seinem Institut, in dem der Frage nachgegangen wurde, ob es „hippokratische Eide" kultur- und epochenübergreifend gibt. Aber überall gibt es das Interaktionsgefälle der Hilfesuchenden, die sich preisgeben, und der Helfer, die auf diese Herausforderung antworten. In der Antwort der Helfenden finden sich zu allen Zeiten und in allen Kulturen ähnliche Aussagen, die den Schutz des Lebens, die Würde des Menschen, den Willen des oder der Hilfesuchenden betreffen, und deren Beachtung Vorrang eingeräumt werden sollte. Es soll kein Schaden zugefügt werden und der oder die Helfende muß selbst vertrauenswürdig sein im Hinblick auf das, was getan wird und wie es getan wird. Das heißt also, überall liegt ethisches Handeln begründet, praktisch begründet in der Arzt-Patient-Beziehung.

Im Anschluß daran diskutierten wir die Ausbildungssituation, in der von Studenten und Studentinnen geradezu verlangt wird, die genannten Punkte dem Patienten gegenüber zu mißachten, wenn sie in klinischen Kursen etwas lernen wollen. Also Strukturzwänge, Egoismus des einzelnen, Nicht-herausfinden-wollen aus dem Netz juristischer Entscheidungen, Handlungen aus Angst, Einschränken vs. eigenverantwortliches Handeln, das etwas riskiert, weil es sich am Wohl des Patienten orientiert. Die Diskrepanz wurde an einem Fallbeispiel deutlich: Soll einem Patienten mit kleinem Vorderwandinfarkt geraten werden, zu Hause zu bleiben, oder soll er ins Krankenhaus gehen, weil es seine Tochter, Medizinstudentin, wünscht?

Im Freundeskreis dreht sich die Diskussion wesentlich um 2 Themenbereiche: Sensibilisierung für ethische Fragen und die Kriterien der Ethik. Zur Frage der Sensibilisierung hörten wir, daß es im angloamerikanischen Sprachraum Pflichtkurse in medizinischer Ethik gibt, und daß im osteuropäischen Raum Ethik als abfragbares Wissen geprüft wird. Unsere Meinung ist, daß es für unsere Situation in Deutschland sicherlich sinnvoller ist, ethische Probleme auf freiwilliger Basis zu behandeln. Berufsmäßige Ethiker, Fachleute, wären wahrscheinlich nur ein Alibi. Wir wünschen uns mehr zusätzliche Vorlesungen, Seminare, Literatur, kurz: Möglichkeiten zum Austausch, um mit dem Hippokratischen Eid nicht alleine dazustehen.

Um die Kriterien der Ethik näher fassen zu können, versuchten wir zu differenzieren zwischen Fragen und Problemen. Fragen lassen sich durch eine einfache Alternativentscheidung beantworten. Es gibt eine richtige Antwort. Probleme dagegen lassen mindestens 2 Antworten zu, die je nach Perspektive Richtigkeit beanspruchen. Es ist Aufgliederung und Denkarbeit nötig; verschiedene Perspektiven und Argumente müssen beleuchtet werden. Durch diese Definition hatten wir uns einen Weg vorgezeichnet, auf dem wir uns konkreten Problemen nähern konnten. Wir taten dies im Rahmen einer Balint-Gruppe. Es ging um künstliche Insemination, um den Konflikt Risiko vs. Krankenhauseinweisung sowie um Sterbebegleitung. Und wesentliche Fragen, die sich uns stellten, waren: Darf ich meine Position durchsetzen in ethischen Fragen- bzw. Problemstellungen? Muß ich meine eigene Position über Bord werfen und mich nach dem Willen des Patienten, der Patientin richten? Lassen sich solche Fragen überhaupt verallgemeinern?

Nur kurz ansprechen konnten wir am Ende die Notwendigkeit oder Nichtnotwendigkeit von Richtlinien, die Ethik auf eine höhere Ebene heben und Anhaltspunkte schaffen könnten für Fragen in der Intensivmedizin und Humangenetik.

Kommentar

Gisela Bockenheimer-Lucius

Unter der Leitung von Prof. Ritschl und Dr. Amon widmete sich unsere Arbeitsgruppe ethischen Fragen im ärztlichen Alltag. Zur Einführung formulierte der Allgemeinmediziner Amon bewußt problematische Aspekte aus seiner Praxis. Er fühle sich mit den ethischen Ansprüchen an seine Rolle als Arzt, so wie sie ihm aus dem Eid des Hippokrates erwachsen, alleingelassen. Wirklicher und realitätsnäher erscheine ihm der betriebswirtschaftliche Aspekt in seiner Praxis und die stete Bemühung, sich nicht in medizinrechtlichen Schwierigkeiten zu verfangen. Sein Fazit lautete: Im Alltag gerät der Arzt leicht in eine opportunistische Haltung, die dafür sorgt, daß die Zahl seiner Patienten groß genug bleibt und ihn vor Konflikten mit der Justiz schützt. Ethik sei im Bewußtsein des Arztes kaum eine Sache des Alltags, sondern werde immer mehr zur Erörterung der „großen Fragen".

Der Heidelberger Theologe und Psychotherapeut Dietrich Ritschl gliederte ethische Fragen in der Medizin in 3 Ebenen: Zunächst sieht er Arzt und Pflegepersonal in Verbindung mit dem Patienten und seiner Familie. Darüber gibt es das Gesundheitsfeld, das von Juristen und Verwaltung bestimmt wird. Schließlich herrscht in unserer Gesellschaft eine Gesundheitserwartung, die durch die Massenmedien, die Magazine, auch Schule und Eltern bestimmt und unterhalten wird. Darüber hinaus ist bei jeder Diskussion über Ethik die Zugehörigkeit zu einem bestimmten Kulturkreis, zu Religion und Geschichte miteinzubeziehen. Wir können unsere Vorstellungen nicht Ländern wie Indien, Marokko oder dem Iran überstülpen.

In der sehr lebhaften Diskussion der Arbeitsgruppe, in der viele Studenten anwesend waren, konnte aber herausgearbeitet werden, daß es in allen Selbstverpflichtungen der Ärzte einige Forderungen gibt, die in allen Kulturen anerkannt sind, und die in der Herausforderungssituation zwischen Arzt und Patient begründet liegen. Hier wurde von seiten der Studenten sehr beklagt, daß in der Ausbildung ethische Fragen zu wenig berücksichtigt und diskutiert werden. Es bestand aber Einigkeit, daß es den „Ethiker" in der Medizin nicht in der Form geben darf, daß er zum Alibi für die anderen Disziplinen werden könnte, sondern daß vielmehr die Diskussion fächerübergreifend aus der Situation heraus geführt werden muß.

In einem 2. Arbeitsabschnitt wurden dann spezielle Probleme der Ethik in der Medizin anhand konkreter Fallbeispiele analysiert. Der spannungsreiche Konflikt, der entsteht, wenn der Arzt aus Überzeugung dem Willen des Patienten nicht nachkommen möchte, wurde ebenso diskutiert und mitempfunden wie Entscheidungskonflikte zwischen verschiedenen Therapieformen, etwa auf der Intensivstation. Im klinischen Alltag tauchen auch immer wieder Fragen nach einer würdigen Sterbehilfe auf. Ist es beispielsweise Aufgabe des Arztes, von sich aus über Sterben und Tod zu sprechen?

Viele Unsicherheiten im mitmenschlichen, vertrauenswürdigen und respektvollen Umgang mit dem Patienten führten im Verlauf der Diskussion zu grundsätzlichen Überlegungen, wodurch eine ethische Frage definiert ist.

Der besondere Wert unserer Gruppenarbeit lag ganz zweifellos in der Ermutigung zu weiteren Gesprächen.

D. Umgang des Arztes mit Partnerschaft und Sexualität

(Leitung: M. Müller-Küppers, G. Härter; H. Molinski, J. Barlet)

Berichte

Rudolf Kutz

Unsere Gruppe hat sich mit der sog. Intimsphäre beschäftigt, woraus man schließen könnte, daß es auch noch andere Sphären am Menschen gibt. Unser Tag verlief sehr unterschiedlich. Wir haben 3 Phasen durchlaufen. Einmal versuchten wir Sexualität durch Sprache zu erleben. Dann befaßten wir uns mit Fällen. Und schließlich, weil diese Fälle ein bißchen suspekt waren, wollten wir wieder zurückkehren und Sexualität an uns verbal erleben. Anscheinend ist es ja so, daß selbst, wenn es ein Wort gibt für das, was wir da irgendwo haben, es doch äußerst schwer zu sein scheint, dies auch auszudrücken. In gewissen Situationen kommt es dazu, daß man sich auf eine abstrakte Ebene zurückzieht und sagt: „das ist ein Penis" oder „das ist eine Vagina". Und diese sprachliche Form des Ausdruckes heißt, sich auf eine Ebene von Nicht-erleben-wollen zurückzuziehen.

Anne Lasser, Roderich Bethmann und Hans-Peter Olma

– „Sie lachen, wahrscheinlich geht's Ihnen ähnlich wie uns: Es ist wirklich ein schönes Thema. Und wenn ich da frei assoziieren darf, fällt mir spontan ein: Verständnis, Vertrauen."
– „Das hatten wir, ja."
– „Geleimtsein, Wut, Ärger, Enttäuschung."
– „Ja, das gab's auch viel."
– „In der Gruppe?"
– „Ja, ja."
– „Sympathie im wahrsten Sinne des Wortes."
– „Ja, hatten wir auch."
– „Machtstrukturen, Traurigkeit und Bestürzung."
– „Ja, das auch."
– „Alles in der Gruppe?"

– „War alles da."
– „Läßt sich vielleicht als ein Resümee abschließend darstellen: Für eine Balint-Gruppe hatten wir eine etwas ungünstige Altersstruktur. Doch haben wir aus einem evtl. vorhandenen Informations- und Erfahrungsdefizit heraus das für uns Bestmögliche gemacht. Das heißt, wir haben gelernt, die Schwierigkeiten bei der Verbalisierung der Inhalte von Partnerschaft und Sexualität nicht bei unseren Patienten, sondern bei uns selbst zu finden. Im umfassendsten Sinne haben wir damit in der Gruppe heute Partnerschaft und Sexualität erlebt."

Kommentare

Georg Härter

Problematisch ist das Thema deshalb, weil es immer noch tabuisiert, intim und privat sowie sprachlich schwer zugänglich ist, was auch die Gruppe demonstrierte. So kann man „Sexualität durch Sprache [zu] erleben" (s. Bericht von R. Kutz) eben gerade *nicht!* Wenn ein Paar zur Sexualberatung zum Hausarzt kommt, dann wird Hilfe erwartet. Dabei genügt es nicht, „daß man sich auf eine abstrakte Ebene zurückzieht" (Kutz), denn Störungen der Sexualsphäre, also indirekte oder direkte sexuelle Funktionsstörungen, stellen klassische psychosomatische Krankheitsbilder dar. Gezieltes therapeutisches Handeln setzt dabei auch Basiswissen voraus, was bei vielen Teilnehmern fehlte, denn sie wollten „Sexualität an uns verbal erleben" (Kutz).

Richtig ist, daß für viele Ärzte die Paarberatung und das Paargespräch in der Sexualberatung nach wie vor keine alltägliche Situation darstellt. Das Erfahrungswissen der Praxis lehrt, daß psychische Ursachen sich im körperlichen Bereich auswirken und äußere Einflüsse häufig Störungen im Sexualleben bewirken. Hinzu kommt die soziale Komponente, denn die Sexualität spielt sich auf der Beziehungsebene ab, wobei eine Wechselwirkung zwischen Partnerschaft und Sexualität besteht. Zwangsläufig müssen sich Beziehungsstörungen auf die Sexualität auswirken im Sinne funktionaler Dysfunktion. Hausärztliche Beratung zielt dabei darauf ab, dem Paar durch Annahme und Wertschätzung, durch emotionale Wärme und durch die eigene Echtheit zu Einsichten zu verhelfen. Es ist die hausärztliche Zuwendung, die den Patienten bei der Paarberatung das Gefühl gibt, angenommen, verstanden und in guten Händen zu sein. *Wo* man dies lernen kann, *wie* man ein solches Gespräch der Sexualberatung richtig führt und *welche* Fehler man vermeiden sollte, waren meine Überlegungen zur Darstellung typischer Krankengeschichten aus der Allgemeinpraxis. Diese Vorstellung wurde leider nicht angenommen, „weil diese Fälle ein bißchen suspekt waren" (Kutz) – eine mir unverständliche Aussage. So wurde noch nicht einmal die große Bedeutung sowohl in diagnostischer als auch in prognostischer Hinsicht sichtbar, die bei

Beginn jeder Sexualberatung in der szenischen Information liegt. Die Art und Weise, wie das Paar in meine Sprechstunde eintritt, die Haltung der beiden, die Höflichkeit, mit der sie sich behandeln, die Übernahme der aktiven Rolle bei der Eröffnung des Gespräches erlauben eben jene wertvollen Einblicke in die Bedeutung der Partnerbeziehung, in Fragen von Nähe und Distanz, Abhängigkeit und Dominanz bis hin zur Polarisierung. Keinesfalls gilt für mich, „in gewissen Situationen kommt es dazu, daß man sich auf eine abstrakte Ebene zurückzieht" (Kutz). Denn wer so formuliert, macht eigene Wissensdefizite wirklich deutlich und ist weit weg von Empathie. Vieles ist in dem sensiblen Bereich „Partnerschaft und Sexualität" besonders wichtig und sollte vermehrt bewußt gemacht werden mit dem Ziel, sich als Arzt auf solche Anforderungen der Patienten einzulassen und sich dabei sicherer zu fühlen – eine Chance, die in dieser Arbeitsgruppe leider nicht erkannt wurde.

Jörg Barlet

I. Nach einem ausführlichen Statement des Allgemeinmediziners über die Wichtigkeit des Ansprechens der Sexualität in der Allgemeinpraxis, wurde dies von dem Psychiater aufgegriffen und dann gleich in eine Gruppenarbeit übergeleitet. Die Gruppe war mit 25 Teilnehmern sehr groß, bestand fast nur aus Studenten, mit Ausnahme von 2 älteren Kollegen. Eine Studentin stellte ihre Schwierigkeiten dar, das Thema Sexualität mit einem Patienten anzusprechen. Die Gruppe griff dies auf, brachte ihre Eigengefühle ein, wobei die beiden Leiter leicht lenkend weiterführten. Am Ende der 1. Sitzung waren 2 Studenten darüber ungehalten, daß die älteren Leiter immer wieder „autoritär" durch das Thema führten.

II. Während des 2. Abschnitts wurde von der Gruppe das Thema fortgeführt, wobei ein weiterer Student eigene Problematik einbrachte. Nach einer gewissen Zeit lief das Gespräch über die Diskussion im Kreise bzw. lief sich tot. Es wurden Anregungen und Hilfen gegeben, wobei sich jedoch der Psychiater wie „ein Diener stillschweigend" verhielt.

III. Nachdem dies weiter problematisiert wurde, diskutierte der Psychiater wieder mit. Es wurde nun geklärt, wie die Interaktion der Gruppe vor sich gegangen war und welche Aggression das Thema „Sexualität und Partnerschaft" in der Gruppe hervorgerufen hatte, besonders nachdem die Gruppe sich alleingelassen fühlte.

Resümee

Es wurde hier eine frische Gruppenarbeit durchgeführt; Fallgruppe war fast zu wenig, eher muß von einer Selbsterfahrungsgruppe ohne Supervision gesprochen werden. Sicher z. T. durch die Jugend der Gruppe bedingt, kam die Unsicherheit über das Thema besonders gut heraus. Allerdings haben selbst Umfragen bei Gynäkologen einen größeren Prozentsatz an Kollegen mit Unsicherheit als mit Sicherheit ergeben. Es war zwar nicht möglich, vielleicht auch nicht nötig, Sexualität und Partnerschaft an einzelnen Fallbeispielen darzustellen und zu erläutern, es war jedoch bewußt gemacht worden, und besonders die Studenten haben gelernt, die Schwierigkeiten bei der Verbalisierung der Inhalte von Partnerschaft und Sexualität zu sehen. Dies fanden sie in diesem Falle nicht bei den Patienten, sondern bei sich selbst. Besonders anschaulich wurde dies dargestellt, als 3 Studenten einen Sketch als Bericht über die Arbeitsgruppe brachten und von Wut, Ärger, Enttäuschung, jedoch auch von Sympathie, von Machtstrukturen, Traurigkeit und Bestürzung sprachen. Der Sketch schloß mit dem Satz: „Im umfassendsten Sinne haben wir damit in der Gruppe heute Partnerschaft und Sexualität erlebt."

Es war eine gute Gruppenarbeit.

E. Umgang des Arztes mit Präventions- und Rehabilitationsgruppen

(Leitung: A. Wiesemann, B. Geue)

Bericht

Armin Wiesemann

Trotz meiner Moderatorenrolle wurde ich gebeten, aus und von unserer Arbeitsgruppe zu berichten. Wir haben uns geeinigt, einzelne Bereiche der umfangreichen Thematik – dem Anliegen der Teilnehmer entsprechend – bevorzugt zu diskutieren. In unserer Gruppe waren Kenntnisstand und Interessenschwerpunkte recht unterschiedlich; Gruppenarbeit in der Prävention und Rehabilitation wurde jedenfalls befürwortet.

Auf der Basis der einführenden Hinweise zum Thema wurden in der Arbeitsgruppe im Dialog folgende Ergänzungen und Stellungnahmen erarbeitet:

1. *Begriffe:* Nach der Diskussion über Risikofaktoren und gesundheitsförderndes Verhalten wurde mit einer gewissen Zurückhaltung der Begriff „Verhaltensmedizin" akzeptiert. Die Arbeitsgruppe konnte sich auch auf die Aussage einigen, daß Verhaltensmedizin einen ganzheitlichen alternativen Weg der Patientenführung zeigt, der „Alternativmedizin" überflüssig macht.
2. *Begründung für die Gruppenarbeit:* Motivation *zur* Verhaltensänderung und *während* der Verhaltensänderung (z. B. zur Senkung von Risikofaktoren) wurden als wichtige unterschiedliche Kriterien der Gruppenarbeit (nach H.-D. Basler) akzeptiert. Dabei kam auch das Gespräch auf die Sehübungsgruppen nach Schultz-Zehden, der die Gründe für eine psychosomatische Augenmedizin darstellte.
3. *Krankheits- und verhaltensbezogene Gruppenprogramme:* Weiss wies darauf hin, daß gerade in der Prävention der verhaltensbezogene Aspekt aus eigener Verantwortung heraus von großer Bedeutung sei, weil der eigene Erfolg auch neuen Lebensmut bringe.
4. *Gruppengespräch:* Es wurde daran erinnert, daß neben den Elementen Vertrauen, Echtsein, aktives Zuhören andererseits auch die Steuerfunktion eines Gruppenleiters zur Geltung kommen muß, um das Ziel nicht aus dem Auge zu verlieren. Der Gruppenleiter sollte Selbstwahrnehmung und Selbstkritik üben, um den individuellen Bedürfnissen von Patienten in Präventions- und Rehabilitationsgruppen besser gerecht zu werden.

5. *Sachprogramm:* Die Arbeitsgruppenteilnehmer kamen überein, daß das Sachprogramm inhaltlich strukturiert und definiert sein muß, damit die Ziele der gemeinsam Betroffenen zu Beginn des Programms klar und deutlich artikuliert werden können. Darüber hinaus sollte außerdem ein kurzer thematischer Überblick über das gesamte Gruppenprogramm gegeben werden, damit jeder weiß, was ihn erwartet.
6. *Ausrichten ärztlich verantworteter Gruppenarbeit:* Intensivierung der Gruppenarbeit und damit auch eine Zunahme des Erfolgs kann nur durch Motivationen weiterer Ärzte mit entsprechendem Interesse erfolgen. Hier sind Fortbildungsangebote erforderlich. Außerdem wird für die weitere Gruppenarbeit eine Einbindung in einen kollegialen Erfahrungsaustausch im Rahmen von Arbeitsgemeinschaften als wünschenswert angesehen. Die Bedeutung der Balint-Gruppen-Arbeit wurde in diesem Zusammenhang noch einmal unterstrichen.

Resümee im Sinne eines Konsenses der Arbeitsgruppe

Qualifiziert sich der Arzt für den Umgang mit Präventions- und Rehabilitationsgruppen, bringt er das nötige Interesse an psychologischen Gruppenverfahren mit, so ergeben sich neue Chancen für Arzt und Patient: Der Arzt wird Erfolge mit der sprechenden Medizin erzielen und dabei einer weiteren Demontage des ärztlichen Berufsbildes, insbesondere von seiten einer allzu pharma- und technikfeindlichen Alternativmedizin, vorbeugen können; der Patient seinerseits hat in der Gruppe eine neue Chance bekommen, falsche Lebensgewohnheiten abzulegen und einen neuen gesundheitsfördernden Lebensstil einzuüben. Arzt und Patient können so ihre Zusammenarbeit verbessern und bekommen neue Einsichten in psychosomatische Zusammenhänge bei der Bewältigung chronischer Krankheiten.

Kommentare

Georg Weiss

In den Gesprächen über den „Umgang des Arztes mit Präventions- und Rehabilitationsgruppen" wurde bei ambulanten „Herzgruppen" auch auf den Unterschied zu den Selbsthilfegruppen eingegangen. „Herzgruppen" werden oft mißverständlich als Selbsthilfegruppen (SHG) bezeichnet, obwohl sie einen Arzt als Gesamtgruppenleiter und dazu den Übungsleiter haben.

Selbsthilfegruppen, insbesondere Gesprächsselbsthilfegruppen, aber sind eine Gemeinschaft von Betroffenen *ohne* Experten. Sie werden nicht von professionellen Helfern geleitet. Ihre Hauptmerkmale sind: Selbstbetroffenheit, Selbsthilfe *vor* Fremdhilfe, Kostenlosigkeit, kontinuierliche Teilnahme meist über Jahre, um als chronisch Kranker eigener Experte im Kranksein zu werden und als bedingt Gesunder mit den entsprechenden Behinderungen sinnvoll leben zu lernen. Dieser Erfahrungsaustausch von Betroffenen untereinander kann Kraft und Hoffnung zur Lösung der eigenen Probleme geben. Gelegentlich werden dabei Fachleute zu bestimmten Fragestellungen hinzugezogen. Aus über Jahre hinweg gewonnenen persönlichen Erfahrungen haben W. Schultz-Zehden und ich Beispiele der Zusammenarbeit von Ärzten mit Krebskranken (Frauenselbsthilfe nach Krebs e.V., Ilco) und Suchtkranken (Anonyme Alkoholiker als Ursprung der modernen SHG-Bewegung im Gesundheitsbereich) eingebracht.

Zur Förderung dieser Brückenbauarbeit mit Selbsthilfegruppen, die auch in den „Gesundheits- und Sozialpolitischen Vorstellungen der Deutschen Ärzteschaft" veröffentlicht ist (Deutscher Ärztetag 1986), können zur praktischen Umsetzung im Alltag folgende Empfehlungen herausgestellt werden:

1. Persönliche Kontaktaufnahme *vor Ort* mit bestimmten Selbsthilfegruppen. Denn *die* Selbsthilfegruppe gibt es genausowenig wie *den* Arzt, und wer sich kennt, arbeitet besser zusammen. Teilnahme an Gruppenabenden, auch als Referent, wenn dies gewünscht wird.
2. In Beratungsgesprächen chronisch Kranken und ihren Angehörigen als Hilfe zur Krankheits- und Schicksalsbewältigung die Teilnahme *empfehlen*. Der Kranke entscheidet danach selbst.
3. *Fortbildung zum Anfassen*. Auf- und Ausbau der Fortbildung von Ärzten und anderen professionellen Helfern gemeinsam mit erfahrenen Mitgliedern aus Selbsthilfegruppen. Nutzung der hierbei bereits erarbeiteten Erfahrung in Schrift und (bewegtem) Bild, z. B.:
   – „Miteinander reden. Brustkrebskranke Frauen sprechen mit Experten" (Springer-Verlag 1986; Film: ICI, Plankstadt),
   – „Abhängigkeit und Befreiung. Alkoholabhängige und Ärzte im Gespräch" (Springer-Verlag 1988; Film: Galenus, Mannheim [filmische Mitschnitte aus Monte Verita-Gruppen, s.a. S. 78]).

Wolfgang Schultz-Zehden (aus einem Brief)

Nach Berlin zurückgekehrt, möchte ich Ihnen doch noch einige Gedanken zu der Veranstaltung in Heidelberg mitteilen.

Mir fiel auf, daß die Allgemeinmedizin auf dieser Tagung die einzelnen Organe recht erheblich links liegen ließ. Wie Sie wissen, bin ich Augenarzt und spreche natürlich auch in eigener Sache. Die Veranstaltung, die mir, wie voriges Jahr auch schon, sehr gefallen hat und mich in meinen eigenen Gedanken über die psychosomatische Realität weitergebracht hat, muß auch die Organspezialität mit integrieren, denn sonst fühlen sich bei diesen Veranstaltungen die Fachärzte vollständig ausgeklammert. Und so meine ich auch darauf hinweisen zu sollen, daß es von den einzelnen Organen und dem Wissen um die Krankheit des einzelnen Organs in bezug auf den gesamten Menschen sehr viele Informationen auch für die Allgemeinmedizin geben kann. Es wird immer nur von der kardiologischen oder auch von der rheumatischen Genese oder von der Krebsgenese gesprochen, die anderen Dinge fallen dann leider doch heraus.

Es war mir ein Anliegen, diese Gedanken mitzuteilen.

F. Umgang des Arztes mit Familien

(Leitung: P. Helmich, H. Ferner; F. Kröger, S. Schlosser)

Berichte

Helga-Marie Karsten

Ich finde es ein bißchen bedauerlich, aber es war leider in unserer so sehr positiven Gruppe nicht möglich, einen der spontanen jungen Menschen aufzutun, um hier zu sprechen. So muß ich als sicher weitaus Älteste das tun. Aber ich hoffe, ich kann dies zufriedenstellend auch für die anderen mittun. Wir haben uns die „Klaviergruppe" getauft, weil wir am Nachmittag den Klavierspieler in unserem Restaurant ertragen haben. Trotz seines intensiven, nicht steuerbaren Spiels haben wir gute Gruppenarbeit geleistet. Ich bin beauftragt worden, zunächst ein paar Appelle vorzutragen. Und zwar hat in einer Rundfrage zum Schluß die Mehrheit festgestellt, daß sie ein wenig mehr praktische Arbeit und ein bißchen weniger Theorie besser gefunden hätte. Wir waren uns einig, daß unsere Gruppe, als solche überwiegend Studenten, ein paar ältere niedergelassene Kollegen, eine Hebamme und ein Sozialarbeiter, ein sehr positives Team waren. Ich glaube auch, daß unsere beiden Leiter, Prof. Helmich als Allgemeinarzt mit Psychotherapie, und Herr Ferner als psychologischer Experte für Familientherapie sich gut ergänzen.

Zu Beginn wurde von einer niedergelassenen Kollegin eine Familiensituation angesprochen, die wir in einem Rollenspiel vergegenwärtigten. Wir haben eine Familie – Vater, Mutter und 2 Kinder – dargestellt. Ich habe so etwas zum 1. Mal erlebt, es war faszinierend. Vor allen Dingen hat die Kollegin, die zunächst den Therapeuten spielte und dann abgelöst wurde, festgestellt, „ja, es war ja so, als hätten wir alle die Familie *gekannt.* Wir haben uns sehr hineinvertieft. Wir haben aus nächster Nähe die Unsicherheit erlebt, die von der Ärztin und den Patienten ausgeht. Es kam dann die Frage auf, ob wir als Allgemeinärzte Familientherapie betreiben müssen. Ist es nicht zunächst leichter, auch am einzelnen Patienten die Problematik aufzurollen? Wir haben festgestellt, daß das im überwiegenden Teil wohl möglich wäre, daß es aber für den Erfahrenen unschätzbar informativ ist, die Familie als Gruppe vor sich sehen und mit ihr arbeiten zu können. Wir haben eine durch Herrn Ferner gelenkte Erfahrung gemacht, die für uns alle sehr neu war: das kurzfristige Stehen des Therapeuten hinter den einzelnen Gruppenmitgliedern, hinter der Familie, hinter den je Einzelnen, und aus dieser Position heraus mit ihm zu fühlen. Eine ganz neue Erfahrung, als die uns Ärzten übliche Erfahrung des Gegenüberstehens.

Am Nachmittag haben wir noch allgemeine familienmedizinische Dinge angesprochen. Vor allen Dingen die schwierige Begleitung zum Tode, mit dem hoffnungslosen Patienten, mit dem sehr alten Patienten. Darf ich mit dem Patienten über den Tod sprechen? Bin ich gebunden, wenn die Angehörigen mir das verbieten? Es kam auch da sehr viel Gefühlvolles, viel Nähe auf. Wir sind auseinandergegangen als eine sich familiär nahegekommene Gruppe und würden solch ein familientherapeutisches Seminar im nächsten Jahr wieder begrüßen.

Birgit Dustmann

Zunächst stellten 2 Gruppenmitglieder 2 Fälle vor, und wir haben dann unter Anleitung der Gruppenleiter in Rollenspielen gearbeitet. Es ist uns z. T. ganz schön unter die Haut gegangen, wir waren hinterher fix und fertig. Keiner wollte Bericht erstatten. Deswegen wird das auch sehr kurz ausfallen. Die Fälle darzustellen hat nicht viel Wert, weil das aktive Erleben fehlt. Wir können auch keine allgemeinen Rezepte vorlegen. Für uns Gruppenmitglieder ist klar geworden, in welchem Ausmaß selbst relativ banal erscheinende Interventionen, wie das Einbestellen eines Familienmitglieds zu Einzelgesprächen, das ganze Familiengefüge in Bewegung bringen kann. Ich denke auch, diese Erfahrung hat ein wenig Mut gemacht, das rohe Ei „Familie", wie es mehrfach beschrieben wurde, anzupacken. Und zwar nicht mit dem Anspruch, Familientherapie zu betreiben, was sicher den einzelnen Praktiker überfordert, sondern einfach, um ein Familiengespräch zu gestalten und damit einen kleinen Anstoß zu Veränderungen des ganzen Systems zu geben. Auch um selbst besser zu verstehen, welche Dynamik das Symptom des betroffenen Patienten hat.

Kommentar

Siegfried Schlosser (aus einem Brief)

Es fällt mir schwer, einen Kommentar abzugeben oder gar Ergebnisse mitzuteilen. Woher kommt diese Sprachlosigkeit? Mir fällt dazu ein, daß die Arbeitsgruppe, die ich mit Herrn Kröger zusammen geleitet habe, ein Experimentierfeld darstellte. Aus meiner Sicht ist das Ganze gut gelungen.

Vieles, was in der Arbeitsgruppe abgelaufen ist, ist meiner Meinung nach sehr zerbrechlich, und es erscheint mir angemessen, vorsichtig damit umzugehen. Außerdem ist es sehr schwer, wenn nicht gar unmöglich, eine systemisch arbeitende Gruppe in einem Kommentar darzustellen.

Der kurze, prägnante Bericht von Frau Dustmann enthält alle mir wichtigen Aspekte, die Schwierigkeit, Erlebtes in Sprache zu übersetzen. Was passiert, wenn Betroffenheit „erklärt" wird?

Meine Schwierigkeit, „Ergebnisse mitzuteilen", ähnelt dem Ergebnis der Gruppe, keine Rezepte vorlegen zu können. Wichtig erscheint mir, daß selbst kleinste Details ganze Beziehungsgefüge verändern können.

Für mich ist es eine sehr schöne Erfahrung und eine Bereicherung, erlebt zu haben, wie in solch begrenztem Rahmen eines „Wochenendkongresses" Menschen mit unterschiedlichster Berufserfahrung konkret kreativ gearbeitet haben.

Dem Bericht von Frau Dustmann wäre nichts hinzuzufügen? Nun habe ich es aber doch getan.

G. Umgang des Arztes mit systemorientierter Allgemeinmedizin

(Leitung: B. Frederich, H. A. Zappe)

Berichte

Peter Kluge

Anknüpfend an den Vortrag von Herrn Zappe hatte die Arbeitsgruppe die Aufgabe, kybernetische Denkmodelle auf ihre Anwendbarkeit in der Allgemeinmedizin hin zu untersuchen. Herr Frederich stellte als Beispiel ein System vor, mit dem er Familientherapie betreibt (s. S. 167 ff.). Zunächst war die Einfachheit dieses Systems und die damit erzielten Erfolge beeindruckend. Im Verlauf des 2. Teils der Gruppensitzung wurden jedoch Zweifel an der generellen Anwendbarkeit laut. Offensichtlich war hier das (lineare) Kausalitätsdenken der Beteiligten ein Hindernis, den Referenten zu verstehen. Kybernetische Denkmodelle sollten frei von jedem Kausalitätsbetrachten und damit auch von Schuldzuweisung sein. Die Gruppe wünschte sich sodann mehr Fallbeispiele. Ein solches Fallbeispiel wurde von einem Gruppenteilnehmer vorgetragen. Er versuchte, eine eigene systemische Betrachtungsweise auf einen gemeinsamen Nenner mit dem vorgetragenen System zu bringen. Hier ergab sich eine lebhafte Diskussion im Sinne von Balint, mit dem Fazit, daß kybernetische Systeme eine großartige Therapiehilfe sein können, aber auch die Gefahr einer zu starken Erfolgserwartung mit sich bringen.

Annegret Bellmann

Herr Frederich hat am Anfang 4 Fragen genannt, die er Patienten stellt, um deutlicher herauszubekommen, in welcher Situation die Symptome entstanden sind und welche Funktion diese haben. 1. Was hat sich in Ihrem Leben verändert, bevor Sie die Krankheit bekamen? 2. Wenn die Symptome noch stärker würden, was wäre dann? Wie würde sich Ihr Leben verändern? 3. Wie würde sich Ihr Leben verändern, wenn die Symptome wegfallen würden (eine spontane Antwort eines Patienten war z. B.: Wenn ich den Hexenschuß nicht mehr hätte, müßte ich meiner Frau im Garten helfen)? 4. Wann war es das letzte Mal, daß Sie etwas Schönes erlebt haben? Da es Patienten gibt, die sehr viel klagen und ihren Zugang zum Arzt nur durch ihre Krankheit finden, ist es möglich, mit dieser Frage einen anderen Zugang zum Patienten zu bekommen. Also nicht über das Schwere, über die Krankheit, sondern über etwas Schönes.

Wenn ich das Bild einer Bergbesteigung nehme – man steigt an, strengt sich an, um nachher oben auf dem Berg etwas Schönes zu erleben, eine schöne Aussicht zu haben, und steigt dann wieder ab – dann war bei uns der Anstieg sehr schön. Doch dabei sind wir in ein Seitental hineingerutscht. Es wurde uns ein Modell vorgestellt von Lageorientiertsein und Handlungsorientiertsein. Das ist etwas, was wir eigentlich alle kennen: die Spannung zwischen aktiv und passiv, Einsamkeit und Gemeinschaft, Freiheit und Bindung. Dies wurde dann typisiert, dargestellt in einer Graphik und abgegrenzt, sehr schematisch. Anschließend sollten wir versuchen, uns in einem Quadranten der Graphik wiederzufinden, um zu sehen: bin ich eher handlungs- oder lageorientiert, aktiv oder passiv? Fürchte ich mich vor Schwäche oder vor Fehlern? Aus diesem Seitental sind wir schließlich erfolgreich herausgekommen, wieder hin zur Bergspitze, indem wir, wie mein Vorredner schon sagte, ein Fallbeispiel aufgenommen haben. Und das Ganze hat sich schließlich wie eine Balint-Gruppe gestaltet. Es war sehr lebendig, sehr lebhaft, mit vielen interessanten Ideen.

Was ich noch anfügen möchte, ist ein Gedanke, den ich interessant fand, auch für Leute, die unter uns sind und Neurodermitis haben oder zumindest diese Diagnose gesagt bekommen haben (es ist ja die Frage, wie Diagnosen zustande kommen). Herr Frederich hat den Begriff „Doppelseitigkeit der Haut" genannt. Der eine Partner wünscht sich Nähe, Hautkontakt zum anderen Partner oder zum Kind, der andere Partner möchte das nicht, erwidert das nicht. In einer Ersatzhandlung sucht der eine Partner dann das Kind, um die entsprechende Wärme oder Nähe und den Hautkontakt zu haben, der andere nicht. Aus diesem Mißverhältnis reagiert dann das Kind mit seiner eigenen Haut. Das fand ich einen sehr interessanten Gedanken.

Rings um ruhet die Stadt; still wird die erleuchtete Gasse,
 Und mit Fackeln geschmückt, rauschen die Wagen hinweg.
Satt gehn heim von Freuden des Tags zu ruhen die Menschen,
 Und Gewinn und Verlust wäget ein sinniges Haupt
Wohlzufrieden zu Haus; leer steht von Trauben und Blumen,
 Und von Werken der Hand ruht der geschäftige Markt.

Friedrich Hölderlin, aus „Brot und Wein" (1801)

Epilog

Hansjakob Mattern

Bewußt haben wir bei dieser Arbeitstagung an die „Heidelberger Schule" erinnert, deren Wirkungen in geradezu revolutionierender Weise zum Umdenken in der Medizin von heute und morgen führen können. Der Brückenbau zur Psychosomatik bedeutet nicht, Wege zu einem „neuen" Fach zu suchen, sondern zu einer Heimstätte für ein Gedankengut an unserer Universität, das *allen* Fächern gemeinsam sein sollte.

Auch Viktor v. Weizsäcker, neben Ludolf v. Krehl und Richard Siebeck einer der Träger dieser psychosomatischen Gedankenwelt, sah das so, wenn er mit der „Psychosomatik" noch nicht den Dualismus Descartes' überwunden glaubte. Denn seine „anthropologische Medizin" ist in ihrer Forderung viel radikaler. Er, Weizsäcker, wollte eine allgemeine Pathologie, die jede Krankheit als ein Produkt des ganzen Menschen sieht: von Körper, Seele, Geist, Geschichte und Gesellschaft (v. Weizsäcker 1956). Seine Forderung, „das Subjekt in die Medizin [wieder] einzuführen", wurde vorbereitet durch seinen Lehrer Ludolf v. Krehl, dessen häufig zitierte und für uns wohl bedeutungsvollste Aussage lautete: „Krankheit als solche gibt es nicht, wir kennen nur kranke Menschen" (v. Krehl 1929). In allen Referaten und Arbeitsgruppen dieser Tagung bekannte man sich in vielfältiger, auch unterschiedlicher Weise zu dieser Aussage.

Meine Kollegen von der Allgemeinmedizin und mich, wie auch unsere Gesprächspartner von der Psychosomatik, bewegten bei der Planung dieser Arbeitstagung ganz konkrete Überlegungen, die von einer seit den Tagen Krehls völlig veränderten medizinischen Landschaft ausgingen: Der Panoramawandel der Krankheiten, Veränderungen im Patient-Arzt-Verhältnis und der gesellschaftlichen Situation überhaupt. Vor 40 Jahren schon hat Viktor v. Weizsäcker diese Veränderungen und ihre weitreichenden Auswirkungen für Medizin und Gesellschaft vorausgeahnt. Die Beherrschung dieses Wandels setzt nun ein anthropologisches Menschenbild voraus, das in seiner umfassenden Forderung auch den Mut verlangt, da und dort gegen den Strom einer zeitgenössischen Medizin zu schwimmen, die sich noch immer auf dem Weg der Fragmentierung und Spezialisierung befindet. Allzu leicht vergißt dabei der Arzt, daß er es nicht nur mit einem kranken Organ, sondern mit einem ganzen Menschen zu tun hat.

Schließlich war unser Symposion ein Anruf an unsere jungen Kollegen und an alle diejenigen, die mit uns am Krankenbett stehen. Ihre Antwort hat unsere Erwartungen weit übertroffen. Doch bleibt die kritische Frage nach wie vor an uns gerichtet: Sind wir auf dem rechten Weg? Oder ist es das Irrationale, das noch nicht Begreifbare einer „anderen" Medizin, das sie kommen ließ? Daher scheint es mir sinnvoll, abschließend und zugleich fortführend das Grundsätzliche einer anthropologischen Medizin aufzuzeigen.

Die von Weizsäcker eingeleitete Einführung der Psychologie in die Medizin, d. h. die „Einführung des Subjekts" in das Patient-Arzt-Verhältnis, ist sicherlich von elementarer Bedeutung. Nach seinen Vorstellungen ist eben Krankheit keine zufällige Störung des „materiellen Apparates", sondern eine „Äußerung des Menschlichen im Menschen". Hierin ist Weizsäcker, was den Zugang zum Menschen angeht, wohl den Ideen Freuds nahe, mit dem er sich persönlich und in zahlreichen Briefen auseinandersetzte (v. Weizsäcker 1954).

Der Umgang des Arztes mit dem Kranken (oder sich krank Fühlenden) wirft die Frage nach der Subjektivität beider Partner auf. Schwierigkeiten liegen in beiden. Der Kranke hat häufig keinen Bezug zur eigenen Krankheit, auch nicht zur eigenen Gesundheit. Wird er krank, so fühlt er sich als zufälliges „Opfer" eines pathologischen Keimes, eines Virus oder eines unglücklichen genetischen Programms. Das Krankmachende wird als Einwirkung von außen empfunden. Auch die Heilung ist ein „von außen" verursachter Prozeß. Er wird gesteuert durch den Arzt, dessen Tun sich scheinbar auf die Beseitigung der Störung durch technische oder pharmakologische, äußere Hilfsmittel richtet. Weizsäcker spricht von der Es-Stellung gegenüber der Krankheit. Ein Nicht-Ich, ein unangenehmes Ereignis, ist es scheinbar, das sich von außen gegen den Organismus wendet. Wie oft klammert sich der Kranke an dieses „Es", um dem „Ich" zu entfliehen.

Auch der Arzt läßt sich leicht auf diesen Pfad des geringsten Widerstandes führen. Hier beginnt auch der Weg in eine neue medizinische Dimension, auf dem sich Patient und Arzt als Subjekte partnerschaftlich begegnen können. Ein schwieriger Weg, der – mit dem Gestaltkreis (v. Weizsäcker 1950) im voraus beschrieben – lineares Denken mit geradlinigen Kausalzusammenhänge für ein zirkuläres, systemisches Denken aufgibt. Dies setzt den Erwerb psychosozialer Kompetenz für biographische Zusammenhänge voraus. Letztendlich wächst so das Verständnis für die Aussage Weizsäckers (1954): „Nichts Organisches hat keinen Sinn, nichts Psychisches hat keinen Leib." Damit kommt in eindringlicher Weise die Einsicht zum Durchbruch, daß Lebendiges im dualen Schematismus der Wissenschaften nicht begriffen werden kann.

Diese Aussage Weizsäckers ist ein Vermächtnis, auf das Schipperges zu Beginn dieses Buches hinweist, ein Vermächtnis, das sich „in seiner ganzen Dramatik erst in unseren Tagen zu entfalten beginnt".

Noch stehen wir durch die Entwicklung der Technologie im Bann galoppierender Spezialisierung und Subspezialisierung. Weltweit beginnt man die grundlegenden Veränderungen der medizinischen Landschaft zu erkennen, und man beobachtet zunehmend, daß Gesundheit und Krankheit zu oft Folgen der Lebensführung, der Haltungen und Wertvorstellungen der Gesellschaft sind. Ebenso beginnt man zu begreifen, daß es unumgänglich ist, eine breite, für alle Ärzte gültige Grundausbildung zu schaffen, und erst danach können Spezialisierungen stattfinden. Zu dieser Grundausbildung ist die Allgemeinmedizin am ehesten aufgerufen. Auch dazu, das vereinfachende Konzept eines Leib-Seele-Dualismus zu verlassen zugunsten einer Anthropologie, in der der Mensch „auf seine Weise Mittelpunkt eines Geflechtes von Beziehungen ist, deren spezifisch menschliche Merkmale Geschichtlichkeit, Mitmenschlichkeit, Sprachlichkeit, Selbstgewißheit, Sinn- und Wertbezogenheit sind" (Hartmann 1988).

Daß es möglich wurde, auf diesem Symposion diese Gedankenwelt in Referaten und vielen Arbeitsgruppen zu vermitteln, ist das Verdienst aller Mitarbeiter und Referenten. So ist es mir ein herzliches Bedürfnis, Ihnen allen zu danken, die zum Gelingen mithalfen, vor und hinter den Kulissen, und nicht zuletzt den Organisatoren, Herrn Zappe und Herrn Bergmann.

Literatur

Hartmann F (1988) Interdisziplinäre Sicht der Allgemeinmedizin in Lehre und Forschung. Allgemeinmedizin 3: 1393
Krehl L von (1929) Krankheitsform und Persönlichkeit. Thieme, Leipzig
Weizsäcker V von (1946) Studien zur Pathogenese. Thieme, Wiesbaden
Weizsäcker V von (1947) Der Gestaltkreis. Thieme, Stuttgart
Weizsäcker V von (1954) Natur und Geist, Erinnerungen eines Arztes. Vandenhoeck & Ruprecht, Göttingen
Weizsäcker V von (1956) Pathosophie. Vandenhoeck & Ruprecht, Göttingen

Bilddokumentation

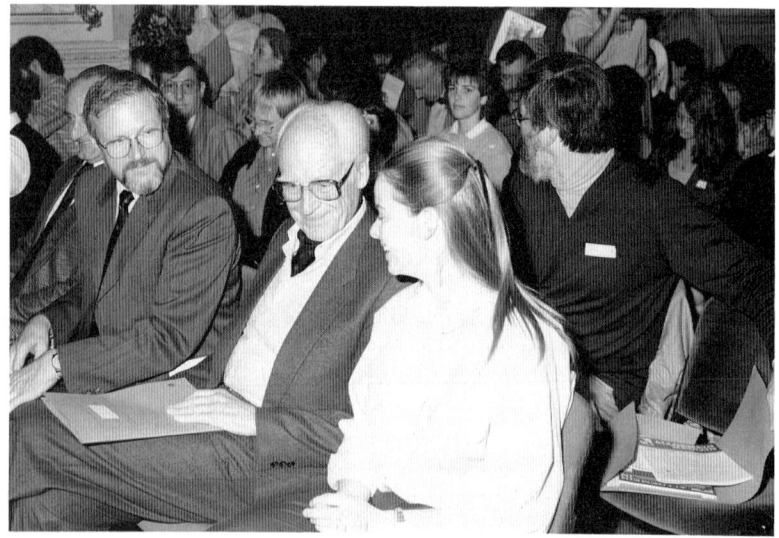

Ziegler, v. Uexküll, Kunhardt

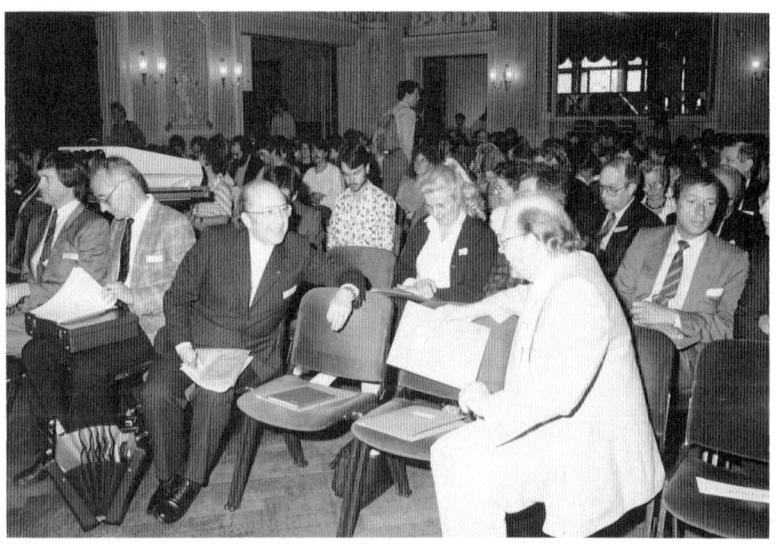

Klimm, Petzold, Luban-Plozza, Hahn

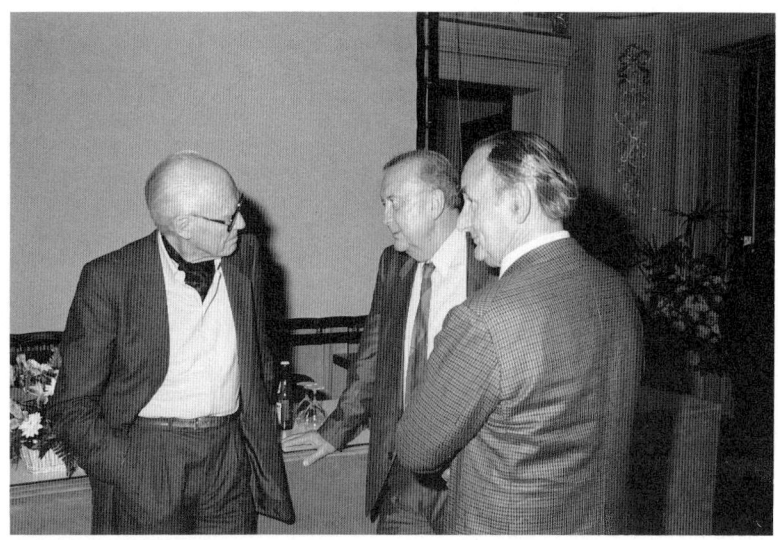

v. Uexküll, Häußler, Schipperges

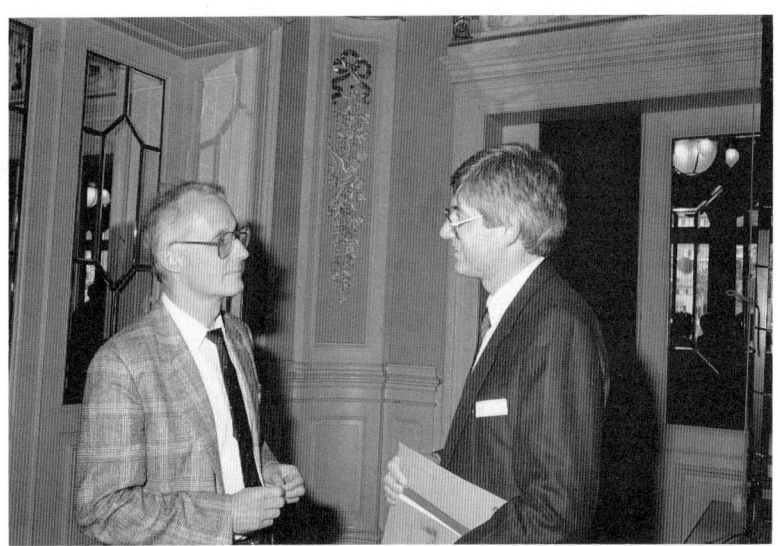

Petzold, Rohde

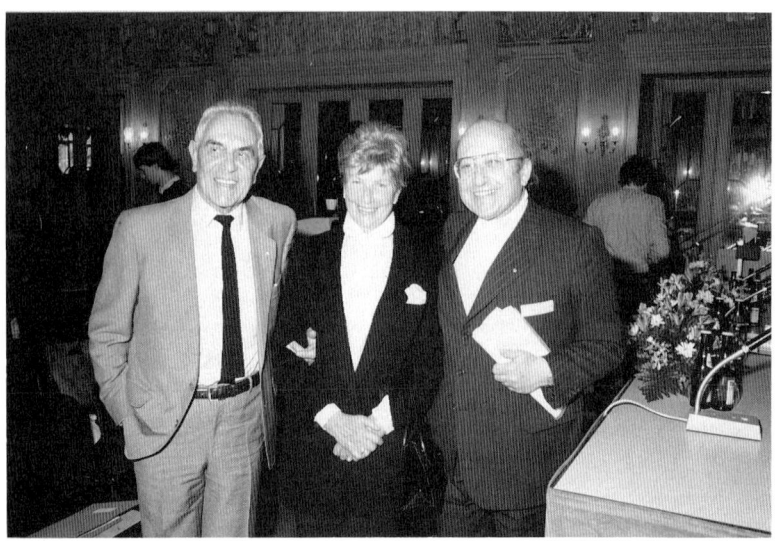

Mattern, Frau Mattern, Luban-Plozza

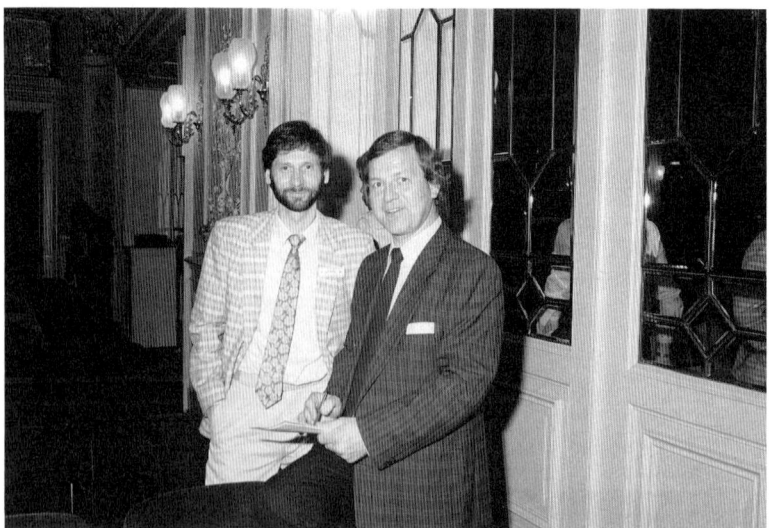

Zappe, Bergmann